Georg Göttinger
Martina Lütkehölter

Medizinische Versorgung in Justizvollzugsanstalten

Die Besonderheiten anhand von Fallbeispielen nachvollziehen

Springer

Georg Göttinger
Aerzen, Deutschland

Martina Lütkehölter
Hermannsburg, Deutschland

ISBN 978-3-662-57431-7 ISBN 978-3-662-57432-4 (eBook)
https://doi.org/10.1007/978-3-662-57432-4

Die Deutsche Nationalbibliothek verzeichnet diese Publikation in der Deutschen Nationalbibliografie; detaillierte bibliografische Daten sind im Internet über http://dnb.d-nb.de abrufbar.

Umschlaggestaltung: deblik Berlin
Fotonachweis Umschlag: © Shutterstock/544412107

Gedruckt auf säurefreiem und chlorfrei gebleichtem Papier

Springer ist ein Imprint der eingetragenen Gesellschaft Springer-Verlag GmbH, DE und ist ein Teil von Springer Nature
Die Anschrift der Gesellschaft ist: Heidelberger Platz 3, 14197 Berlin, Germany

Medizinische Versorgung in Justizvollzugsanstalten

Vorwort

Die medizinische Versorgung von Patientinnen und Patienten im Justizvollzug stellt in vielerlei Hinsicht eine Besonderheit dar:

- Annähernd 96 % aller Gefangenen – und somit aller möglichen Patienten – sind männlich.[1]
- Behandelnde und Behandelte können einander nicht aussuchen. Vertrauen, als wesentliche Bedingung gelingender Behandlung, ist auf beiden Seiten eingeschränkt und leicht (zer-)störbar.
- Der äußere Behandlungsrahmen ist wesentlich durch Gesetze und Fragen der Sicherheit bestimmt: Besteht Fluchtgefahr? Ist eine Gefährdung Dritter auszuschließen? Existieren gerichtliche Auflagen?... Ärztliches Handeln und Entscheiden stößt eher hier an Grenzen als bei der sonst üblichen Frage nach Indikation und Kosten.
- Gefängnismedizin besetzt eine naturgemäß verborgene – „hinter Gittern befindliche" – und eher zahlenmäßig kleine Nische der Medizin. Entsprechend wenig Forschung, sicheres spezifisches Wissen, Fremdwahrnehmung und Selbstbewusstsein sind vorhanden. Gleichzeitig setzt Gefängnismedizin ein breites Spektrum medizinischer Fertigkeiten voraus, einschließlich solider Kenntnisse in der Psychiatrie, hier mit besonderem Schwerpunkt in der Suchtmedizin und der Behandlung von Persönlichkeitsstörungen.

Angesichts der oben aufgeführten Punkte bedeutet „gute Gefängnismedizin" so etwas wie die „Quadratur des Kreises". Gleichzeitig bietet aber gerade die Geschlossenheit und relative Kleinheit des Systems solche Bedingungen, die strukturelle Veränderungen schneller erfolgreich werden lassen und Effizienzänderungen samt ihren Einflussgrößen leichter nachvollziehbar machen. **„Aus Fehlern lernen"** wäre ein mögliches Konzept selbstreflexiver Qualitätsentwicklung. Insofern könnte „Medizin im Justizvollzug" Modellcharakter haben.

Das vorliegende Buch soll zu diesen Gedanken Anregungen geben. Es beschreibt Eindrücke und Erfahrungen zur Vielfalt und Vielschichtigkeit der medizinischen Arbeit im Justizvollzug. Diese mögen gleichermaßen für

---

1 Im Folgenden wird die männliche Form weniger aus ökonomischen als aus statistisch zutreffenden Gründen benutzt. Man könnte dieses Vorgehen auch damit begründen, dass man im Gefängnis nicht nur überwiegend männliche Gefangene, sondern auch mehrheitlich männliche Mitarbeiter antrifft. So wird in diesem Buch auch bei Ärztinnen und Ärzten in der Regel nur die männliche Form verwendet. Nicht um Ärztinnen zu diskriminieren, sondern um die Sätze lesbarer zu gestalten.

Mitarbeiterinnen und Mitarbeiter hilfreich, für Interessierte erhellend und hoffentlich für alle das eine oder andere Mal auch spannend, witzig, auf jeden Fall aber unterhaltend sein.

Georg Göttinger
Aerzen

Martina Lütkehölter
Hermannsburg
im Frühjahr 2018

Inhaltsverzeichnis

Abkürzungsverzeichnis

BÄO	Bundesärzteordnung
BFARM	Bundesinstitut für Arzneimittel und Medizinprodukte
BGB	Bürgerliches Gesetzbuch
BtMG	Betäubungsmittelgesetz
BtMVV	Betäubungsmittelverschreibungsordnung
GG	Grundgesetz für die Bundesrepublik Deutschland
MBO-Ä	(Muster-)Berufsordnung für die in Deutschland tätigen Ärztinnen und Ärzte
NJVollzG	Niedersächsisches Justizvollzugsgesetz
NPsychKG	Niedersächsische Gesetz über Hilfen und Schutzmaßnahmen für psychisch Kranke
SGB V	Sozialgesetzbuch (SGB) Fünftes Buch (V)
StGB	Strafgesetzbuch
StPO	Strafprozessordnung
StVollzG	Strafvollzugsgesetz
VV	Verwaltungsvorschrift

Einführende Gedanken zum Sinn einer Freiheitsstrafe

Georg Göttinger

G. Göttinger, M. Lütkehölter, *Medizinische Versorgung in Justizvollzugsanstalten*,
https://doi.org/10.1007/978-3-662-57432-4_1

Wer in einem Gefängnis tätig ist, der sollte sich zumindest einmal Gedanken über den Sinn einer Haftstrafe gemacht haben. Dieses Buch will provozieren und somit zum Nachdenken anregen. Natürlich sollen auch Kenntnisse vermittelt werden, aber für das bloße Vermitteln von Kenntnissen gibt es bereits andere Bücher, zum Teil mit hohem wissenschaftlichem Anspruch. In diesem Buch sollen Anregungen aus der Praxis für die Praxis gegeben werden. Durch die Darstellung von Fehlern soll zudem verdeutlicht werden, dass man auch anders hätte handeln können. Daher beginne ich sogleich mit einer Provokation, um Sie als Leserin oder Leser nachdenklich zu stimmen. Wir leben in einer Demokratie. Man könnte also grundsätzlich darüber abstimmen lassen, wie der Justizvollzug idealerweise aussehen sollte. Was vermuten Sie, wäre der Wille der Mehrheit? Schulische und berufliche Ausbildung? Therapeutische Angebote? Eine gute medizinische Versorgung? Eine solide Entlassungsvorbereitung mit Lockerungen und Ausgängen? Oder wären es vielleicht eher hohe Strafen, die sich die Mehrheit wünscht, ohne jegliche Vergünstigung?

Als Bill Clinton seine Wahl gefährdet sah, versuchte er Stimmen zu gewinnen, indem er sich als „tough guy“ für die Todesstrafe einsetzte und in einer Gesetzes-Initiative (crime-bill von 1994) die Möglichkeiten von Bewährungsstrafen oder vorzeitigen Entlassungen aus der Strafhaft einschränkte. Mit annähernd 10 Milliarden Dollar sollten Gefängnis-Neubauten gefördert werden, die Fördermittel für Erziehungs- und Ausbildungsmaßnahmen Gefangener sollten dagegen gestrichen werden.

Damit gelang es ihm u. a. den Wahlkampf zu gewinnen. Der Erfolg dieser Politik zeigt sich in den hohen Inhaftierungsraten der USA. Prozentual zur Bevölkerungszahl gemessen, haben die USA eine der höchsten Inhaftierungsraten in der Welt. Die Auswirkungen einer solchen Politik kann man aber nicht nur in den USA beobachten, sondern auch in Honduras und El Salvador. Die aus den amerikanischen Gefängnissen entlassenen Jugendlichen, die keine Ausbildung und auch keine sonstige Förderung im Gefängnis erhielten, wohl aber kriminelle Anregungen von Mitinhaftierten, organisieren sich nach ihrer Abschiebung in ihren Heimatländern in Straßengangs. In Honduras und El Salvador sind sie dann die erfahrenen Anführer, die für die extrem hohen Mordraten in diesen Ländern verantwortlich sind.

Was ist der Sinn einer solchen Verurteilungs- und Inhaftierungspraxis? Sind die Steuern für solch ein Gefängniswesen gut angelegt? Immerhin kostet ein deutscher Gefängnistag in der Regel deutlich mehr als eine Übernachtung in einem 4-Sterne-Hotel. Für dieses Geld darf man zumindest erwarten, dass die Menschen nicht krimineller aus dem Gefängnis herauskommen, als sie hineingekommen sind. Strafe muss sein, da sind sich fast alle einig. Aber was ist der Sinn einer solchen Strafe?

Strafe ist ein natürliches Bedürfnis der Menschen, einen Schaden – in welcher Form auch immer – wieder „gut“ zu machen. Als „gerecht“ wird eine Strafe empfunden, wenn sie den „Schuldigen“ trifft. Somit ist die Schuld eine wesentliche Voraussetzung für eine Strafe.

Da fraglich ist, ob Schuld überhaupt feststellbar ist oder ob sie nicht eher das Produkt der Zuweisung des Stigmas „Schuldiger“ ist, sind Schuldfeststellungen grundsätzlich strittig.

Wie geht das Strafrecht mit dem Schuldbegriff um?

Im Strafgesetzbuch ist der Schuldbegriff nicht genauer definiert, vielmehr wird er durch die ständige Rechtsprechung festgelegt. Demnach liegt der innere Grund des Schuldvorwurfes darin, dass der Mensch auf freie, verantwortliche, sittliche Selbstbestimmung angelegt und deshalb befähigt ist, sich für das Recht und gegen das Unrecht zu entscheiden. Auf der Grundlage dieses strafrechtlichen Schuldverständnisses, wird Schuld von den Strafgerichten individuell zugerechnet. Die individuelle Zurechnung von Schuld setzt somit voraus, dass der Täter sich frei für das Recht und gegen das Unrecht entscheiden konnte. Besaß er diese Freiheit nicht, wegen einer psychischen Erkrankung, Intelligenzminderung oder weil ihm als Kind die sittliche Reife fehlte, so kann ihm strafrechtlich nicht die Schuld zugewiesen werden.

Die Zuweisung einer Schuld ist nicht nur im Strafrecht von zentraler Bedeutung; da es aber in diesem Buch um die Behandlung von Gefangenen geht, wollen wir uns nachfolgend nur auf das Strafrecht beschränken.

Im Strafgerichtsverfahren wird nach dem sogenannten dreigliedrigen Verbrechensaufbau geprüft: Tatbestand, Rechtswidrigkeit und die Schuld im engeren Sinn. Auf allen drei Prüfebenen wird nicht nur der objektive Tatbestand erfasst, auch die innere Beteiligung des Handelnden wird beurteilt. Handelte dieser unbewusst oder bewusst? Handelte er fahrlässig oder mit Vorsatz? Wobei hier noch zwischen bedingtem Vorsatz (dolus eventualis) und direktem Vorsatz (dolus directus) unterschieden wird. Eine Vielzahl von Rechtfertigungs- und Entschuldigungsgründen ist zu prüfen. Diese Stufen objektiver und subjektiver Zuordnung, von der Handlung über die Kausalität bis zur Schuld, wirken wie einander nachgeordnete Filter. Bevor also die Schuld zur Strafe führt, wird ein mehrstufiges strafprozessuales Verfahren durchlaufen.

Was sind die rechtlichen Grundlagen für die Verhängung einer Kriminalstrafe?

Art. 103 Abs. 2 GG:

» Eine Tat kann nur bestraft werden, wenn die Strafbarkeit gesetzlich bestimmt war, bevor die Tat begangen wurde.

Eine Handlung muss also durch ein Gesetz unter Strafe gestellt sein, bevor die Handlung erfolgte. Zudem setzt die Strafe eine strafrechtliche Schuld voraus.

Was ist nun der Sinn und Zweck von Kriminalstrafen?

Die sogenannten „absoluten Straftheorien“ gehen davon aus, dass die Gerechtigkeit eine Strafe verlange, unabhängig von greifbaren Zwecken. Strafe dient demnach als Rache oder Vergeltung. Im Gegensatz dazu stehen die „relativen Straftheorien“. Diese gehen davon aus, dass nicht die Gerechtigkeit, sondern die Zwecke des staatlich geordneten Gesellschaftslebens eine Strafe verlangten. Dieser Ansatz ist die Grundlage für das Strafgesetzbuch und für die Strafvollzugsgesetze der Bundesländer.

Als Gefängnisstrafe dient die Strafe zum einen der Generalprävention. Dahinter steckt die Idee, dass denkende Menschen von kriminellen Handlungen abgehalten werden können, wenn ihnen das Gefängnis oder andere empfindliche Strafen drohen. Strafe dient aber auch der Spezial-Prävention: Wer also schon Illegales getan hat, soll davon abgehalten werden, dies wieder zu tun. Wenn man das bisher Gesagte im Hinterkopf behält, wird man bei dem nachfolgend geschilderten Fall sehr nachdenklich.

Fallbeispiel

Eine Hebamme, sie war auch Ärztin, hatte sich auf „natürliche Geburten" spezialisiert. Bei einer Entbindung in Beckenendlage, war das Kind kurz nach der Geburt gestorben. Bei einem rechtzeitig durchgeführten Kaiserschnitt würde das Kind möglicherweise heute noch leben. Folglich musste sich die Ärztin vor Gericht verantworten. Um es vorweg zu nehmen, sie wurde zu einer Haftstrafe von 6 Jahren und 9 Monaten verurteilt.

Dieses Urteil ist rechtskräftig, da es im Revisionsverfahren bestätigt wurde. Was sind nun die Beweggründe und Überlegungen, die zu solch einem Urteil führten? Was leitet sich aus solch einem Urteil für die General- und Spezialprävention ab? Wie soll man mit dieser Ärztin im Gefängnis umgehen?

Mit dieser letzten Frage sind wir bereits mitten in der Thematik dieses Buches. Aber lassen Sie mich zunächst noch einmal zum Gerichtsurteil zurückkehren. Was könnte der Beweggrund der Ärztin gewesen sein, keine Krankenhauseinweisung zu veranlassen?

1. War sie eine Psychopathin, der das Kindswohl und das Wohl der Eltern völlig gleichgültig war und die deshalb den Tod billigend in Kauf nahm?
2. War sie eine völlig unfähige Ärztin, die noch nicht einmal wusste, dass bei Beckenendlage einer Erstgebärenden die Indikation zur Sectio bestehen kann?
3. War sie eine von ihren Fähigkeiten überzeugte und vielleicht auch bornierte Frau, die fanatisch-besessen das Kind triumphierend in den Händen halten wollte, welches per via naturalis zur Welt gekommen war?
4. Fühlte sie sich durch die Erwartungen der werdenden Eltern so gedrängt, dass sie sich nicht getraute, eine Klinikeinweisung zu veranlassen oder zumindest zu empfehlen?
5. War sie eine erfahrene Ärztin, die erkannte, dass die Geburt schon relativ weit fortgeschritten war und die somit das Risiko abwägen musste, zwischen einer zeitaufwändigen Vorbereitung zur Sectio oder Fortsetzung der Spontangeburt?

Bestand vielleicht gar kein Zusammenhang zwischen der Art der Entbindung und dem Tod des Neugeborenen? Hatte der Kindstod eine ganz andere Ursache? In diesem Fall wäre eine Anklage wegen einer unterlassenen Krankenhauseinweisung natürlich unangebracht. Wenden wir uns also den verbleibenden fünf Beweggründen zu und gehen hypothetisch davon aus – ob es nun stimmt oder nicht – dass eine Indikation zur Sectio vorlag.

Im ersten Fall würden der Approbationsentzug und eine Haftstrafe als General- und Spezial-Prävention gedanklich greifen, da diese Konstellation u. U. auch den Tatbestand des Totschlags erfüllt.

Der Approbationsentzug wäre auch für die Fälle 2 und 3 das probate Mittel der Wahl, diesmal im Sinne der Spezialprävention. Damit wäre gewährleistet, dass sich solch ein Fall durch diese Ärztin nicht wiederholen kann.

Wie sieht es im Fall 4 aus? Erwartungen zu enttäuschen und den Wünschen nicht zu entsprechen, erfordert ein hohes Maß an Selbstvertrauen und Durchsetzungskraft. Es gibt etliche Beispiele dafür, dass Menschen sich dazu drängen lassen, verhängnisvolle Dinge zu tun, obwohl sie wissen, dass diese verhängnisvoll sein könnten.

Beispielhaft sei hier an eine Mount-Everest-Expedition erinnert. Obwohl der erfahrene Bergführer wusste, dass die Wetterlage eine Fortsetzung des Aufstiegs verbot, ließ er sich dazu drängen, den Aufstieg zum Gipfel trotzdem zu versuchen. Solch eine Bergbesteigung kostet 100.000 $. Für dieses Geld möchte man gewährleistet haben, dass man tatsächlich auch den Gipfel erreicht. Damals starben die meisten Teilnehmer an dieser Bergbesteigung in einem Schneesturm, so auch der Bergführer. Hätte der Bergführer aber überlebt, wäre ihm sicher vorgeworfen worden, die Schuld an diesem Desaster zu tragen. Und wahrscheinlich hätten die Bergsteiger am heftigsten lamentiert, die zuvor am stärksten auf die Fortsetzung des Aufstiegs gedrängt hatten. Es ist weitaus einfacher zu ertragen, die Schuld anderen zuzuschreiben, als bei sich selbst zu suchen. Was wäre also die angemessene Strafe, wäre der Kindstod auf diese Konstellation zurückzuführen?

Was wäre ein angemessenes Strafmaß im Fall 5? Ist es überhaupt „gerecht", in diesem Fall die Ärztin zu bestrafen?

Das Gericht ist an das Strafgesetzbuch gebunden. Erkennt es einen Straftatbestand, muss es den Delinquenten zu der dafür vorgesehenen Strafe verurteilen. Was veranlasste das Gericht von einem Totschlag auszugehen und eine Haftstrafe von 6 Jahren und 9 Monaten zu verhängen? Welche differenzierten Überlegungen verbergen sich hinter der Berechnung dieses Strafmaßes von 6 Jahren und 9 Monaten? Und welche Intention ist mit dieser Gefängnisstrafe verbunden?

Wie glauben Sie, wird sich die Ärztin mit ihrem Urteil abfinden? Sollte sie diese Strafe bis zum Endzeitpunkt absitzen, wird sie das Gefängnis im Alter von ca. 70 Jahren verlassen. Wie wird sich der Gefängnisalltag für diese Frau gestalten? Wie wird der Empfangsraum, das soziale Umfeld nach der Haftentlassung aussehen? Wie würden Sie mit der Inhaftierten umgehen? Glauben Sie, dass diese Ärztin das Gefängnis in einem geläuterten und einem gefestigteren Zustand verlassen wird, als sie es betreten hat?

Der Zufall will es, dass ich während meiner Assistenzarzt-Zeit eine sehr ähnliche Situation erlebt habe. Ich arbeitete damals auf einer recht kleinen Geburtshilflichen Abteilung mit nur 3 Kreißbetten. An diesem Tag waren die 3 Kreißbetten belegt und nur eine Hebamme im Dienst. Auf einem Krankenzimmer lag eine weitere Schwangere, die als Erstgebärende frühestens in 6 Stunden entbinden würde, wie mir die Hebamme versicherte. Sie habe die Patientin untersucht, der Muttermund sei leicht geöffnet, das Kind läge in Hinterhauptslage. Zum damaligen Zeitpunkt arbeitete eine sehr erfahrene Krankenschwester auf der Station. Diese rief mich, da sie befürchtete, dass die Geburt unmittelbar bevorstand. Als ich die Patientin auf ihrem normalen Krankenbett untersuchte, stieg mein Blutdruck. Der Muttermund hatte sich bereits auf 9 cm geöffnet und auf dem Beckenboden war der Steiß des Kindes gut tastbar. Eine Verlegung in den Kreißsaal war nicht mehr möglich.

Alle Maßnahmen mussten folglich auf einem normalen Krankenhausbett stattfinden und sie mussten zügig stattfinden. Es blieb uns keine Zeit, ein CTG zu organisieren und selbstverständlich konnte auch keine zeitgerechte Dokumentation der einzelnen Handlungen erfolgen.
Was hätte alles passieren können? Der Kopf hätte stecken bleiben und die Nabelschnur abklemmen können. Ein Arm hätte umschlagen und die Kopfpassage blockieren können. Es lag sicher nicht an meinem Können, dass das Kind komplikationslos zur Welt kam, dann schon eher an der Gelassenheit der Mutter, die völlig unverkrampft blieb.
Später gestand mir die Hebamme, dass sie die Patientin nicht untersucht habe, da sie mit den anderen 3 Geburten überlastet gewesen sei. Bei der schwangeren Patientin handelte es sich um eine Erstgebärende. In ihrem Schwangerschaftspass war eine Hinterhauptslage vermerkt gewesen. Die Hebamme habe deshalb darauf vertraut, dass die Geburt erst viel später erfolgen würde, zumal bei der Aufnahme lediglich leichte Eröffnungswehen bestanden. Was wäre gewesen, wenn das Kind unter der Geburt gestorben wäre?

In der Rückschau lässt sich vieles deutlich besser machen. Schnell finden sich dann auch Experten, die es besser gemacht hätten. Mit Sicherheit hätte man mir vorgeworfen, den mitgeteilten Befund nicht selbst überprüft zu haben.

Damals hatte ich mir vorgenommen, jede neu aufgenommene Schwangere selbst zu untersuchen. Tatsächlich ist in der Folgezeit, in der ich auf dieser Abteilung tätig war, solch ein Fehler nie wieder aufgetreten. Überhaupt habe ich später erkennen können, dass man aus Fehlern am nachhaltigsten lernt; seien es Fehler, die man beobachtet, oder solche, die einem selbst unterlaufen. Während man bei guten Organisationsabläufen verleitet ist, alles als selbstverständlich hinzunehmen, schärfen Fehler den Blick für das Detail. Im Rückblick muss ich sagen, dass ich in den Einrichtungen am meisten gelernt habe, in denen vieles „schief lief". Deshalb erschien es mir auch sinnvoll, die wesentlichen Aspekte der Vollzugsmedizin anhand von Fehlern darzustellen. „**Aus Fehlern lernen**", bietet sich als gangbarer Weg für dieses Buch an.

Das Konzept, aus Fehlern lernen, leitet zwangsläufig den Blick auf falsches und/oder fehlerhaftes Handeln. Dadurch könnte der Eindruck entstehen, dass im niedersächsischen Justizvollzug eine recht unzureichende und fehlerhafte Betreuung erfolgte und möglicherweise auch weiterhin erfolgt. Tatsächlich aber sind die Justizvollzugsanstalten überwiegend gut organisiert. Besonders beeindruckt war ich häufig von der fachlich soliden und engagierten Arbeit des Allgemeinen Vollzugsdienstes. Eindrucksvoll war auch das häufig zu beobachtende Bemühen, insbesondere der jüngeren Fachdienste, um eine qualifizierte Arbeit. Leider fand dieses Bemühen nicht immer eine angemessene Unterstützung; gelegentlich stieß die Eigeninitiative der Mitarbeiter sogar auf Widerstände. Dies aber waren sicher die Ausnahmen. Im Rückblick überwog eindeutig die engagierte und fachlich fundierte Arbeit aller Mitarbeiter in den Gefängnissen.

Dieses Buch entstand aus der Perspektive der „praktischen Medizin“ vor Ort und der Sichtweise aus der Distanz einer Aufsichtsbehörde. Es enthält deshalb eine Mischung aus sehr subjektiven Erlebnissen und Erfahrungen, gleichzeitig aber auch aus theoretischen Erkenntnissen, ohne die eine Gesamtschau nicht möglich wäre. Dieses Buch ist somit kein Lehrbuch im herkömmlichen Sinne; es soll den Blick schärfen für Widrigkeiten, die im Vollzugsalltag geschehen und es soll lebendig und unterhaltsam sein. Das ist mein Anliegen.

Weiterführende Literatur

Beschluss des Bundesgerichtshofs (BGH) v. 11.05.2016, Az. 4 StR 428/15
Grundgesetz für die Bundesrepublik Deutschland (2007), 11. Aufl. Nomos, Baden-Baden

Grundlagen des ärztlichen Handelns im Justizvollzug

Georg Göttinger

G. Göttinger, M. Lütkehölter, *Medizinische Versorgung in Justizvollzugsanstalten*,
https://doi.org/10.1007/978-3-662-57432-4_2

Es erscheint mir sinnvoll, allgemeine Ausführungen zum Status von Ärztinnen und Ärzten – und damit auch zum Status von Anstaltsärzten – den justizvollzugsspezifischen Themen voranzustellen. Alle Ärzte sind in einem „Freien Beruf" tätig. Zudem unterliegen sie der ärztlichen Berufsordnung. Dadurch ergeben sich Sonderregelungen zur Schweigepflicht, Mitteilungsbefugnis und zur Handlungsverantwortung. Durch diese gesetzlichen Regelungen erhalten die Ärzte im Gefängnis einen besonderen Status.

2.1 Ärztliche Tätigkeit im Justizvollzug

Die medizinische Versorgung hat einen besonderen Status im Justizvollzug. Dieser Status ist primär durch die Besonderheiten des ärztlichen Berufs bedingt. Anstaltsärzte unterliegen nicht nur dem Strafvollzugsgesetz – in Niedersachsen dem Niedersächsischen Justizvollzugsgesetz –, sie sind gleichzeitig auch an die ärztliche Berufsordnung gebunden. Nachfolgend sollen deshalb die Besonderheiten der ärztlichen Tätigkeit im Gefängnis aufgezeigt werden. Diese ergeben sich primär aus der Tatsache, dass Anstaltsärzte in einem „Freien Beruf" tätig sind.

Im Gegensatz zu den Ärzten sind Juristen, Pädagogen und Psychologen im Justizvollzug nicht in einem „Freien Beruf" tätig und somit auch nicht verpflichtet, einer Kammer beizutreten. Eine Besonderheit betrifft lediglich Psychologen, die als psychologische Psychotherapeuten approbiert sind. Werden diese Psychologen im Justizvollzug psychotherapeutisch tätig, so sind sie als Psychotherapeuten ebenfalls in einem „Freien Beruf" tätig und damit verpflichtet, der Psychotherapeutenkammer beizutreten und Kammerbeiträge zu leisten. Allerdings ist es den Anstaltspsychologen überlassen, ob sie sich tatsächlich als Psychotherapeuten approbieren wollen und psychotherapeutisch tätig sein möchten. Anstaltsärzte haben diese freie Wahl nicht, es sei denn, sie wollen Verwaltungstätigkeiten ausüben und ihren ärztlichen Beruf aufgeben.

2.1.1 Ärztliches Handeln

Ärztliches Handeln wird von den Wertvorstellungen der behandelnden Ärzte mit beeinflusst. Ärztliche Entscheidungen sind somit nicht nur fachlich begründet, sondern auch durch das Menschenbild des Arztes geprägt. In der Regel erfolgt die ärztliche Behandlung auf einer freiwilligen Basis. Anders in Gefängnissen und geschlossenen psychiatrischen Kliniken. Wie kaum in einer anderen medizinischen Disziplin sind deshalb Anstaltsärzte und Psychiater, also Ärzte, die auch Zwangsbehandlungen durchführen, historisch negativ belastet. Entsprechend wird ihnen bis in die Gegenwart großes Misstrauen entgegengebracht. Diesem Misstrauen angemessen zu begegnen, ist gelegentlich eine große Herausforderung.

Ein Großteil der Inhaftierten ist wegen widriger Lebensumstände in einen Konflikt mit dem Gesetz geraten. Es gibt aber auch Gefangene, deren Taten so abscheulich sind, dass man sich am liebsten mit Ekel abwenden möchte. Bei solchen Gefangenen ist es nicht immer leicht, Aversionen abzulegen. Man kann aber nur dann einen Patienten angemessen behandeln, wenn man ihm ohne Vorbehalte begegnet. Dies gelingt nur bei einer selbstkritischen Reflexion des eigenen Handelns.

In der Regel ist der Anstaltsarzt als „Solist“ in der Justizvollzugsanstalt tätig. Nur in größeren Anstalten oder im Justizvollzugskrankenhaus befinden sich auch weitere ärztliche Kollegen in der gleichen Einrichtung. Ein kollegialer ärztlicher Austausch findet deshalb nur sehr begrenzt statt. Zudem sind Anstaltsärzte in einer Einrichtung tätig, mit allen typischen Merkmalen einer Verwaltung. Primär sind Juristen oder Verwaltungsmitarbeiter die Ansprechpartner der Anstaltsärzte. Ärztliches Handeln verträgt sich aber kaum mit der klassischen Arbeitsweise einer Verwaltung. Das eingehende Prüfen von Zuständigkeiten und die intensive Suche nach geeigneten Verwaltungsvorschriften, die das Handeln legitimieren, sind mit einem entschlossenen ärztlichen Handeln nicht vereinbar. Zudem kann sich gelegentlich die Verständigung zwischen diesen Berufsgruppen recht schwierig gestalten. Diese Verständigungsschwierigkeiten zwischen Ärzten und Juristen sind in der Regel auf die unterschiedliche Denk- und Arbeitsweise zurückzuführen. Der Jurist dient dem Recht in seiner Allgemeingültigkeit; der Arzt steht dem Patienten mit seiner individuellen Hilfsbedürftigkeit gegenüber. Ärztliche Tätigkeit lässt sich kaum in normative Tatbestände fassen.

Zur Gewährleistung einer angemessenen Vollzugsmedizin benötigen Anstaltsärzte eine kritische und fachlich fundierte Rückmeldung zu ihrem Handeln. In der Gefängnismedizin sind deshalb kollegiale Gespräche, Supervision und die Teilnahme an einer Balint-Gruppe wesentliche Voraussetzungen für ein ethisch angemessenes Handeln. Sind Ärzte als „Solisten“ in der Anstalt tätig, so ist die Teilnahme an einer Balint-Gruppe und/oder eine regelmäßige Supervision unabdingbar für ihre ärztliche Berufsausübung.

2.1.2 Grundlagen der ärztlichen Tätigkeit

Nach dem Gesetz sind Ärzte in einem Freien Beruf tätig. Die Freiheit des ärztlichen Berufs ergibt sich aus dem Standesrecht. Dieses regelt die Berufspflichten und -rechte, ohne nach selbstständigen, angestellten oder beamteten Ärzten zu unterscheiden. Somit sind auch beamtete oder angestellte Anstaltsärzte in einem freien Beruf tätig.

Zu den wichtigsten Merkmalen des freien ärztlichen Berufs gehören:

- Berufsethos,
- fachliche Unabhängigkeit,
- ein spezifisches Vertrauensverhältnis zum Patienten und
- eine besondere Verantwortung für die Allgemeinheit.

Demnach braucht sich kein Arzt zu bestimmten Methoden oder zu seinem Gewissen widersprechende Maßnahmen drängen oder gar zwingen zu lassen.

2.1.3 Berufsethik

Der Eid des Hippokrates gilt als erste grundlegende Formulierung einer ärztlichen Ethik.

In seiner klassischen Form findet er heute keine Anwendung mehr, er hat aber immer noch Einfluss auf die ärztliche Grundhaltung. Mehrere Elemente sind auch heute noch Bestandteil der ärztlicher Ethik, so z. B. das Gebot, Kranken nicht zu schaden (Nil-nocere-Grundsatz) und die Schweigepflicht. Andere Teile wiederum entsprechen in ihrer klassischen Formulierung nicht mehr den heutigen Gegebenheiten, z. B. das Verbot, Blasensteine zu operieren; gleichwohl hat aber auch dieser Grundsatz weiterhin eine Bedeutung. So ist der behandelnde Arzt zur Überweisung an einen Spezialisten verpflichtet, wenn ihm die erforderlichen Kenntnisse und Fähigkeiten für eine angemessene Behandlung fehlen.

Die Genfer Deklaration des Weltärztebundes ist eine zeitgemäße Adaptation an den Eid des Hippokrates. Diese Deklaration – häufig auch als Genfer Gelöbnis bezeichnet – wurde im September 1948 auf der Generalversammlung des Weltärztebundes in Genf verabschiedet und mehrfach revidiert (1968, 1983, 1994, 2005 und 2006). Sie enthält folgendes Gelöbnis:

Genfer Gelöbnis
Ich gelobe feierlich mein Leben in den Dienst der Menschlichkeit zu stellen;
Ich werde meinen Lehrern die Achtung und Dankbarkeit erweisen, die ihnen gebührt;
Ich werde meinen Beruf mit Gewissenhaftigkeit und Würde ausüben;
Die Gesundheit meines Patienten soll oberstes Gebot meines Handelns sein;
Ich werde die mir anvertrauten Geheimnisse auch über den Tod des Patienten hinaus wahren;
Ich werde mit allen meinen Kräften die Ehre und die edle Überlieferung des ärztlichen Berufes aufrechterhalten;
Meine Kolleginnen und Kollegen sollen meine Schwestern und Brüder sein;
Ich werde mich in meinen ärztlichen Pflichten meinem Patienten gegenüber nicht beeinflussen lassen durch Alter, Krankheit oder Behinderung, Konfession, ethnische Herkunft, Geschlecht, Staatsangehörigkeit, politische Zugehörigkeit, Rasse, sexuelle Orientierung oder soziale Stellung;
Ich werde jedem Menschenleben von seinem Beginn an Ehrfurcht entgegenbringen und selbst unter Bedrohung meine ärztliche Kunst nicht in Widerspruch zu den Geboten der Menschlichkeit anwenden;
Dies alles verspreche ich feierlich, frei und auf meine Ehre.

2.1.4 Ethikkommissionen

Das technisch Machbare weckt in der Regel Bedürfnisse und schafft damit nicht selten Probleme. Durch die Technik können jedoch nur technische Probleme gelöst werden, nicht aber gesellschaftliche, rechtliche oder ethische Probleme. So verlockend auch die Apparatemedizin sein mag, sie ersetzt nicht das individuelle ärztliche Handeln; vor allem aber kann sie aus sich heraus weder die Aufgaben noch die Grenzen ihres Einflussbereichs festlegen. Um die richtige Balance des technisch Machbaren und sozial Vertretbaren zu finden, bedarf es der Hilfe – und Kontrolle – interdisziplinärer Gremien, den Ethikkommissionen.

Ethikkommissionen dienen der vertiefenden Kommunikation zwischen der Medizin und den Geistes- und Sozialwissenschaften und begrenzen sich dabei nicht nur auf die Prüfung und Selbstreflexion bei klinischen Studien und Humanexperimenten, sondern dienen auch der Prüfung arztrechtlicher Grenzfragen (etwa in der Intensivmedizin).

2.1.5 Fachliche Unabhängigkeit (Therapiefreiheit)

Das Weisungsrecht und die Direktionsbefugnis des Arbeitgebers oder Dienstvorgesetzten finden ihre Grenzen an dem Freiheitsraum, den die Bundesärzteordnung allen Ärzten gewährt, der fachlichen Unabhängigkeit. Diese fachliche Unabhängigkeit (Therapiefreiheit) ist an die Eigenverantwortlichkeit des Arztes für sein ärztliches Handeln gebunden.

2.1.6 Spezifisches Vertrauensverhältnis

Bei einem Interessenkonflikt, zwischen der Treuepflicht gegenüber dem Arbeitgeber (Anstaltsleitung) einerseits und dem Wohle und der Gesundheit des Patienten andererseits, haben sich Ärzte entsprechend ihrer ärztlichen Verantwortung zugunsten ihres Patienten zu entscheiden (Verantwortung und Vertrauensverhältnis zum Patienten).

Dieser Rechtsgrundsatz führt nicht selten zu Spannungen in einer Anstalt.

2.1.7 Verantwortung für die Allgemeinheit

Ärzten obliegt nicht nur die Behandlung ihrer Patienten, sie sind gleichzeitig auch dem **Gemeinwohl** verpflichtet. Ärzte müssen deshalb ihre Behandlungsindikationen gewissenhaft stellen, um die Solidargemeinschaft und den Staat nicht über Gebühr zu belasten. Sie haben dabei das Wirtschaftlichkeitsgebot gemäß § 12 SGB V zu beachten.

§ 12 SGB V:

> » (1) Die Leistungen müssen ausreichend, zweckmäßig und wirtschaftlich sein; sie dürfen das Maß des Notwendigen nicht überschreiten. Leistungen, die nicht notwendig oder unwirtschaftlich sind, können Versicherte nicht beanspruchen, dürfen die Leistungserbringer nicht bewirken und die Krankenkassen nicht bewilligen.

2.1.8 Ärztliche Behandlungsverantwortung

Die Gefängnisstrafe besteht im Freiheitsentzug. Gefangene dürfen nicht zusätzlich mit einer minderwertigen medizinischen Versorgung bestraft werden. Dies ist durch das Äquivalenzprinzip gesetzlich geregelt. Das Äquivalenzprinzip fordert, dass die medizinische Versorgung im Justizvollzug der Versorgung außerhalb des Vollzuges entspricht. Zwar müssen Anstaltsärzte nicht zwingend über eine Facharztqualifikation verfügen, die Behandlung muss aber ein entsprechendes Qualitätsniveau aufweisen. Können Anstaltsärzte dieses Qualitätsniveau nicht erbringen, müssen zwingend Konsiliarärzte (in der Regel im Rahmen von Ausführungen) hinzugezogen werden. Es liegt deshalb im Interesse des Vollzuges, möglichst über gut qualifizierte Ärzte zu verfügen, um (personal- und kostenaufwändige) Überweisungen zu vermeiden.

Ärztliche Behandlung erfolgt im Rahmen der fachlichen Verantwortung. In Krankenhäusern wird diese fachliche Verantwortung von den leitenden Ärzten, ggf. auch leitenden Oberärzten, wahrgenommen. Stationsärzten bzw. Assistenzärzten ist lediglich die Ausführungsverantwortung übertragen. Die leitenden Ärzte können grundsätzlich nicht von der Behandlungsverantwortung entbunden werden. Zur Vermeidung eines möglichen Organisationsverschuldens müssen die Assistenzärzte engmaschig fachärztlich überwacht werden. Die fachliche Qualifikation und die große Verantwortung der leitenden Ärzte schlagen sich in deren Vergütung nieder.

2.1.9 Anstaltsärztliches Arbeitsfeld

Die ärztliche Tätigkeit im Gefängnis hat durchaus ihren Reiz. Man behandelt Patienten mit den unterschiedlichsten Erkrankungen, wenn auch mit gewissen Erkrankungsschwerpunkten, und kann ohne Zeitdruck eine Ganzheitsmedizin praktizieren. Ähnlich dem früheren Landarzt bekommt man Einblicke in die gesamte lebensgeschichtliche Entwicklung seiner Patienten. Allerdings ist das Arzt-Patienten-Verhältnis dadurch belastet, dass letzterer keine freie Arztwahl hat und der Arzt u. U. Zwangsmaßnahmen durchführen muss oder diese „absegnet".

Anstaltsärzte sind autark tätig und tragen damit die Gesamtverantwortung für ihr ärztliches Handeln. Man würde deshalb erwarten, dass die anstaltsärztliche Vergütung entsprechend angemessen geregelt ist. Tatsächlich ist dies aber nur bei beamteten Ärzten der Fall. Werden Anstaltsärzte im Angestelltenverhältnis vergütet, so häufig in Analogie zu den Assistenzärzten in Kliniken, gelegentlich sogar in einer niedrigeren Vergütungsstufe und dies, obwohl sie analog leitender Oberärzte zu vergüten wären. Nur als beamteter Arzt stellt sich der Anstaltsarzt besser als der Assistenzarzt in der Klinik. Wer also im Angestelltenverhältnis anstaltsärztlich tätig werden will, muss finanzielle Einbußen hinnehmen. Entsprechend schwierig gestaltet sich in der Regel die Suche nach fachlich versierten Anstaltsärzten. Wie schwierig diese Suche werden kann, lässt sich einem Vermerk der medizinischen Fachaufsicht an das Personalreferat des Justizministeriums entnehmen. Interessierte Leser finden diesen Vermerk im Anhang.

2.2 Grundlagen der Arzthaftung

Die Arzthaftung ist im Grundsatz eine Berufshaftung. Ärzte können nicht für einen ausbleibenden Erfolg haftbar gemacht werden, wohl aber für eine Unterschreitung des Medizinischen Standards. In diesem Abschnitt werden die Grundsätze der Arzthaftung und die Begriffe, „Medizinischer Standard", „Übernahmeverschulden" und „Tauschrisiko" anhand von Beispielen erläutert.

Haftungsrechtliche Fragen sind sicher kein vollzugsspezifisches Thema, dann eher schon die Amts- oder Staatshaftung. Sie sind aber für alle praktizierenden Ärzte von Bedeutung, somit auch für Anstaltsärzte.

Es geht bei der Arzthaftung nicht darum, eine persönliche Schuld zu ahnden, vielmehr soll der Arzt Schäden, die er im Rahmen seiner Berufsausübung verursacht hat, finanziell ausgleichen. Dabei müssen diese verursachten Schäden dem Arzt zugeordnet werden können. Er haftet nicht für Defizite des Gesundheitssystems. Deshalb kann ein Arzt, der z. B. einen Patienten mit Niereninsuffizienz für eine Nierentransplantation angemeldet hat, nicht dafür haftbar gemacht werden, dass dieser Patient verstirbt, weil die Nierentransplantation nicht rechtzeitig durchgeführt wurde. Er kann aber dann haftbar gemacht werden, wenn er den Patienten nicht zur Nierentransplantation anmeldet, obwohl die Indikation dazu eindeutig gegeben ist und der Patient dann verstirbt.

An diesem Beispiel einer Nierentransplantation wird erkennbar, dass eine nicht rechtzeitig durchgeführte Transplantation nicht dem Arzt angelastet werden kann. Es gibt weitaus mehr Anwärter auf eine Spenderniere als Nierenspender. Zudem muss die Spenderniere kompatibel sein. Die Transplantation wird also durch Dinge bestimmt, auf die der Arzt keinen Einfluss hat und für die er somit auch nicht haftbar gemacht werden kann. Wie sieht es aber bei folgendem Fall aus?

Fallbeispiel

Ein Patient mit einer Koronarsklerose leidet zunehmend an Herzbeschwerden. Die konsiliar-ärztliche Untersuchung ergibt eine Operationsindikation. Zwar wäre eine unmittelbare Operation wünschenswert, da aber keine akute vitale Gefährdung vorliegt, wird der Patient auf eine Warteliste der Herzchirurgie gesetzt. Aus dieser Liste ergibt sich, dass die Operation erst in einem halben Jahr erfolgen kann. Kurze Zeit später kommt es zu einem Koronarinfarkt, mit gravierenden Folgen. Da bei einer sofortigen Operation diese Folgen mit großer Wahrscheinlichkeit nicht eingetreten wären, werden der Konsiliararzt und die Klinik auf Schadenersatz verklagt.

Auch in diesem Fall haften Arzt und Klinik nicht für den Schaden. Die begrenzten Kapazitäten in der Herzchirurgie machen es erforderlich, Wartelisten zu führen. Nur Notfälle müssen und werden sofort operiert. Der Eingangsbefund dieses Patienten sprach nicht für einen Notfall, so dass die zu einem späteren Zeitpunkt geplante Operation ein angemessenes Verfahren war.

Die genannten Beispiele betreffen Risiken, die sich aus Organisations- und Kapazitätsgründen ergeben. Es gibt aber auch Risiken, die sich aus der Art der Erkrankung des Patienten ergeben. Jeder Patient hofft natürlich, dass ihm durch die ärztliche Behandlung seine Krankheit genommen wird. Tatsächlich gelingt es nicht immer, die Krankheitssymptome zu lindern. Gelegentlich kann sogar durch die Behandlung eine Verschlechterung der Symptomatik auftreten.

2.2.1 Vertragliche Regelung

Ärzte werden im Rahmen eines Behandlungsvertrags tätig. Dieser Behandlungsvertrag ist ein Dienstvertrag. Im Gegensatz zu einem Werkvertrag, der einen Erfolg zum Ziel hat, verpflichtet der ärztliche Dienstvertrag lediglich dazu, eine Behandlung nach geltendem medizinischem Standard zu gewährleisten. Da der Arzt also nicht für den Erfolg seiner Behandlung haftet, hat der Patient auch keinen Anspruch auf eine Entschädigung wegen eines ausgebliebenen Erfolgs.

2.2.2 Tauschrisiken

Therapeutische Maßnahmen, aber auch diagnostische Maßnahmen, unterliegen dem Risiko fehlzuschlagen. Gelegentlich entstehen Gesundheitsschäden überhaupt erst durch eine Untersuchung oder Behandlung. Deshalb ist es wichtig, dass der Patient vor einem Eingriff eingehend auf die möglichen Behandlungsrisiken hingewiesen wurde, damit er frei entscheiden kann, ob er dieses „Tauschrisiko" eingehen will. Tatsächlich geht es in den meisten Haftungsprozessen um eine unzureichende oder unterlassene Aufklärung der Behandlungsrisiken.

Die differenzierte Aufklärung über mögliche unerwünschte Verläufe ist notwendig, damit ein Patient das Tauschrisiko angemessen einschätzen kann. Die Dokumentation der besprochenen Risiken ermöglicht es dem behandelnden Arzt im Schadensfall zu belegen, dass er seinen Patienten in Art und Umfang so informiert hat, dass dieser eine Entscheidung treffen konnte. Insofern kann auf das persönliche Gespräch nicht verzichtet werden, da nur im direkten Austausch Verständigungsprobleme erkannt und ausgeräumt werden können. Vordrucke zu den typischen Behandlungsrisiken ersetzen das ärztliche Gespräch nicht, sie können es lediglich ergänzen.

Zur Verdeutlichung des „Tauschrisikos" soll hier beispielhaft ein Fall geschildert werden:

Fallbeispiel

Ein Zahnarzt verliert bei einem Unfall seinen rechten Daumen. Zur Wiederherstellung der Gebrauchsfunktion seiner Hand empfiehlt der Krankenhauschirurg eine Amputation des Großzehs. Entsprechend präpariert könnte dieser dann die Funktion des Daumens übernehmen. Natürlich ist ein solcher Eingriff nicht ohne Risiko und auch der Erfolg ist ungewiss. Da andernfalls aber die Berufsunfähigkeit droht, willigt der Zahnarzt ein. Tatsächlich gelingt es, die Funktionsfähigkeit der Hand wiederherzustellen, im Beinbereich kommt es aber zu einem Kompartment-Syndrom, mit gravierenden Folgen. Da der Patient vor dem Eingriff eingehend über die Behandlungsrisiken aufgeklärt wurde, würde ein Arzthaftungs-Prozess keinen Erfolg bringen. Tatsächlich hatte der Zahnarzt auch nicht vor, den Chirurgen zu verklagen. So zurückhaltend gehen aber nicht alle Patienten mit negativen Behandlungsfolgen um.

2.2.3 Sorgfaltspflicht

Die Sorgfaltspflicht einer ärztlichen Behandlung orientiert sich am Medizinischen Standard. Im Haftungsrecht stellt sich somit die Frage: Ist die Behandlung in der konkreten Situation dem zu fordernden Medizinischen Standard gerecht geworden?

Was aber ist der Medizinische Standard?

2.2.4 Medizinischer Standard

Der aktuelle Stand der naturwissenschaftlichen Erkenntnisse und ärztlichen Erfahrungen, der sich in der Behandlung bewährt hat, repräsentiert den Medizinischen Standard.

Aus dieser Definition wird deutlich, dass es nicht nur eine Behandlungsoption gibt, die das Kriterium „Medizinischer Standard" erfüllt, sondern dass durchaus unterschiedliche Methoden diesem Standard entsprechen können. Ärzte sind in ihrer Behandlung nicht an vorgegebene diagnostische oder therapeutische Methoden gebunden. Sie sind aber verpflichtet, eine angemessene Verfahrensqualität zu gewährleisten. Die Therapiefreiheit findet grundsätzlich dort ihre Grenzen, wo die Überlegenheit einer anderen Behandlung allgemein anerkannt ist. In der Regel werden sich deshalb Ärzte an den jeweiligen Behandlungsleitlinien orientieren. Weichen sie davon ab oder gehen sie ein höheres Behandlungsrisiko ein, muss dies in den besonderen Sachzwängen des konkreten Behandlungsfalls oder durch eine günstigere Heilungsprognose begründet sein.

Eine angemessene Behandlung setzt demnach

- eine genaue und umfassende Erhebung des Krankheitsbefunds und
- das Wissen über die aktuellen Verfahren in der Schulmedizin voraus.

Dazu müssen Ärzte genaue Kenntnisse darüber besitzen, wie der Kranke im konkreten Fall in der Schulmedizin behandelt werden würde. Besitzen sie diese Kenntnis nicht, müssen sie einen Konsiliararzt hinzuziehen oder den Patienten überweisen.

Im Zweifelsfall wird die Haftungsfrage sich daran orientieren, ob mit der gewählten Behandlungsform die Erfolgsaussichten schlechter waren, als man dies bei den alternativ empfohlenen Behandlungen erwarten würde.

Haftungsrechtlich hat der Patient einen Anspruch auf eine Behandlung, die mindestens dem Medizinischen Standard entspricht. Dieser Standard darf nicht unterschritten werden. Mit der Übernahme der Behandlung hat der Arzt zugleich die Einhaltung dieses Medizinischen Standards zu gewährleisten. Er kann sich nicht darauf berufen, dass ihm die klinische Erfahrung gefehlt habe oder seine Praxis apparativ oder personell nicht entsprechend ausgerüstet sei. Erkennt nämlich der Arzt, dass er eine adäquate Behandlung nicht gewährleisten kann, muss er Konsiliarärzte beratend hinzuziehen oder den Patienten überweisen. Tut er dies nicht, begeht er mit der Unterschreitung des Medizinischen Standards ein Übernahmeverschulden.

Was hier relativ eindeutig klingt, kann im Einzelfall recht schwierig werden. Im Rahmen eines Klageverfahrens kommt es nämlich nicht selten zu einem Methodenstreit darüber, ob zwei Behandlungsoptionen tatsächlich mit dem gleichen Risiko behaftet sind. Gutachter greifen dann auf die Erfolgs- bzw. Misserfolgs-Statistik der jeweiligen Behandlungsmethode zurück. Tatsächlich kann diese aber regional unterschiedlich sein. So kann z. B. eine bestimmte Operationsmethode in Norddeutschland andere Misserfolgsraten aufweisen als in Süddeutschland. Letztendlich sind häufig bei einem Methodenstreit, z. B. die Erfahrung des Operateurs mit der angewandten Methode und sein praktisches Geschick, entscheidend. Diese Problematik zu klären, ist dann eine juristische Aufgabe, die uns hier nicht weiter beschäftigen soll.

Zum Abschluss noch eine juristische Feinheit, die aber durchaus von alltäglichem Belang sein kann. Es gibt bestimmte Umstände, die zu einer Haftung führen können, obwohl der Arzt eindeutig standardgerecht behandelt hat. Ein solcher Fall tritt dann ein, wenn der Arzt über eine besondere Erfahrung und über spezielle Fertigkeiten verfügt und zudem in einer außergewöhnlich gut ausgestatteten Einrichtung tätig ist. Wird erkennbar, dass dieser Arzt mit seinen Kenntnissen und Fähigkeiten und den apparativen Möglichkeiten der Einrichtung ein Behandlungsziel hätte erreichen können, das im Rahmen des normalen Medizinischen Standards nicht erreicht werden konnte, so kann er für die vorenthaltene Behandlung haftbar gemacht werden. Zwar sind auch hier die Vorgaben des SGB V zu berücksichtigen, dass nämlich die Behandlung zweckmäßig und ausreichend sein muss, aber das Maß des Notwendigen nicht überschreiten darf, aber dieses Maß des Notwendigen ist schwer zu definieren. Diese Rechtsunsicherheit führt gelegentlich dazu, dass das Maß des Notwendigen tatsächlich überschritten wird.

2.3 Amtshaftung

In diesem Abschnitt wird dargelegt, wie die Haftung bei ärztlichen Behandlungsfehlern im Justizvollzug geregelt ist und welche Pflichten sich daraus für die Anstaltsärzte ergeben. Da sich die Amtshaftung nur auf fahrlässig verursachte Behandlungsfehler beschränkt, ist die Unterscheidung zwischen fahrlässigen, grob fahrlässigen oder gar vorsätzlich verursachten Behandlungsfehlern von zentraler Bedeutung für die Haftungsfrage.

2.3.1 Grundsätzliche Gedanken und rechtliche Grundlagen

Auch bei sorgfältiger Behandlung können jedem Arzt Behandlungsfehler unterlaufen.

Sieht sich ein Patient durch eine fehlerhafte – auch unterlassene – Behandlung geschädigt, so kann er Schadenersatz verlangen. Wird die Rechtmäßigkeit dieser Entschädigungsforderung anerkannt, haftet der Arzt für seinen Behandlungsfehler. Deshalb sind Ärztinnen und Ärzte grundsätzlich verpflichtet, sich hinreichend gegen Haftungsansprüche zu versichern.

2.3.2 Regelung in Kliniken

Üblicherweise sind angestellte und beamtete Ärzte im Rahmen ihrer dienstlichen Tätigkeit durch Verträge zwischen dem Klinikträger und der Haftpflichtversicherung gegen Haftungsansprüche abgedeckt. Soweit Kliniken eine sog. Betriebshaftpflichtversicherung abschließen, sind auch diejenigen Schäden versichert, die der nachgeordnete ärztliche Dienst in Ausübung der dienstlichen Verrichtungen verursacht.

In der Regel sind über den Krankenhausträger aber nur die hauptamtlichen Dienstaufgaben versichert. Dienstaufgaben, die zur genehmigten Nebentätigkeit gehören, z. B. die Erbringung von Wahlleistungen in Einzelabrechnung, sind überwiegend nicht über die Haftpflichtversicherung des Krankenhausträgers gedeckt. In diesen Fällen ist eine ergänzende individuelle Haftpflichtversicherung unerlässlich.

2.3.3 Regelung im Justizvollzug

Da der Gefangene ein Recht auf Gesundheitsfürsorge während der Dauer der Haft hat (**§ 56 NJVollzG**), üben Anstaltsärzte ein öffentliches Amt aus. Bei Schadenersatzansprüchen, wegen mangelhafter gesundheitlicher Betreuung im Strafvollzug, greift deshalb die Amts- bzw. Staatshaftung. Dabei ist es ohne Bedeutung, ob ein Arzt hauptamtlich oder nebenamtlich für die Anstalt tätig ist oder ob er überhaupt beamtet ist. Auch ein als Vertragsarzt nebenberuflich in der Anstalt tätiger Arzt ist als Beliehener anzusehen, so dass auch hier die Grundsätze der Amts- bzw. Staatshaftung gelten. Für Amtspflichtverletzungen im Vollzug haftet somit grundsätzlich der Staat, bzw. das jeweilige Bundesland, da der Justizvollzug Ländersache ist, **Artikel 34 Satz 1 GG.** Die Staatshaftung bezieht sich aber nur auf fahrlässig verursachte Behandlungsfehler. Bei grob fahrlässig oder gar vorsätzlich verursachten Behandlungsfehlern können Ärzte in Regress genommen werden.

Artikel 34 GG – Haftung bei Amtspflichtverletzung:

» Verletzt jemand in Ausübung eines ihm anvertrauten öffentlichen Amtes die ihm einem Dritten gegenüber obliegende Amtspflicht, so trifft die Verantwortlichkeit grundsätzlich den Staat und die Körperschaft, in deren Dienst er steht. Bei Vorsatz oder grober Fahrlässigkeit bleibt der Rückgriff vorbehalten.

Fallbeispiel

Wegen einer verzögerten Krankenhauseinweisung und den sich daraus ergebenden Folgen hatte sich ein Gefangener an das Gericht gewandt und Schadenersatz gefordert. Nach Hinzuziehung eines ärztlichen Gutachters wurde die verzögerte Krankenhauseinweisung als fahrlässig verursachter Behandlungsfehler gewertet und dem Gefangenen ein Schmerzensgeld zugestanden. Der nebenberuflich tätige Anstaltsarzt wurde daraufhin von seinem Arbeitgeber (Bundesland) zur Zahlung des Schmerzensgeldes aufgefordert. Er wollte deshalb auf seine Versicherung zurückgreifen. Diese wies die Forderung zurück und teilte der Anstalt Folgendes mit:

2

„Ein Rückgriff gegenüber unserem Versicherten ist vorliegend aus den Grundsätzen der Amtshaftung nicht statthaft. Unser Versicherter handelte in Ausübung eines ihm anvertrauten öffentlichen Amtes. Der Rückgriff ist daher im Ergebnis nur bei Vorsatz oder grober Fahrlässigkeit statthaft. Vor diesem Hintergrund vermögen wir für unseren Versicherten kein Haftungsanerkenntnis abzugeben."

Da die Versicherung nicht bereit war, das Schmerzensgeld zu erstatten, bestand zunächst die Vorstellung, den Anstaltsarzt zur Zahlung zu verpflichten. Offensichtlich ging man davon aus, dass die Amtshaftung Beamten vorbehalten ist und somit bei nebenamtlichen und nebenberuflichen Vertragsverhältnissen keine Anwendung findet. Der Vorgang wurde schließlich der medizinischen Fachaufsicht mit der Bitte um Prüfung vorgelegt.

■ **Bewertung**

Die verzögerte Krankenhauseinweisung wurde vom Gericht als Behandlungsfehler anerkannt. Dem Gutachten war darüber hinaus eindeutig zu entnehmen, dass dem Anstaltsarzt Fahrlässigkeit, jedoch keine grobe Fahrlässigkeit, geschweige denn Vorsatz vorgeworfen werden konnte. Der als Vertragsarzt nebenberuflich für die Anstalt tätige Arzt war als Beliehener anzusehen. Zu Recht war deshalb von der Versicherung auf die Amtshaftung verwiesen worden. Das Ansinnen der Landesbehörde, den Anstaltsarzt in Regress zu nehmen, entsprach nicht der geltenden Rechtslage. Von Seiten der Fachaufsicht wurde auf diesen Sachverhalt hingewiesen.

2.4 Ärztliche Fortbildung

Anstaltsärzte unterliegen der ärztlichen Berufsordnung. Deshalb müssen die Vorgaben zur ärztlichen Fortbildung auch im Justizvollzug eingehalten werden.

2.4.1 Vorgaben zur Berufsausübung

Ärztliche Behandlungen müssen dem Medizinischen Standard entsprechen. Deshalb ist es erforderlich, dass die behandelnden Ärzte über die entsprechenden Kenntnisse und Fertigkeiten in ihrer jeweiligen Fachdisziplin verfügen. Die Verpflichtung zur kontinuierlichen Fortbildung ergibt sich aus der Berufsordnung für Ärzte.

§ 4 – **Fortbildung:**

» (1) Ärztinnen und Ärzte, die ihren Beruf ausüben, sind verpflichtet, sich in dem Umfange beruflich fortzubilden, wie es zur Erhaltung und Entwicklung der zu ihrer Berufsausübung erforderlichen Fachkenntnisse notwendig ist.
(2) Auf Verlangen müssen Ärztinnen und Ärzte ihre Fortbildung nach Absatz 1 gegenüber der Ärztekammer durch ein Fortbildungszertifikat einer Ärztekammer nachweisen.

§ 5 – Qualitätssicherung:

» Ärztinnen und Ärzte sind verpflichtet, an den von der Ärztekammer eingeführten Maßnahmen zur Sicherung der Qualität der ärztlichen Tätigkeit teilzunehmen und der Ärztekammer die hierzu erforderlichen Auskünfte zu erteilen.

Diese eindeutig formulierten Vorgaben der ärztlichen Berufsordnung sind für alle Ärzte, also auch für Anstaltsärzte, verbindlich. Dies ist aber nicht immer in den Anstalten bekannt. Gelegentlich sind diese rechtlich verbindlichen Vorgaben noch nicht einmal der Aufsichtsbehörde bekannt.

Fallbeispiel

Eine (nicht beamtete) Anstaltsärztin beantragt Sonderurlaub für eine ärztliche Fortbildung. Kurz vor Beginn der Tagung erhält sie die Mitteilung, dass der Tarifvertrag für Angestellte eine Teilnahme an ärztlichen Fortbildungsmaßnahmen nur im Rahmen des Erholungs- oder eines unbezahlten Urlaubs zuließe. Da eine Rückerstattung der Kongressgebühren nicht mehr möglich ist, nutzt die Anstaltsärztin daraufhin ihren Erholungsurlaub für diese Fortbildung. Gleichzeitig wendet sie sich mit der Bitte um Klärung an die medizinische Fachaufsicht.

Da das Schreiben an die Fachaufsicht nachrichtlich auch der Anstalt zugeleitet wird, erhält die Anstaltsärztin kurze Zeit später von der Anstalt folgenden Bescheid: „Die Gründe Ihres Schreibens vom … sind in der Anstaltsleitung noch einmal erörtert worden. Aufgrund der in meinem Bescheid vom … genannten Gründen bleibt es bei dieser Entscheidung. Da es sich bei der Entscheidung über die Genehmigung von Sonderurlaub nicht um ein Problem der Fachaufsicht handelt, muss der Fachreferent des Justizministeriums hier nicht beteiligt werden."

Von der medizinischen Fachaufsicht wird die Anstaltsleitung darauf hingewiesen, dass die Überprüfung der Qualität der ärztlichen Versorgung und somit auch die Überprüfung der fachlichen Fort- und Weiterbildung der Ärzte sehr wohl zu den originären Aufgaben der Fachaufsicht gehören. Gleichzeitig bittet die Fachaufsicht das Personalreferat des Justizministeriums um eine entsprechende Weisung an die Anstalt und verweist darauf, dass im Gegensatz zu den sonstigen Fachdiensten im Justizvollzug, Anstaltsärzte (ob beamtet oder angestellt) verpflichtet seien, der Berufskammer beizutreten, Kammerbeiträge zu leisten und die rechtlichen Vorgaben zur kontinuierlichen Fortbildung einzuhalten. Medizinische Wissenschaft und Praxis befänden sich in fortwährendem Wandel. Voraussetzung für eine angemessene Berufsausübung sei deshalb die kontinuierliche Fortbildung. Entsprechend bestimme die Berufsordnung für Ärzte die Pflicht zur Fortbildung. Art und Umfang der Fortbildung ergäben sich aus der Fortbildungsordnung (FBO).

Von Seiten des Personalreferats im Justizministerium wird zunächst die Sichtweise der Anstalt geteilt. Sonderurlaub könne nicht gewährt werden. Erneut verweist die Fachaufsicht auf die ärztliche Berufsordnung, die alle Ärzte dazu verpflichtet, sich beruflich fortzubilden. Geeignete Mittel der Fortbildung seien insbesondere Kongresse, Seminare, Übungsgruppen, Kurse und Kolloquien. Zwar diene auch die Fachliteratur der ärztlichen Fortbildung; das alleinige Studium der Fachliteratur genüge aber nicht den Anforderungen der Berufsordnung.

Das Personalreferat wird auf die Gefahr eines Organisationsverschuldens hingewiesen und gebeten, eine Fortbildungsregelung für die Anstaltsärztinnen und -ärzte zu treffen.

Nach erneuter Prüfung entschließt sich nunmehr das Personalreferat, zukünftig ärztliche Sonderurlaubsanträge zur Fortbildung wohlwollend zu prüfen. Kurze Zeit später wird die wohlklingende, aber völlig unverbindliche Formulierung aus der Tarifvereinbarung an alle Mitarbeiter verschickt – dies allerdings unabhängig von diesem Vorgang.

Anspruch auf ein regelmäßiges Gespräch zu Qualifizierungsmaßnahmen nach dem TV-L

„Ein hohes Qualifikationsniveau und lebenslanges Lernen liegen im gemeinsamen Interesse von Beschäftigten und Arbeitgebern. Qualifizierung dient der Steigerung von Effektivität und Effizienz des öffentlichen Dienstes, der Nachwuchsförderung und der Steigerung von beschäftigungsbezogenen Kompetenzen.
Qualifizierung stellt nach dem neuen Tarifvertrag ein Angebot dar. Die Tarifvertragsparteien verstehen sie als Teil der Personalentwicklung.
Qualifizierungsmaßnahmen sind:

a. die Fortentwicklung der fachlichen, methodischen und sozialen Kompetenzen für die übertragenen Tätigkeiten (Erhaltungsqualifizierung),
b. der Erwerb zusätzlicher Qualifikationen (Fort- und Weiterbildung),
c. die Qualifizierung zur Arbeitsplatzsicherung (Qualifizierung für eine andere Tätigkeit; Umschulung) und
d. die Einarbeitung bei oder nach längerer Abwesenheit

Aus diesem Angebot kann für die Beschäftigten kein individueller Anspruch auf Qualifizierung abgeleitet werden.
Alle Beschäftigten haben jedoch einen Anspruch auf ein regelmäßiges Gespräch mit der jeweiligen Führungskraft. In diesem wird festgestellt, ob und welcher Qualifizierungsbedarf besteht."

■ Erörterung

Dieses vage formulierte Rundschreiben ist natürlich keine Grundlage für die verbindlich vorgegebene ärztliche Fortbildung. Berücksichtigt man, dass die Fortbildung der Richter, Staatsanwälte und Verwaltungsjuristen als Dienstzeit gewertet wird und alle Kosten von der Verwaltung getragen werden, müsste Ähnliches für die Anstaltsärzte gelten. Die Sonderurlaubsregelung stellt demnach ein wohlwollendes Entgegenkommen von Seiten der Ärzte dar und ist kaum als Wohlwollen der Behörde zu werten.

Als kurze Zeit später eine Anstaltsärztin kündigt, um eine Stelle an einem Krankenhaus anzutreten, wird sie kurz nach Antritt dieser Stelle vom Krankenhausträger gefragt, ob sie an einem Fortbildungskongress teilnehmen möchte. Die Tagungsgebühren werden von der Klinik getragen und selbstverständlich erhält sie Sonderurlaub. So unterschiedlich können Qualitätsansprüche sein.

Weiterführende Literatur

BGH NJW 1987 2927 (1992). In: Laufs A, Uhlenbruck W (Hrsg) Handbuch des Arztrechts. Beck, München, S 13
Bundesärzteordnung in der Fassung der Bekanntmachung vom 16. April (1987) BGBl. I, S 1218
Grundgesetz für die Bundesrepublik Deutschland (2007), 11. Aufl. Nomos, Baden-Baden
(Muster-)Berufsordnung für die in Deutschland tätigen Ärztinnen und Ärzte (MBO-Ä) 1997 – in der Fassung des Beschlusses des 118. Deutschen Ärztetages (2015), Frankfurt a. M.
Niedersächsisches Justizvollzugsgesetz (NJVollzG) in der Fassung vom 8. April 2014. Nds. GVBl., S 106
Sozialgesetzbuch (SGB) Fünftes Buch (V); Dezember (1988) BGBl. I, S 2477

Besonderheiten der Vollzugsmedizin

Georg Göttinger und Martina Lütkehölter

G. Göttinger, M. Lütkehölter, *Medizinische Versorgung in Justizvollzugsanstalten*,
https://doi.org/10.1007/978-3-662-57432-4_3

Haftfähigkeit, Haftunterbrechung und Haftaufschub sind wesentliche Begriffe in der Vollzugsmedizin, die in diesem Kapitel erklärt werden sollen. Es wird auf die Gratwanderung zwischen Datenschutz, ärztlicher Schweigepflicht und Mitteilungsbefugnis eingegangen. Die Gewaltproblematik und die sich daraus ergebenden Sicherungs- und Disziplinarmaßnahmen werden durch Fallbeispiele veranschaulicht. Dargelegt werden die Modalitäten zur Überstellung, Verlegung, zum Gefangenen-Transport und zur Flugreisetauglichkeit. Zwangsmaßnahmen und der Umgang mit Strafanzeigen, Eingaben und Beschwerden werden anhand gutachtlicher Überprüfungen erläutert.

3.1 Haftfähigkeit, Haftaufschub, Haftunterbrechung

3.1.1 Begriffe und Paragraphen

Voraussetzung für eine Haftunterbrechung oder einen Haftaufschub ist die ärztliche Feststellung der Haftunfähigkeit. Diese ärztliche Feststellung führt aber nicht automatisch zu einer Enthaftung. Die Enthaftung kann nur von der Strafvollstreckungsbehörde oder in Ausnahmefällen von der Anstaltsleitung veranlasst werden.

Anstelle der häufiger und synonym benutzten Begriffe **Strafunterbrechung** und **Strafaufschub** sollen im Weiteren die Begriffe **Haftunterbrechung** und **Haftaufschub** benutzt werden. Neben der Klärung einer sonst möglichen Begriffsverwirrung erscheint diese Entscheidung bei etwas theoretischerer Betrachtung zutreffender, da tatsächlich die Haft – als konkretes Instrument der Strafvollstreckung – aufgeschoben bzw. unterbrochen werden kann, nicht aber die Strafe selbst, die – einmal in der Urteilsverkündung ausgesprochen – in ihrer Qualität bestehen bleibt.

3.1.1.1 Haftfähigkeit

Haftfähigkeit ist zunächst immer dann anzunehmen, wenn keine Haftunfähigkeit im Sinne der §§ 455 und 455a StPO (Strafprozessordnung) festgestellt werden kann. Das klingt banal und nach formal juristischer Beschränktheit, hilft aber im konkreten Fall weiter. Wer es lebenspraktischer liebt, stelle sich die Frage, ob das Leben in oder außerhalb der Haft grundsätzlich und sicher einen entscheidenden Unterschied für den gesundheitlichen Zustand des Gefangenen bedeuten würde. Für nicht wenige körperlich oder psychisch chronisch kranke Menschen, bei denen zunächst Haftunfähigkeit vermutet werden könnte, kann diese Frage sogar häufig zu Gunsten der Haft beantwortet werden. Hier kommen, neben der tendenziell leichter verfügbaren medizinischen Versorgung durch medizinisch versierte Bedienstete, bis hin zur ambulanten oder stationären fachärztlichen Versorgung in vollzugseigenen Fachabteilungen, zusätzlich die tagesstrukturierende und versorgende Qualität einer Haftanstalt zum Tragen: Wohnung, Kleidung, Nahrung, Beschäftigung, soziale Kontakte.

- **Rechtliche Voraussetzungen**

§ 455 StPO:

» (1) Die Vollstreckung einer Freiheitsstrafe ist aufzuschieben, wenn der Verurteilte in Geisteskrankheit verfällt.
(2) Dasselbe gilt bei anderen Krankheiten, wenn von der Vollstreckung eine nahe Lebensgefahr für den Verurteilten zu besorgen ist.
(3) Die Strafvollstreckung kann auch dann aufgeschoben werden, wenn sich der Verurteilte in einem körperlichen Zustand befindet, bei dem eine sofortige Vollstreckung mit der Einrichtung der Strafanstalt unverträglich ist.
(4) Die Vollstreckungsbehörde kann die Vollstreckung einer Freiheitsstrafe unterbrechen, wenn
1. der Verurteilte in Geisteskrankheit verfällt,
2. wegen einer Krankheit von der Vollstreckung eine nahe Lebensgefahr für den Verurteilten zu besorgen ist oder
3. der Verurteilte sonst schwer erkrankt und die Krankheit in einer Vollzugsanstalt oder einem Anstaltskrankenhaus nicht erkannt oder behandelt werden kann
4. und zu erwarten ist, dass die Krankheit voraussichtlich für eine erhebliche Zeit fortbestehen wird. Die Vollstreckung darf nicht unterbrochen werden, wenn überwiegende Gründe, namentlich der öffentlichen Sicherheit, entgegenstehen.

§ 455 StPO regelt die Möglichkeit, aus gesundheitlichen Gründen die Vollstreckung einer Haftstrafe vorübergehend oder auf Dauer zu vermeiden. Dabei gibt es grundsätzlich zwei Möglichkeiten, nämlich:

3.1.1.2 Haftaufschub und Haftunterbrechung

Der Haftaufschub gemäß § 455 (1–3) ist anzuwenden **vor** Haftantritt, also während sich der Verurteilte noch in Freiheit befindet, und die Haftunterbrechung § 455 (4) ist anzuwenden **ab** Haftantritt bzw. im Verlauf der Haft.

Für beide Varianten gilt: Die Haftstrafe wird nicht aufgehoben, sondern in die Zukunft – sobald Haftfähigkeit wieder vorliegt – verschoben.

§ 455a StPO:

» (1) Die Vollstreckungsbehörde kann die Vollstreckung einer Freiheitsstrafe oder einer freiheitsentziehenden Maßregel der Besserung und Sicherung aufschieben oder ohne Einwilligung des Gefangenen unterbrechen, wenn dies aus Gründen der Vollzugsorganisation erforderlich ist und überwiegende Gründe der öffentlichen Sicherheit nicht entgegenstehen.
(2) Kann die Entscheidung der Vollstreckungsbehörde nicht rechtzeitig eingeholt werden, so kann der Anstaltsleiter die Vollstreckung unter den Voraussetzungen des Absatzes 1 ohne Einwilligung des Gefangenen vorläufig unterbrechen.

§ 455a StPO ergänzt **§ 455** StPO insofern, als zum einen die Unterbrechung oder der Aufschub einer Haftstrafe nicht zwingend die Zustimmung des Gefangenen erfordert (1). Zum anderen bedarf eine vorläufige Enthaftung ebenfalls nicht zwingend der Zustimmung der Vollstreckungsbehörde (2). Im Vergleich zu § 455 verschiebt sich in § 455a (1) der Fokus von den gesundheitlichen Einschränkungen des Gefangenen, hin zu den beschränkten Versorgungsmöglichkeiten der Vollzugsorganisation. In diesem Fall kann bereits die Entscheidung der Anstaltsleitung zum jähen, wenn auch vorläufigen Ende einer Haft führen. Diese Variante dürfte allerdings sehr selten sein, zumindest ist uns kein derartiger Fall bekannt.

3.1.2 Das Für und Wider einer Haftunterbrechung

Medizin

Für eine Haftunterbrechung spricht aus Sicht der Medizin:
- Abgabe von Arbeit und Verantwortung
- Extramurale, qualifiziertere Behandlung
- Vermeidung innervollzuglicher Problemlagen, z. B. durch eine medizinische Krise

Gegen eine Haftunterbrechung spricht aus Sicht der Medizin:
- Intramurale medizinische Versorgung ist möglich und ausreichend
- Gewünschter Eingriff (Operation, Reha-Maßnahme u. a.) ist nicht notwendig
- Patient möchte keine Haftunterbrechung

Vollzug

Für eine Haftunterbrechung spricht aus Sicht des Vollzuges:
- Keine Bewachung
- Keine Kosten
- Keine Verlaufskontrollen

Gegen eine Haftunterbrechung spricht aus Sicht des Vollzuges:
- Mögliche Straftat während der Haftunterbrechung
- Aufenthalt außerhalb der Haftanstalt trägt kaum den Charakter einer Strafe

Patient

Für eine Haftunterbrechung spricht aus Sicht des inhaftierten Patienten:
- Freie Wahl der Behandler
- Bewegungsfreiheit
- Keine Bewachung
- Keine Fesselung
- Keine Stigmatisierung als Häftling

Gegen eine Haftunterbrechung spricht aus Sicht des Patienten:
- „Haftzeituhr" bleibt stehen
- Organisationsaufwand

- Ggf. Rechtsanwaltskosten
- Unterstützung durch die JVA entfällt
- Danach Rückkehr in den Häftlingsstatus

3.1.3 Das grobe Prinzip

Ist ein Täter rechtskräftig zu einer Freiheitsstrafe verurteilt, so ist es Aufgabe der Strafvollstreckungsbehörde diesen Verurteilten in ein Gefängnis einzuweisen.

Haftaufschub Stellt der Verurteilte einen Antrag auf Haftaufschub nach § 455 (1–3), konsultiert die Strafvollstreckungskammer in der Regel **Amtsärzte** zur Beurteilung der Haftfähigkeit. Nur selten werden Verurteilte einem Anstaltsarzt zur Frage der Haftfähigkeit vorgestellt. Anders verhält es sich nach Haftantritt.

Haftantritt Der Haftantritt erfolgt mit der Aufnahme im Gefängnis. Im Rahmen der ärztlichen Zugangsuntersuchung wird nun grundsätzlich auch die Haftfähigkeit beurteilt, da diese eine Voraussetzung zur weiteren Vollstreckung der Strafe ist. Kann eine Haftfähigkeit nicht festgestellt werden, wird die zuständige Strafvollstreckungsbehörde unterrichtet.

Haftunterbrechung Die Haftunterbrechung kann grundsätzlich zu jedem Zeitpunkt im Verlauf einer Haft erfolgen, sofern eine entsprechende medizinische Problemlage vorliegt. Dabei muss die Initiative nicht notwendigerweise vom Gefangenen ausgehen (vgl. § 455a StPO). Normalerweise wird und sollte dieser aber der Antragsteller sein. In jedem Fall bedarf es für einen erfolgreichen „Antrag auf Haftunterbrechung" nach § 455 (4) StPO

1. einer **fundierten medizinischen Argumentation**,
2. einer **fundierten Stellungnahme des Vollzuges** zur Haftsituation einschließlich der Prüfung von möglichen „überwiegenden Gründen", die der Haftunterbrechung „entgegenstehen",
3. und in der Regel auch der **Zustimmung des Verurteilten**, der möglicherweise lieber nach § 65 StVollzG in einem externen Krankenhaus behandelt werden möchte, „während seine Haftzeituhr weiter tickt" – oder der vielleicht auch gar nicht behandelt werden möchte.

Die Strafvollstreckungsbehörde prüft, ob die vorgebrachten Gründe die Unterbringung in einer Einrichtung des Strafvollzuges – vorübergehend oder auf Dauer – verbieten. Die Entscheidung zur Haftunterbrechung hängt nicht unwesentlich von der Verhältnismäßigkeit von Haftgrund und Haftlänge zur Schwere der Erkrankung und ihren Risiken ab. Schließt sich die **Strafvollstreckungsbehörde** der (anstalts-)ärztlichen Sicht an und findet sie keine „überwiegenden Gründe, namentlich der öffentlichen Sicherheit", die der Strafunterbrechung entgegenstehen, wird der Verurteilte aus der Haft entlassen. Er befindet sich nun in einer **Haftunterbrechung**.

Die ärztliche Feststellung einer Haftunfähigkeit führt also nicht automatisch zu einer Enthaftung. Die Enthaftung kann nur von der Strafvollstreckungsbehörde oder in Ausnahmefällen von der Anstaltsleitung (§ 455a(2)) veranlasst werden.

3.1.4 Es gibt noch viel zu bedenken

▪ Aus medizinischer Sicht

Bevor ich mir als Anstaltsärztin oder Anstaltsarzt die Mühe einer wohl formulierten Stellungnahme mache, gehe ich selbst in Gedanken § 455 (4) StPO Ziffern 1–3 durch und bedenke insbesondere, ob die Erkrankung bzw. deren Behandlung voraussichtlich „eine erhebliche Zeit fortbestehen" wird.

Zwei Wochen sind in den Augen der Strafvollstreckungsbehörde in aller Regel nicht „erheblich" (das spräche gegen einen Antrag nach § 455 StPO); aus Sicht der Anstalt, die über einen Zeitraum von 14 Tagen eine „Rund-um-die-Uhr-Bewachung" mit zwei Bediensteten organisieren soll, eine solche Bewachung bindet ca. 11 Vollzeitkräfte, sind zwei Wochen aber eine extreme Herausforderung. Das spräche nun wieder für eine Haftunterbrechung.

Wie könnten Alternativen zur Haftunterbrechung aussehen? Welchen Teil der notwendigen Behandlung könnte das Justizvollzugskrankenhaus, die psychiatrische Abteilung oder eine medizinisch besser ausgestattete Anstalt übernehmen?

▪ Aus vollzuglicher Sicht

Sofern die medizinischen Betreuungsaspekte bereits zugunsten eines Antrages auf Haftunterbrechung bedacht und besprochen worden sind, gilt es nun auch aus vollzuglicher Sicht das Für und Wider abzuwägen. Eine Behandlung während der Haftunterbrechung vermeidet neben den unmittelbaren Behandlungskosten auch die personalintensive Bewachung. Insofern besteht in diesem Fall kaum ein Interessenskonflikt zwischen Vollzug und Inhaftiertem.

Durch den Sozialdienst der Anstalt oder über die Vollzugsabteilungsleitung sollte frühzeitig der spätere Kostenträger informiert und die Kostenübernahme verbindlich geklärt werden. Kostentragend ist die letzte Krankenkasse und falls nicht vorhanden die AOK über das zuständige Sozialamt. Hier kommt es nicht selten zu längeren Auseinandersetzungen, da man immer wieder trefflich streiten kann, welches Sozialamt denn zuständig ist: letzter Wohnsitz, letzter gemeldeter Wohnsitz, aktueller Wohnsitz?

▪ Aus Patientensicht

Mit meinem Patienten versuche ich zu klären, was sein Ziel ist; welchen Spielraum er hat und welchen Spielraum aus medizinischer Sicht die Erkrankung zulässt:

Zeitliche Aspekte Wie schnell muss die Behandlung erfolgen? Welche Risiken sind zu akzeptieren, wenn die Behandlung auf die Zeit nach Haftentlassung verschoben wird? Die Entfernung einer Krebsgeschwulst mit anschließender Chemotherapie z. B. lässt eine andere Einschätzung erwarten als die Implantierung eines neuen Hüftgelenkes. Die Krebsbehandlung ist dringend durchzuführen, die Hüftoperation nicht, denkt man vielleicht, dies muss aber nicht stimmen, sowohl aus medizinischer als auch aus

Patientensicht. Die Frage der Dringlichkeit hat nicht selten erhebliche Brisanz, da ein Patient, der die als notwendig erkannte Behandlung sofort einfordert, damit die Verantwortung für Schäden, die durch eine verzögerte Behandlung eintreten, an den Justizvollzug weiterreicht.

Behandlungsaspekte Was kann nur stationär erfolgen? Was ambulant? Wäre eine ambulante Behandlung auch von einer Justizvollzugsanstalt aus zu organisieren? Ist eine spezielle Klinik notwendig? Ist eine Anschlussheilbehandlung (AHB) erforderlich? Will der Patient überhaupt die Behandlung, die eine Haftunterbrechung rechtfertigen würde? Spätestens zu diesem Zeitpunkt ist oder wird der Vollzug, d. h. in der Regel die Vollzugsabteilung, vom Arzt oder auch vom Gefangenen über den Plan einer Haftunterbrechung informiert und wägt ihrerseits ab, ob eventuell „entgegenstehende Gründe überwiegen".

3.1.5 Aus der Praxis

Wie bereits dargelegt wurde, sind bei der Beurteilung zur Haftfähigkeit die Gegebenheiten in den jeweiligen Justizvollzugsanstalten zu berücksichtigen, insbesondere
- die Behandlungsmöglichkeiten durch Anstaltsärzte, ggf. unter Hinzuziehung von Konsiliarärzten, und
- die Behandlungsmöglichkeiten durch vollzugseigene psychiatrische Abteilungen oder durch das Justizvollzugskrankenhaus.

Werden diese Behandlungsoptionen mit einbezogen, kann der Justizvollzug ein weitaus breiteres Behandlungsspektrum gewährleisten, als dies außerhalb des Justizvollzuges allgemein bekannt ist. In Unkenntnis dieser vollzugsinternen medizinischen Behandlungsmöglichkeiten sind häufig hausärztliche, aber auch amtsärztliche Atteste zur Haftfähigkeit bzw. zur Haftunfähigkeit unzutreffend. Besser wäre hier für alle vollzugsfremden Ärzte, sich auf die Beschreibung der notwendigen medizinischen Rahmenbedingungen zu beschränken, die zur angemessenen medizinischen Versorgung des Verurteilten nötig sind.

3.1.5.1 Antrag auf Haftaufschub

Fallbeispiel: Für das Gefängnisbett zu dick

Ein extrem übergewichtiger Jugendlicher, der an einer medikamentös gut eingestellten Hormonstörung leidet, wird wegen wiederholter Diebstähle und Einbrüche zu einer Freiheitsstrafe ohne Bewährung verurteilt. Die Familie ist dem sozialpsychiatrischen Dienst bekannt.

Um eine Inhaftierung zu vermeiden, wird die Amtsärztin gebeten, das Gericht auf den schweren Krankheitszustand hinzuweisen. Daraufhin attestiert die Amtsärztin eine Haftunfähigkeit, die damit begründet wird, dass der Jugendliche extrem übergewichtig sei und ihm somit kaum ein angemessenes Bett im Gefängnis zur Verfügung stünde. Zudem müsse er regelmäßig Hormone einnehmen. Erschwerend käme hinzu, dass der Jugendliche es gewohnt sei, erst mittags aufzustehen. In einem Gefängnis, mit dem Zwang bereits morgens aufstehen zu müssen, würde er sicher nur

schwer zurechtkommen und psychisch leiden. Nachdem der vom Jugendgericht hinzugezogene Anstaltsarzt eine Haftfähigkeit attestiert und darauf hinweist, dass es durchaus von Nutzen sein könnte, den Jugendlichen im Gefängnis an eine Tagesstruktur zu gewöhnen, beschwert sich die Amtsärztin beim zuständigen Jugendrichter darüber, dass ihr Attest nicht angemessen berücksichtigt worden sei.
Tatsächlich bekommt dem Jugendlichen die Inhaftierung im offenen Jugendvollzug gut. Er reduziert sein Gewicht und entwickelt neue Interessen.

Fallbeispiel: Das Aortenaneurysma
Ein wegen Ladendiebstahls verurteilter Familienvater wird zum Strafantritt in eine heimatnahe offene Justizvollzugsanstalt geladen. Da bei ihm seit Jahren ein Aortenaneurysma bekannt ist, stellt er einen Antrag auf Strafaufschub. Zur Frage der Haftfähigkeit wird er daraufhin einem Amtsarzt vorgestellt. Dieser attestiert eine eingeschränkte Haftfähigkeit, die an folgende Voraussetzungen gebunden ist:
- Die Unterbringung muss auf einer Krankenabteilung erfolgen.
- Eine hauptamtliche ärztliche Versorgung muss gewährleistet sein.
- Die Anstalt muss zudem über eine durchgehende pflegerische Präsenz verfügen.

Die entsprechende Krankenabteilung wird gefunden. Sie befindet sich in einer geschlossenen Justizvollzugsanstalt mit hoher Sicherheitsstufe.
Die sicherheitsbedingten Einschränkungen und die eingeschränkten Besuchsmöglichkeiten veranlassen den Gefangenen nunmehr einen Antrag zu stellen, möglichst heimatnah in eine offene Vollzugseinrichtung verlegt zu werden. Dieser Antrag wird abgelehnt, da in einer solchen Einrichtung keine hauptamtlichen Ärzte zur Verfügung stünden und auch kein 24-stündiger Pflegedienst. In einer ärztlichen Stellungnahme muss der behandelnde Anstaltsarzt daraufhin eingehend darlegen, dass bei einer Aortenruptur die Überlebenswahrscheinlichkeit des Gefangenen auf der Krankenabteilung kaum größer sein dürfte als zu Hause oder in einer kleinen offenen Justizvollzugsanstalt. Da aber die Gefahr einer Ruptur bei steigendem Blutdruck größer würde, wäre es für die Gesundheitsprognose von Vorteil, den Gefangenen in eine Vollzugseinrichtung zu verlegen, die sich nicht nur atmosphärisch, sondern auch durch die besseren Besuchsmöglichkeiten der Familienangehörigen positiv auf die Stimmung und damit auf den Blutdruck auswirken dürfte. Dem Antrag wird schließlich entsprochen.

▪ Problemerörterung

Der Amtsarzt entscheidet sich – wie oben empfohlen – für die Beschreibung notwendiger Rahmenbedingungen. Allerdings stellt er unangemessene Forderungen, denn die Bedingungen sind weder in der Einrichtung des offenen Vollzuges noch im normalen häuslichen Alltag des Verurteilten erfüllbar oder notwendig. Sie entsprechen insofern auch nicht den Maßgaben nach SGB V.

Vielleicht war das Attest als indirekte Hilfe zur Vermeidung der Haft gedacht, entsprang einer Fehlinterpretation der Fragestellung oder auch medizinischer Unbedarftheit. Auf jeden Fall aber schadete dieses Attest dem Verurteilten, der so nicht von Anfang an im offenen Vollzug untergebracht wurde. Den Anstaltsarzt brachte sie zudem in eine prekäre Situation: Sollte der Zufall es wollen, dass während des Aufenthaltes im offenen Vollzug die Aorta reißt, käme er möglicherweise unter erheblichen

Erklärungsdruck. Mit etwas weniger Engagement für den Patienten und mehr Rücksicht auf eigene Interessen, hätte er sich auch der Stellungnahme des Amtsarztes anschließen können, zum nachhaltigen Schaden des Patienten.

Gelegentlich kann das vermeintliche Bemühen zum Wohle von Inhaftierten sich zu deren Nachteil auswirken, insbesondere dann, wenn Anstaltsärzte oder Psychiater die rechtlichen Gegebenheiten bei einer Haftunterbrechung falsch einschätzen.

3.1.5.2 Antrag auf Haftunterbrechung

Fallbeispiel: Verbrüht – verrückt – verlegt

Nachdem sich eine weibliche Gefangene mit heißem Wasser übergießt und sich dabei Verbrühungen im Gesichts- und Halsbereich zuzieht, wird sie nach der Akutbehandlung in eine psychiatrische Klinik überwiesen.

Die Handlungsweise der Gefangenen wird auf eine psychotische Erkrankung zurückgeführt. Eine längerfristige stationäre Behandlung erscheint erforderlich. Der Anstaltsarzt und ein forensisch erfahrener Psychiater sind davon überzeugt, dass eine Haftunterbrechung angezeigt ist, da die Voraussetzungen gemäß § 455 StPO vorlägen.

Es wird ein Antrag auf Haftunterbrechung gestellt, dem aber überraschenderweise nicht entsprochen wird. Was der Anstaltsarzt und der Psychiater nicht im Blick hatten, war die Tatsache, dass bei der Inhaftierten im Anschluss an ihre Haftstrafe noch eine Ersatzfreiheitsstrafe, wegen einer nicht bezahlten Geldstrafe, zu vollstrecken war. Hätte der Staatsanwalt dem Antrag auf Haftunterbrechung entsprochen, wäre die stationäre psychiatrische Behandlung nicht als Haftzeit angerechnet worden. Sobald sich der Gesundheitszustand der Gefangenen wieder gebessert hätte, wäre die Haftunterbrechung aufgehoben worden. Die Gefangene hätte dann die noch ausstehende Strafe – und insbesondere die Ersatzfreiheitsstrafe – im Gefängnis absitzen müssen. Sie wäre somit wegen ihrer Erkrankung über einen noch längeren Zeitraum der Freiheit entzogen worden und womöglich durch die erneute Inhaftierung psychisch wieder dekompensiert.

▪ Problemerörterung

Sofern bei einem Krankenhausaufenthalt, egal ob aufgrund einer körperlichen oder psychischen Erkrankung, keine Notwendigkeit zur Bewachung gesehen wird, entfällt aus vollzuglicher Sicht ein wesentlicher Grund für eine Haftunterbrechung.

Selbstverständlich ist für eine Haftanstalt auch die Übernahme der Kosten von Bedeutung – insbesondere bei einem in der Regel mehrere Wochen umfassenden Aufenthalt in einer psychiatrischen Klinik. Fiskalische Gründe spielen aber per se aus juristischer Sicht keine Rolle. Vom Standpunkt des Anstaltsarztes aus kommt dem Wohl der Patienten das entscheidende Gewicht zu.

Das Bemühen um das vermeintliche Wohl des Patienten kann sich – wie in den Beispielen beschrieben – aber auch zum Nachteil auswirken, wenn die beteiligten Ärzte, z. B. Psychiater, Amts- oder Anstaltsärzte, mit den vollzuglichen oder rechtlichen Gegebenheiten nicht ausreichend vertraut sind.

3.1.5.3 Ersatzfreiheitsstrafen: Wenn die Haft untauglich ist

Es sind in der Regel die sog. „Kurzstrafigen", die Zweifel am Sinn der Vollstreckung einer Freiheitsstrafe aufkommen lassen. Häufig geht es dabei um Ersatzfreiheitsstrafen, wegen nicht bezahlter Geldbußen: Schwarzfahren, Beleidigung oder andere

Ordnungswidrigkeiten. Die Verurteilten stehen vielleicht unter Betreuung und haben mehrere Psychiatrieaufenthalte hinter sich.

Der bis dahin regelmäßige Alkoholkonsum wird durch die Festnahme – ungewollt – unterbrochen. Ein potenziell lebensbedrohliches Alkoholentzugssyndrom muss rechtzeitig diagnostiziert und nicht selten stationär im Krankenhaus behandelt werden. Gleiches gilt für weitere bekannte oder noch nicht bekannte Erkrankungen. Dabei ist häufig erkennbar, dass trotz der Entzugsbehandlung der Alkoholkonsum mit Sicherheit nach der Haftentlassung fortgesetzt werden wird.

In der Regel handelt es sich also um Menschen, die früher vielleicht in einer psychiatrischen Langzeiteinrichtung untergebracht worden wären, für die sich in der heutigen Zeit aber häufig keine adäquaten Versorgungsstrukturen finden lassen.

Fallbeispiel: Kollekte vor Strafe?

Der Inhaftierte hatte von einer Geldstrafe einen Restbetrag von weniger als 10 Euro hartnäckig nicht bezahlt. Er wurde von der Polizei festgenommen und zum „Absitzen" einer Ersatzfreiheitsstrafe à 3 Euro pro Tag alkoholisiert in die Justizvollzugsanstalt gebracht. Die Entwicklung eines Alkoholentzugsdelirs stand zu befürchten. Spontane Idee der medizinischen Abteilung war die Durchführung einer Kollekte. Da die Banken aber schon geschlossen hatten und somit keine Buchung erfolgen konnte, hätte die Geld-Überweisung nicht rechtzeitig erfolgen können. Glücklicherweise war der Patient aus früheren Aufenthalten bekannt, die immer mit stationären Entzugsbehandlungen begonnen hatten. Mit diesem Wissen konnte zunächst die Anstaltsleitung und dann auch noch knapp vor Dienstschluss die Strafvollstreckungsbehörde von der Haftunfähigkeit überzeugt und für einen Haftaufschub gewonnen werden. Der Patient verließ die Anstalt und tauchte nicht wieder auf.

3.1.5.4 Wenn die Haft hilft

Fallbeispiel: Der Akkordeonspieler vom Bahnhofsvorplatz

Ein schwer gehbehinderter und damit rollstuhlabhängiger Patient wird zu einer Freiheitsstrafe von 3 Monaten verurteilt und wegen seiner körperlichen Gebrechen in eine Krankenabteilung des geschlossenen Vollzuges eingewiesen. Da eine solch kurze Haftstrafe recht ungewöhnlich ist, interessiert sich der Anstaltsarzt für die Hintergründe der Inhaftierung. Dabei ist Folgendes zu erfahren:

Bei dem Inhaftierten handelt es sich um einen „klassischen" Landstreicher, der sich durch Akkordeon-Spielen seinen Lebensunterhalt verdient. Durch seine Schwerbehinderung hätte er zwar ein Anrecht auf eine unentgeltliche Beförderung mit öffentlichen Verkehrsmitteln. Dazu müsste er sich aber bei den zuständigen Ämtern vorstellen und einen entsprechenden Antrag stellen. Stattdessen lebt er ohne festen Wohnsitz und verbringt die Tage in Fußgängerzonen, auf Bahnhöfen oder auf Bahnhofsvorplätzen. Da er in der Regel über keinen gültigen Fahrausweis verfügt, erhielt er wiederholt einen Platzverweis. Und da er sich von den Platzverweisen „unbeeindruckt" zeigte, wurde er schließlich vom Gericht zu einer Geldstrafe verurteilt, die nunmehr als Ersatzfreiheitsstrafe zu vollstrecken war.

Der Inhaftierte gewinnt sofort das Herz des Pflegepersonals. Die Zeit der Inhaftierung gestaltet sich ähnlich einer medizinischen Rehabilitationsmaßnahme. Erstmals kann unser Patient – als solcher wird er gesehen und nicht als „Krimineller" – baden, erhält regelmäßige Mahlzeiten und eine angemessene Physiotherapie. Zu einem Schwerbehinderten-Antrag ist er aber leider nicht zu bewegen. Somit ist absehbar, dass er nach Haftentlassung irgendwann wieder im Gefängnis auftauchen wird. Für ihn wird das Gefängnis dann hoffentlich wieder als Gesundheitszentrum fungieren.

■ Problemerörterung mit einer Anregung zum Schluss

Dieser Effekt der Haft, als eine Möglichkeit körperlicher „Resozialisierung“, ist eher häufig, insbesondere für jene meist süchtigen oder psychisch kranken Gefangenen, die ihrer Gesundheit seit langem keine Aufmerksamkeit mehr geschenkt hatten.

Da längst nicht immer die Vorgeschichte der neu zugegangenen Häftlinge bekannt ist und damit das Risiko des weiteren Verlaufes durchaus ungewiss, und da auch der Haftgrund schwerwiegender sein kann, als in den beschriebenen Beispielen, gerät das Abwägen der Verhältnismäßigkeit schnell in unberechenbare Bereiche. Es wäre viel gewonnen, wenn bei der Vollstreckung von Ersatzfreiheitsstrafen die polizeiliche Zuführung in die Haftanstalten möglichst nur am Wochenanfang erfolgen würde; der Donnerstag wäre die Ausnahme und Freitag, Samstag und Sonntag wären tabu!

3.2 Datenschutz, Schweigepflicht und Mitteilungsbefugnis

Durch die Schweigepflicht haben Ärzte einen besonderen Status im Justizvollzug. Zudem sind sie, ob beamtet, angestellt oder in einem nebenamtlichen Vertragsverhältnis, in einem freien Beruf tätig. Dadurch unterstehen sie keinen fachlichen Weisungen der Anstaltsleitung. Diese Besonderheit gerät gelegentlich aus dem Blickfeld, insbesondere dann, wenn es um die Mitteilungsbefugnis vs. Mitteilungspflicht geht. Übersehen werden manchmal auch die datenschutzrechtlichen Regelungen. Anhand von drei Fallbeispielen soll die sich daraus ergebende Problematik dargelegt werden.

Voraussetzung für eine angemessene medizinische Behandlung ist das Vertrauensverhältnis zwischen Arzt und Patienten. Entsprechend ist die bereits im Eid des Hippokrates formulierte Schweigepflicht, auch in der ärztlichen Berufsordnung und im Strafgesetzbuch, verpflichtend vorgegeben.

3.2.1 Ärztliche Berufsordnung

Für jede Ärztin und jeden Arzt gilt folgendes Gelöbnis:

> **Gelöbnis**
> „Bei meiner Aufnahme in den ärztlichen Berufsstand gelobe ich, mein Leben in den Dienst der Menschlichkeit zu stellen. Ich werde meinen Beruf mit Gewissenhaftigkeit und Würde ausüben. Die Erhaltung und Wiederherstellung der Gesundheit meiner Patientinnen und Patienten soll oberstes Gebot meines Handelns sein. Ich werde alle mir anvertrauten Geheimnisse auch über den Tod der Patientin oder des Patienten hinaus wahren.“

Die Verletzung von Privatgeheimnissen ist in § 203 StGB geregelt.

§ 203 StGB:

> (1) Wer unbefugt ein fremdes Geheimnis, namentlich ein zum persönlichen Lebensbereich gehörendes Geheimnis oder ein Betriebs- oder Geschäftsgeheimnis, offenbart, das ihm als
> 1. Arzt, Zahnarzt, Tierarzt, Apotheker oder Angehörigen eines anderen Heilberufs, der für die Berufsausübung oder die Führung der Berufsbezeichnung eine staatlich geregelte Ausbildung erfordert,
> 2. Berufspsychologen mit staatlich anerkannter wissenschaftlicher Abschlußprüfung,
> 3. Rechtsanwalt, Patentanwalt, Notar, Verteidiger in einem gesetzlich geordneten Verfahren, Wirtschaftsprüfer, vereidigtem Buchprüfer, Steuerberater, Steuerbevollmächtigten oder Organ oder Mitglied eines Organs einer Rechtsanwalts-, Patentanwalts-, Wirtschaftsprüfungs-, Buchprüfungs- oder Steuerberatungsgesellschaft,
> 4. Ehe-, Familien-, Erziehungs- oder Jugendberater sowie Berater für Suchtfragen in einer Beratungsstelle, die von einer Behörde oder Körperschaft, Anstalt oder Stiftung des öffentlichen Rechts anerkannt ist.
> 4a. Mitglied oder Beauftragten einer anerkannten Beratungsstelle nach den §§ 3 und 8 des Schwangerschaftskonfliktgesetzes,
> 5. staatlich anerkanntem Sozialarbeiter oder staatlich anerkanntem Sozialpädagogen oder
> 6. Angehörigen eines Unternehmens der privaten Kranken-, Unfall- oder Lebensversicherung oder einer privatärztlichen, steuerberaterlichen oder anwaltlichen Verrechnungsstelle
> anvertraut worden oder sonst bekanntgeworden ist, wird mit Freiheitsstrafe bis zu einem Jahr oder mit Geldstrafe bestraft.

3.2.2 Regelung im Strafvollzugsgesetz und Niedersächsischen Justizvollzugsgesetz

Grundsätzlich gilt auch im Justizvollzug die ärztliche Schweigepflicht. Die besonderen Bedingungen im Gefängnis und die damit verbundene Fürsorgepflicht der Anstalt können aber dazu führen, dass u. U. medizinische Informationen, die der Schweigepflicht unterliegen, zur vollzuglichen Aufgabenerfüllung unerlässlich sind. In diesen Fällen sieht § 182 StVollzG (§ 195 NJVollzG) eine Offenbarungsbefugnis für Ärzte vor. In beiden Paragraphen ist der Schutz besonderer Daten geregelt. Die **Offenbarungsbefugnis** der Ärzte – im Gegensatz zur **Offenbarungspflicht** anderer Berufsgruppen – ergibt sich aus Absatz (2).

§ 182 (2) StVollzG:

> (2) Personenbezogene Daten, die den in § 203 Abs. 1 Nr. 1, 2 und 5 des Strafgesetzbuchs genannten Personen von einem Gefangenen als Geheimnis anvertraut oder über einen Gefangenen sonst bekanntgeworden sind, unterliegen auch gegenüber der Vollzugsbehörde der Schweigepflicht. Die in § 203 Abs. 1 Nr. 1, 2 und 5 des Strafgesetzbuchs genannten Personen haben sich gegenüber

dem Anstaltsleiter zu offenbaren, soweit dies für die Aufgabenerfüllung der Vollzugsbehörde oder zur Abwehr von erheblichen Gefahren für Leib oder Leben des Gefangenen oder Dritter erforderlich ist. Der Arzt ist zur Offenbarung ihm im Rahmen der allgemeinen Gesundheitsfürsorge bekannt gewordener Geheimnisse befugt, soweit dies für die Aufgabenerfüllung der Vollzugsbehörde unerlässlich oder zur Abwehr von erheblichen Gefahren für Leib oder Leben des Gefangenen oder Dritter erforderlich ist. Sonstige Offenbarungsbefugnisse bleiben unberührt. Der Gefangene ist vor der Erhebung über die nach den Sätzen 2 und 3 bestehenden Offenbarungsbefugnisse zu unterrichten.

§ 195 (2) NJVollzG:

» (2) 1 Die in § 203 Abs. 1 Nrn. 1, 2 und 5 StGB genannten Personen unterliegen auch gegenüber der Vollzugsbehörde der Schweigepflicht über personenbezogene Daten, die ihnen von einer oder einem Gefangenen oder Sicherungsverwahrten als Geheimnis anvertraut worden oder über eine Gefangene oder einen Gefangenen oder eine Sicherungsverwahrte oder einen Sicherungsverwahrten sonst bekannt geworden sind.
2 Die in § 203 Abs. 1 Nrn. 1, 2 und 5 StGB genannten Personen haben sich gegenüber der Anstaltsleiterin oder dem Anstaltsleiter oder einer oder einem von ihr oder ihm beauftragten Justizvollzugsbediensteten zu offenbaren, soweit dies für die Aufgabenerfüllung der Vollzugsbehörde oder zur Abwehr von erheblichen Gefahren für Leib oder Leben der oder des Gefangenen oder Sicherungsverwahrten oder Dritter erforderlich ist.
3 Die Ärztin oder der Arzt ist zur Offenbarung von Geheimnissen, die ihr oder ihm im Rahmen der allgemeinen Gesundheitsfürsorge bekannt geworden sind, abweichend von Satz 2 nur befugt, soweit dies für die Aufgabenerfüllung der Vollzugsbehörde unerlässlich oder zur Abwehr von erheblichen Gefahren für Leib oder Leben der Gefangenen oder Sicherungsverwahrten oder Dritter erforderlich ist.
4 Sonstige Offenbarungsbefugnisse bleiben unberührt.
5 Die oder der Gefangene oder Sicherungsverwahrte ist vor der Erhebung über die nach den Sätzen 2 und 3 bestehenden Offenbarungsbefugnisse zu unterrichten.

Die Grenzen der Mitteilungsbefugnis des Arztes müssen im Einzelfall mit Hilfe einer Güter- und Interessenabwägung so gezogen werden, dass einerseits die notwendigen dienstlichen Maßnahmen nicht vereitelt oder unangemessen erschwert, andererseits aber die Mindestanforderungen des Datenschutzes nicht unterschritten werden. Ist eine Offenlegung anamnestischer, diagnostischer oder prognostischer Daten zur Erfüllung der vollzuglichen Aufgaben unerlässlich, darf und muss der Anstaltsarzt dem Anstaltsleiter diejenigen Informationen liefern, die dieser für einen geordneten Vollzug im Einzelfall benötigt. Über Art und Umfang dieser Information entscheidet die Ärztin oder der Arzt in Güterabwägung und nicht die Anstaltsleitung. Diese kann lediglich nachfragen, wenn sie anhand der erhaltenen Informationen nicht angemessen reagieren kann.

3

Fallbeispiel
In einer Anstalt kommt es zunehmend zu Spannungen zwischen Vollzug und ärztlichem Dienst. Während die Anstaltsleitung davon ausgeht, dass sie für ihre vollzuglichen Entscheidungen umfangreiche medizinische Informationen benötige, bis hin zur Einsicht in die Gesundheitsakte, verweist der Anstaltsarzt auf seine Schweigepflicht und verweigert die Herausgabe von Gesundheitsakten. Auf seine Schweigepflicht bezieht sich der Anstaltsarzt auch dann, wenn seine medizinischen Anordnungen oder Empfehlungen hinterfragt werden. Entsprechende Anfragen der Anstaltsleitung werden nicht erläutert, sondern lediglich mit dem Hinweis auf „medizinisch notwendig" beantwortet.

Wie bei atmosphärischen Störungen nicht untypisch, kommt es zu einer sehr komplexen Störung in der Zusammenarbeit, mit Zweifeln an der Loyalität des Anstaltsarztes. Im vorliegenden Fallbeispiel soll es aber nicht um die Klärung dieser komplexen Störungen gehen, sondern lediglich um die Frage der Schweigepflicht vs. Mitteilungsbefugnis des Anstaltsarztes gegenüber der Anstaltsleitung.

Die Anstaltsleitung vertritt den Standpunkt, der Anstaltsarzt sei zur Mitteilung verpflichtet und verweist dabei auf den Beschluss des OLG Karlsruhe vom 07.04.1993 2 Ws 13/93:

» Hieraus ergibt sich aber, wie es offensichtlich dem Standpunkt des Antragstellers … entspricht, nicht, daß – abgesehen von allgemeinen Rechtfertigungsgründen wie der ausdrücklichen oder konkludent erteilten Einwilligung des Patienten oder von rechtfertigenden Notstandssituationen gem. § 34 StGB – die Schweigepflicht des Vollzugsarztes keine Grenze haben könnte. Wenn auch unter Berücksichtigung der individuellen Seite des Rechtsguts des § 203 Abs. 1 StGB, der das besondere Vertrauensverhältnis zwischen Arzt und Patient schützt, und dessen Recht auf Schutz seiner persönlichen Daten weder die allgemeinen Dienstpflichten des Anstaltsarztes noch das ‚besondere Gewaltverhältnis' ein Offenbarungsrecht des Arztes begründen können …, vertritt der Senat mit der überwiegenden Meinung in der Literatur die Auffassung, daß aus der Gesamtverantwortung der Vollzugsbehörde für die gesundheitliche Betreuung der Strafgefangenen (§§ 56 ff., IS8 StVollzG) im Einzelfall ein Recht des Arztes zur Offenbarung der Tatsachen folgen kann, die ihm bei der Behandlung des Strafgefangenen bekannt geworden oder anvertraut worden sind. Da insoweit spezielle Rechtsgrundlagen nicht zur Verfügung stehen, müssen die Grenzen der Mitteilungsbefugnis des Arztes je nach Einzelfall mit Hilfe einer Güter- und Interessenabwägung so gezogen werden, daß einerseits die notwendigen dienstlichen Maßnahmen nicht vereitelt oder unangemessen erschwert, andererseits aber die Mindestanforderungen des Datenschutzes nicht unterschritten werden … Ist eine Offenlegung anamnestischer, diagnostischer oder prognostischer Daten zur Erfüllung der der Vollzugsanstalt zugewiesenen Aufgaben unerläßlich, darf und muß der Anstaltsarzt dem Anstaltsleiter diejenigen Informationen liefern, deren dieser für einen geordneten Vollzug im Einzelfall unter Berücksichtigung des Anspruchs des Strafgefangenen auf Gesundheitsfürsorge bedarf…

Die Anstaltsleitung erklärt dem Anstaltsarzt, dass er zur detaillierten Mitteilung medizinischer Sachverhalte verpflichtet sei, da sie andernfalls keine angemessenen vollzuglichen Entscheidungen treffen könne. Da sich der Anstaltsarzt aber weiterhin an seine Schweigepflicht gebunden fühlt, versucht die Medizinische Fachaufsicht durch eine persönliche Intervention die angespannte Atmosphäre zu entlasten. Zur Vorbereitung eines klärenden Gesprächs erfolgt folgendes Schreiben an die Anstaltsleitung:

Brief der Medizinischen Fachaufsicht (I)

„... zu meinem Bedauern habe ich den Eindruck gewonnen, dass sich die Spannungen zwischen Vollzug und ärztlichem Dienst in der Anstalt verhärten. Möglicherweise liegt dies daran, dass Herr D. mit seinem Engagement für die Gefangenen nicht nur eine neue Erfahrung, sondern durchaus auch eine Herausforderung für den Justizvollzug darstellt. Aus ärztlicher Sicht wünscht man sich natürlich Ärzte wie Herrn D.; aus vollzuglicher Sicht sind die Wünsche an den medizinischen Dienst und deren Gewichtung möglicherweise eine andere. Dieses Bild revidiert sich in der Regel spätestens dann, wenn man sich selbst in der Patientenrolle findet. Ich möchte deshalb betonen, dass ich bisher von Herrn D. und seiner Arbeit sehr angetan war. Wann immer ich (vermeintlich) problematische Einzelfälle überprüft habe, waren keine Beanstandungen zu erheben...

Sollten die Spannungen zwischen Vollzug und ärztlichem Dienst lediglich atmosphärischer Natur sein, so böte sich sicher eine moderierte Klärung an.

Sollte allerdings der Eindruck bestehen, dass Herr D. Einzelfälle nicht angemessen handhabt, wäre ich als Fachaufsicht gefragt. Dazu müsste ich aber konkret erfahren, um welche Einzelfälle es sich handelt. Ich fände es bedauerlich, wenn uns solch ein qualifizierter Arzt wie Herr D. verloren ginge.

Zu diesen Problemen würde ich mich gerne mit Ihnen austauschen. Ich werde Sie dazu in absehbarer Zeit ansprechen. Die (eventuellen) Problemfälle bitte ich mir aber schon möglichst bald mitzuteilen."

▪ Problemerörterung

Bei einer vertrauensvollen Zusammenarbeit zwischen Anstaltsleitung und ärztlichem Dienst wäre zur Begründung von ärztlichen Anordnungen und Empfehlungen der Hinweis auf die medizinische Notwendigkeit in der Regel ausreichend. Eingehender muss der Anstaltsarzt die Anstaltsleitung informieren, wenn es um den Schutz von Mitgefangenen und Bediensteten geht, insbesondere dann, wenn dieser Schutz nicht über den medizinischen Dienst gewährleistet werden kann und vollzuglicher Maßnahmen bedarf. Eine Begründung für die Einsicht in die Gesundheitsakte ist aber kaum vorstellbar. Abgesehen davon, dass es der Anstaltsleitung (als „medizinischer Laie") kaum möglich sein dürfte, der Gesundheitsakte angemessene Informationen zu entnehmen, wäre auch eine Selektion dieser Information nicht möglich. Medizinische Sachverhalte, die in keinerlei Zusammenhang mit dem zu regelnden vollzuglichen Einzelfall stünden, würden der Anstaltsleitung bekannt. Damit wäre die ärztliche Schweigepflicht null und nichtig.

Mit einem persönlichen Schreiben teilte die Fachaufsicht der Anstalt deshalb Folgendes mit:

Brief der Medizinischen Fachaufsicht (II)

„...wir haben als Justizeinrichtung eine Fürsorgepflicht gegenüber unseren Gefangenen. Primär wird diese von der Anstaltsleitung wahrgenommen (die selbstverständlich dazu Aufgaben mandatieren oder delegieren kann). Zur angemessenen Reaktion benötigt eine Anstaltsleitung auch eine angemessene Information. Hier nun interveniert die ärztliche Schweigepflicht mit dem Informationsbedürfnis.

Ist es dem Anstaltsarzt möglich, eine angemessene Regelung für seinen Patienten zu gewährleisten, z. B. indem er der Leitung mitteilt, dass ein Einzeltransport erforderlich ist, dann benötigt die Anstaltsleitung lediglich diese Information, um angemessen reagieren zu können...

Es kann aber ... Situationen geben, in denen der Arzt nicht selbstständig eine angemessene Regelung treffen kann. Denkbar wäre z. B., dass er Kenntnis hat, dass der Gefangene Mitgefangene infizieren will. In diesem Fall muss er zwangsläufig die Anstaltsleitung darüber informieren, welche Gefahr (auch Infektionsgefahr) besteht, auch wenn die Kenntnis der Infektion des Gefangenen durch ein vertrauensvolles Gespräch offenbart wurde. Der Arzt begeht in diesem Fall keine Straftat nach § 203 StGB, da er nach Güterabwägung zur Mitteilung **befugt** ist und die Anstaltsleitung nur angemessen reagieren kann, wenn sie über diese Information verfügt. (befugt habe ich hervorgehoben, da andere Berufsgruppen (z. B. Psychologen) dazu verpflichtet sind).

M. E. ist das Problem, auf das sich mein Votum bezog, nicht dadurch entstanden, dass Sie zur angemessenen Reaktion zusätzliche Information benötigt hätten, sondern dadurch,... möglichst viel Information zu haben, um besser entscheiden zu können, ob das Votum des Arztes tatsächlich zwingend umzusetzen war.

Der sinnvollere Weg wäre – um z. B. beim Einzeltransport zu bleiben – dem Arzt mitzuteilen, dass derzeit extreme Transport-Engpässe bestünden und um Prüfung von Alternativen zu bitten. Im offenen und ehrlichen Dialog klärt sich so manches von selbst.

Deshalb hier noch einmal mein Wunsch an die Anstalt.

Bitte vertrauen Sie darauf, dass Herr D. Gutes will und keinesfalls dem Vollzug Schwierigkeiten bereiten möchte. Als Arzt ist er aber der ärztlichen Berufsordnung verpflichtet. Auch dazu gibt es Gerichtsbeschlüsse. Das Wohlergehen des Patienten hat grundsätzlich höchste Priorität im ärztlichen Handeln.

Damit ein möglichst angemessenes Procedere gefunden werden kann, habe ich Herrn Dr. V. gebeten, als Mentor für Herrn D. zur Verfügung zu stehen. Herr D. wird sich somit in Zweifelsfällen zukünftig mit Herrn Dr. V. beraten können. Vielleicht stärkt das das Vertrauen noch zusätzlich."

Hinter dem Hinweis, dem Anstaltsarzt einen Mentor zur Seite zu stellen, verbarg sich die Hoffnung, dass dadurch der Isolierung des Anstaltsarztes entgegengewirkt werden könnte und dem Arzt vollzugliche Aspekte seines Handelns gegenwärtiger würden. Bedauerlicher weise verließ der Anstaltsarzt kurze Zeit später den Vollzug, so dass sich die Bereitstellung eines Mentors erübrigte.

■ Fallbeispiel: Befundmitteilung im Rahmen der ärztlichen Zugangsuntersuchung

Vorbemerkungen

Im nachfolgenden Fallbeispiel geht es nicht nur um die Schweigepflicht, tangiert sind auch der Datenschutz und die Modalitäten zur Zugangsuntersuchung (einschließlich der Vorgaben zur Methadonsubstitution). Da zudem der besondere Status des ärztlichen Dienstes aus dem Blick geriet, soll dieser Fall eingehender dargestellt werden.

Aus § 5 StVollzG ergeben sich die Modalitäten zur medizinischen Aufnahmeuntersuchung.

§ 5 StVollzG:

» (3) Nach der Aufnahme wird der Gefangene alsbald ärztlich untersucht und dem Leiter der Anstalt oder der Aufnahmeabteilung vorgestellt.

In der Verwaltungsvorschrift (VV) zu § 5 StVollzG wird ergänzend festgehalten, dass durch die ärztliche Untersuchung der Gesundheitszustand des Gefangenen einschließlich der Körpergröße, des Körpergewichts und des Gebisszustands festgestellt werden soll. Zudem ist zu prüfen, ob der Gefangene vollzugstauglich, arbeitsfähig und sporttauglich (ggf. mit Einschränkungen) ist und ob er ärztlicher Behandlung bedarf. Ebenfalls zu prüfen ist, ob Bedenken gegen die Einzelunterbringung bestehen und ob eine Gesundheitsgefährdung Dritter zu befürchten ist. Das Ergebnis der Untersuchung ist schriftlich festzuhalten.

Durch die ärztliche Zugangsuntersuchung soll eine angemessene Behandlung im Vollzug sichergestellt werden. Zudem dient sie dem Schutz vor späteren Regressansprüchen, wegen fraglicher Haftschäden.

Die Formulierung im Gesetz (und in der ergänzenden VV) ist bewusst sehr offen gehalten. Über das Untersuchungsprocedere entscheiden die Anstaltsärztinnen und -Ärzte in eigener Zuständigkeit. Sie orientieren sich dabei an den Vorgaben im SGB V.

Ärztliche Maßnahmen sind – sofern man nicht als Gutachter bestellt ist – in der Regel therapeutischer Natur. Dabei sind die Anstaltsärzte als sog. Primärärzte dem jeweiligen Patienten (Gefangenen) gegenüber zu einer angemessenen Behandlung verpflichtet. Sie müssen aber auch alle anderen Gefangenen im Gefängnis vor möglichen Schäden schützen. Deshalb ist bei jeder Behandlung grundsätzlich auch die Gefährdungslage Dritter mit zu berücksichtigen. Bei allen Behandlungsmaßnahmen muss deshalb der Anstaltsarzt eigenständig entscheiden, was zu veranlassen ist. Anstaltsärzte tragen dabei nicht nur die Ausführungsverantwortung, sie tragen die Gesamtverantwortung für ihr ärztliches Handeln. Wie alle kurativ tätigen Ärzte (ob beamtet, angestellt oder freiberuflich tätig) unterliegen sie deshalb auch keiner nichtärztlichen Weisung in ihrem ärztlichen Handeln. Ganz im Gegenteil, riskieren sie den Entzug ihre Approbation, wenn sie Weisungen von Nichtärzten befolgen (siehe dazu auch die ärztliche Berufsordnung).

Da im Rahmen der ärztlichen Zugangsuntersuchung häufig Urinanalysen zur Indikationsprüfung einer Substitution oder einer erforderlichen Entzugsbehandlung durchgeführt werden, entstand in einer Justizvollzugsanstalt die Überlegung, diese Befunde für die Vollzugsplanung zu nutzen. In der Anstalt wurde daraufhin ein Blatt entworfen, das den Gefangenen beim Zugang ausgehändigt werden sollte und in dem diese den ärztlichen Dienst für zukünftige Anfragen von der Schweigepflicht entbinden sollten. Die Anstaltsärzte wurden entsprechend angewiesen, jeden positiven Urinbefund mitzuteilen.

Daraufhin wandten sich die Anstaltsärzte an die Anstaltsleitung und wiesen darauf hin, dass ihres Erachtens ein solches Vorgehen nicht statthaft sei.

Von der Anstaltsleitung erhielten sie dann folgende Mitteilung: „…Ich muss Ihnen aber mitteilen, dass die Entscheidung, die positiven Ergebnisse der Drogenschnelltests in der Vollzugsanstalt bekannt zu geben, in der Anstaltsleitung getroffen wurde. Insoweit bleibt kein Raum für ärztliche Entscheidungen im Einzelfall. Es liegt nicht in der Zuständigkeit der hier beschäftigten Ärztinnen und Ärzte, den Nutzen einer vollzuglichen Reaktion zu beurteilen. Da Sie … keine strafrechtliche Verfolgung zu befürchten haben, die Anstaltsleitung die Informationsweitergabe aber bei erwiesenem Betäubungsmittel-Missbrauch für die Aufgabenerfüllung in den Vollzugsanstalt als erforderlich einstuft, ergeht die Weisung, künftig wie im UKP (Urin-Kontroll-Programm) vorgesehen zu verfahren. Selbstverständlich können Sie die betroffenen Gefangenen über die Informationsweitergabe informieren.“

▪ Problemerörterung

Eine Anweisung zur Befundmitteilung an die Anstaltsärzte ist nicht statthaft. Zur Beurteilung der Lockerungseignung oder der Eignung zur Unterbringung im offenen Justizvollzug ist es zwar durchaus sinnvoll, einen Urintest zum Drogennachweis durchzuführen. Üblicherweise werden solche Urintests zur Beurteilung der Lockerungseignung auch regelmäßig auf den Vollzugsabteilungen durchgeführt. Ein positiver Befund wirkt sich in der Regel negativ auf die Vollzugsplanung aus. Die Intension dieser sog. vollzuglichen Urinanalysen (Urin-Kontroll-Programm) ist aber eine andere, als die aus medizinischen Gründen veranlassten Urinanalysen. Der medizinisch erhobene Befund dient diagnostischen und therapeutischen Überlegungen. Jede Urinuntersuchung – z. B. zur Abklärung eines Harnweginfektes – würde bei den Inhaftierten auf Misstrauen stoßen und möglicherweise verweigert werden. Eine Befund-Mitteilung wäre deshalb nur in den Fällen indiziert, in denen eine vollzugliche Reaktion von Nutzen ist.

Das vorgesehene Blatt ist nicht nur aus ärztlicher Sicht, sondern auch insgesamt äußerst kritisch zu sehen. Grundsätzlich erfolgt eine Entbindung von der Schweigepflicht anlassbezogen. Vom Inhalt umfasst die Einverständniserklärung bestimmte Tatsachen und konkrete Übermittlungsvorgänge. Diese Entbindung global schon im Rahmen des Zugangs einzuholen, der Gefangene weiß zu diesem Zeitpunkt ja noch gar nicht auf welche Offenbarungen er sich einlässt, ist nicht statthaft. Der Gefangene wüsste auch später nicht, wann und was abgefragt wird, was nicht nur gegen die Regelungen der ärztlichen Schweigepflicht verstößt, sondern auch gegen das Recht auf informationelle Selbstbestimmung.

Das Einverständnis zur Entbindung von der ärztlichen Schweigepflicht setzt die Einverständnisfähigkeit voraus und das Wissen über Art und Umfang der Information. Das heißt, der Gefangene muss genau wissen, zu welchen Sachverhalten er sein Einverständnis gibt. Die globale Mitteilung, dass diese sich auf die Information zur Vollzugsplanung bezieht, reicht sicher nicht aus. Die Einverständniserklärung muss zudem zeitnah erfolgen und auf einer fehlerfreien Willensbildung beruhen. Irrtümer, Täuschungen und Drohungen machen ein einmal erklärtes Einverständnis unwirksam. Trotz der globalen Entbindung müsste demnach vor jeder Anfrage zur Vollzugsplanung das Einverständnis zu dieser speziellen Anfrage (konkret formuliert) erneut eingeholt werden.

Im vorliegenden Fall waren sowohl Aspekte des Datenschutzes als auch Grundsätze der ärztlichen Schweigepflicht tangiert. Die Anstalt wurde deshalb von der Fachaufsicht gebeten, das Arbeitsblatt dringend zu überarbeiten. Leider glaubte sich die Anstaltsleitung im Recht, so dass in einem Runderlass auf die Einhaltung der rechtlichen Vorgaben zum Datenschutz und zur ärztlichen Schweigepflicht hingewiesen werden musste.

Der nachfolgende Originalvorgang benötigt keine Kommentierung. Der Sachverhalt ergibt sich aus dem Prüfungsvermerk der Fachaufsicht.

Fallbeispiel: Prüfungsvermerk der Fachaufsicht

„1. Vermerk:
Zum Vorgang siehe umfangreichen Schriftverkehr und Aktendokumentation wegen eines besonderen Vorkommnisses (Körperverletzung durch Mitinhaftierte). Von Seiten der Anstalt … war um eine Vorlage der Gesundheitsakten gebeten worden. Trotz einer Entbindung von der ärztlichen Schweigepflicht (schriftliche Entbindung mit Datum…), wollte sich der Anstaltsarzt nur im Rahmen einer spezifischen Fragestellung äußern. Er verwies darauf, dass die Herausgabe der Gesundheitsakten an Nicht-Ärzte fachlich nicht sinnvoll sei und zudem rechtlich sehr zweifelhaft. Der Unterzeichner schloss sich diesem Votum an. Der gesamte Vorgang wurde jetzt mit der Gesundheitsakte des Gefangenen dem Unterzeichner vorgelegt.

2. Auswertung der Gesundheitsakten:
Bezüglich der geklagten Körperverletzung enthält die Gesundheitsakte folgende Befunde in der Verlaufsdokumentation:
Eintrag vom … (Dr. …):
(die Abkürzungen in der Gesundheits-Akte werden zum besseren Verständnis ausgeschrieben)
‚Am Vortag in der Dusche angeblich angegriffen worden. Befund:
1. ca. 5×10 cm großes, oberflächliches Hämatom linker Oberarm.
2. 5-Mark-Stück großes Hämatom 5 cm. oberhalb des linken Ellenborgengelenks streckseitig. Halswirbelsäule funktionell keine neurologischen Ausfälle; Druckschmerz rechtes Jochbein, keine zusätzliche Verletzungen, kein Verdacht auf knöcherne Verletzung.
3. Druckschmerz rechte Halsseite (möglicher Faustschlag).‘

3

Eintrag vom...:
‚Zugang aus der JVA ... (19.30 Uhr). Fühlt sich gut. Medikation: (es werden 2 Medikamente aufgeführt, einschließlich der Dosierung)'

3. Fachliche Beurteilung:
Die Befund-Dokumentation spricht für leichte Verletzungen, die keiner spezifischen Therapie bedürfen. Da der Gefangene schilderte, dass er zu Boden gegangen sei, ist dies durchaus mit einem Faustschlag an den Hals zu erklären, da es durch die Kompression im Bereich der Halsschlagader zu einem kurzfristigen Blutdruckabfall kommen kann. Aus der Dokumentation ergeben sich eindeutig keine Anhaltspunkte für eine erhebliche Gefahr für Leib und Leben des Gefangenen oder für Dritte. Mit Sicherheit ist deshalb keine Offenbarung der Daten zur Abwehr von erheblichen Gefahren für Leib und Leben des Gefangenen oder Dritte erforderlich gewesen. Die Offenbarung erfolgt im vorliegenden Fall lediglich im Wohlverstanden Interesse des Gefangen, sofern dieser die Befunde für seine (welcher Art auch immer) Anliegen benötigt.
Die Bitte um Mitteilung des erhobenen Befundes bezüglich der Verletzung, (nach Entbindung von der ärztlichen Schweigepflicht), wäre aus ärztlicher Sicht das angemessene Verfahren gewesen. Eine Einsicht in die gesamte Gesundheitsakte (zudem auch noch durch Nicht-Ärzte) erscheint dagegen nicht angemessen."

3.3 Eingaben, Beschwerden und Strafanzeigen

Das Beschwerderecht ist ein hohes rechtsstaatliches Gut. Dieses Recht eines jeden Bürgers – und damit auch eines jeden Gefangenen – ist im Grundgesetz verbürgt. Zudem regelt das Strafvollzugsgesetz (Niedersächsische Justizvollzugsgesetz) den Beschwerdeweg während der Inhaftierung. Unabhängig von den Möglichkeiten der Petition und Beschwerde, kann natürlich ein Gefangener auch eine Strafanzeige erstatten. In diesem Abschnitt wird dargelegt, wie sich diese Beschwerden, Eingaben und Strafanzeigen in der Praxis auswirken und welche Konsequenzen sich daraus ergeben.

Hinter den Gefängnismauern lebt es sich relativ verborgen vor den Augen der Öffentlichkeit. Deshalb ist es wichtig, dass jeder Gefangene die Möglichkeit erhält, sich über eine schlechte oder vermeintlich schlechte Behandlung zu beschweren. Das Recht, sich zu beschweren oder sich mit Eingaben an den Petitionsausschuss wenden zu können, ist deshalb für eine Gesellschaft, die Wert auf einen humanen Umgang mit ihren Gefangenen legt, von ganz wesentlicher Bedeutung.

3.3.1 Rechtliche Voraussetzungen

Wie jeder Staatsbürger auch, kann der Gefangene grundsätzlich eine Strafanzeige erstatten oder sich mit einer Eingabe an das Parlament (Petitionsausschuss) wenden. Darüber hinaus kann er sich bei seiner Anstaltsleitung oder bei der Aufsichtsbehörde (Ministerium) beschweren und auch sein Anliegen gerichtlich prüfen lassen.

3.3.2 Eingaben an den Petitionsausschuss

Rechtsgrundlage für die Behandlung von Petitionen Gefangener (aber auch sonstiger Bürgerinnen und Bürger) ist **Artikel 17 des Grundgesetzes:**

» Jedermann hat das Recht, sich einzeln oder in Gemeinschaft mit anderen schriftlich mit Bitten oder Beschwerden an die zuständigen Stellen und an die Volksvertretung zu wenden.

Zusätzlich zu Artikel 17 des Grundgesetzes ist in Niedersachsen das Petitionsrecht durch Artikel 26 der **Niedersächsischen Verfassung** geregelt. Petitionen Gefangener werden demnach dem Rechtsausschuss des Landtages zugeleitet. Nach Prüfung der Zuständigkeit wird die Petition an eine Berichterstatterin oder einen Berichterstatter (Landtagsabgeordnete) weiter gereicht. Von der Berichterstatterin oder dem Berichterstatter wird das Justizministerium zu einer Stellungnahme aufgefordert.

- **Was macht das Justizministerium?**

Das Ministerium prüft, wer an der Bearbeitung der Petition zu beteiligen ist und fordert entsprechende Stellungnahmen an. Anhand dieser Stellungnahmen erfolgt dann eine abschließende Bearbeitung durch das Justizministerium, einschließlich einer Stellungnahme an den Landtag. Diese Stellungnahme an den Petitionsausschuss ist so gefasst, dass sie ggf. dem Gefangenen zur Kenntnisnahme zugeleitet werden kann. Sind Erläuterungen erforderlich, so werden diese im Anschreiben an den Landtag dargelegt.

- **Was macht der Petitionsausschuss?**

Nach Beratung im Rechtsausschuss erhält der Gefangene eine schriftliche Mitteilung über den Beschluss der Beratung. Sehr häufig wird ihm dabei die Stellungnahme des Justizministeriums mit dem Hinweis „zur **Sach- und Rechtslage**" zugeleitet. Entsteht bei der Beratung der Eindruck, dass das Ministerium dringend etwas unternehmen sollte, so wird die Eingabe an die Landesregierung zur **Berücksichtigung** oder **Erwägung** überwiesen. An die Landesregierung deshalb, weil u. U. nicht nur das Fachministerium, sondern auch weitere Ministerien (z. B. das Finanzministerium wegen möglicher entstehender Kosten) zu beteiligen sind. Die Landesregierung hat dann den Landtag über das Veranlasste zu unterrichten.

3.3.3 Regelung zum Beschwerderecht der Inhaftierten

Das Strafvollzugsgesetz regelt die Modalitäten dieser Beschwerden.

§ 108 StVollzG – Beschwerderecht:

» (1) Der Gefangene erhält Gelegenheit, sich mit Wünschen, Anregungen und Beschwerden in Angelegenheiten, die ihn selbst betreffen, an den Anstaltsleiter zu wenden. Regelmäßige Sprechstunden sind einzurichten.
(2) Besichtigt ein Vertreter der Aufsichtsbehörde die Anstalt, so ist zu gewährleisten, dass ein Gefangener sich in Angelegenheiten, die ihn selbst betreffen, an ihn wenden kann.
(3) Die Möglichkeit der Dienstaufsichtsbeschwerde bleibt unberührt.

§ 109 StVollzG – Antrag auf gerichtliche Entscheidung:

» (1) Gegen eine Maßnahme zur Regelung einzelner Angelegenheiten auf dem Gebiet des Strafvollzugs kann gerichtliche Entscheidung beantragt werden. Mit dem Antrag kann auch die Verpflichtung zum Erlass einer abgelehnten oder unterlassenen Maßnahme begehrt werden.
(2) Der Antrag auf gerichtliche Entscheidung ist nur zulässig, wenn der Antragsteller geltend macht, durch die Maßnahme oder ihre Ablehnung oder Unterlassung in seinen Rechten verletzt zu sein.
(3) Das Landesrecht kann vorsehen, dass der Antrag erst nach vorausgegangenem Verwaltungsvorverfahren gestellt werden kann.

Im Niedersächsischen Justizvollzuggesetz ist das Beschwerderecht ähnlich gefasst.

§ 101 NJVollzG – Beschwerderecht:

» (1) Die oder der Gefangene erhält Gelegenheit, schriftlich und mündlich Wünsche, Anregungen und Beschwerden in eigenen Angelegenheiten bei der Vollzugsbehörde vorzubringen.
(2) Es ist zu gewährleisten, dass sich die oder der Gefangene in eigenen Angelegenheiten auch an Bedienstete der Aufsichtsbehörde wenden kann, die die Anstalt besichtigen.

Sinnvoll genutzt ist das Beschwerderecht ein Instrument, das nicht nur dem Gefangenen hilft, sondern auch für den Justizvollzug nützlich sein kann. Missstände, die in der täglichen Routine nicht mehr wahrgenommen werden, können durch eine Beschwerde wieder ins Blickfeld geraten. Leider aber werden Beschwerden nicht selten als Ventil für Ärger und Frust genutzt.

Während der Inhaftierung ist jede Vergünstigung von zentraler Bedeutung. Da viele Vergünstigungen über den ärztlichen Dienst veranlasst werden können, wird das Vorenthalten solcher Vergünstigungen sehr schnell als persönliche Benachteiligung empfunden und damit als persönliche Kränkung. Deshalb richten sich relativ viele Beschwerden gegen den medizinischen Dienst und deshalb ist ein nicht unerheblicher Teil dieser Beschwerden unbegründet; gelegentlich sogar nicht nur unbegründet, sondern auch verleumdend und beleidigend und manchmal sogar mit Drohungen verbunden.

Fallbeispiel: Wenn der Arzt nicht macht, was der Gefangene wünscht

Herr F. hatte sich mit zwei Eingaben an das Justizministerium gewandt und Folgendes vorgebracht:
Anlässlich einer ärztlichen Untersuchung habe man festgestellt, dass er an Schlafapnoe leide, 4 Schlaganfälle erlitten habe, die „einigermaßen gut verlaufen" seien.
Zudem leide er

- unter einem schmerzhaften Kreuzbeindefekt,
- die Hüfte sei beschädigt und schmerzhaft,
- ein Wadenbeinbruch sei schlecht verheilt,

- an einer Beinvenenthrombose,
- an Arthrosen in beiden Unterschenkel/Fußbereichen,
- Kniegelenksschmerzen und -Ergüssen,
- eingefallenen Bronchien,
- akuten Herzrhythmusstörungen und
- an einer Herzvergrößerung.

Außerdem habe er sich Gehirnerschütterungen, Nasenfrakturen und ein Schleudertrauma etc. zugezogen.
Aus diesen Beschwerden folge, dass er haftunfähig sei. Dieser Meinung sei auch sein Hausarzt Dr. M. Zur Zeit seiner Verhaftung habe er gerade eine 100 % Erwerbsunfähigkeit beantragt und sei deshalb „von Spezialist zu Spezialist gelaufen".
Nach seiner Inhaftierung sei er in der JVA C. mit mehreren Medikamenten behandelt worden, zudem habe man ihn in eine Gemeinschaftszelle verlegt, damit er immer unter Beobachtung war. In der JVA B. habe man ihm keine Beruhigungsmedikamente verordnet, mit dem Hinweis, dass diese süchtig machten. Auch seinem Wunsch nach einem Beatmungsgerät sei nicht entsprochen worden. Zwar habe er eine Obstzulage erhalten, nicht aber die doppelte Portion Joghurt. Als er über Beschwerden wegen seiner Steißbeinfistel geklagt habe, habe man ihm eine Verlegung in das Justizvollzugskrankenhaus angeboten. Dies habe er abgelehnt. Der Anstaltsarzt verstoße gegen den „Hippokratischen Eid".

In einer zweiten Eingabe wiederholte Herr F. sein Vorbringen und wies darauf hin, dass er den Anstaltsarzt wegen Amtsmissbrauchs, Körperverletzung, lebensbedrohlicher Körperverletzung und unterlassener Hilfeleistung mehrerer Schutzbefohlener anzeigen werde. Unter Einbeziehung mehrerer Ärzte würden seine Rechtsanwälte Schadenersatzklagen einreichen. Er habe auch die Ärztekammer und das Bundesgesundheitsministerium informiert.
Auch Mitgefangene – die er beraten habe – seien unzureichend behandelt worden. Dazu könne er Zeugen benennen. Erwähnt wurden unzureichende Behandlungen bei Diabetes mellitus, einer Schlafapnoe, einer Epilepsie und einer Suchtmittel-Abhängigkeit.

▪ Überprüfung des Vorbringens

Bei der Überprüfung der medizinischen Versorgung dieses Gefangenen fanden sich keine Beanstandungen. Es wurde im Gegenteil eine recht intensive Betreuung des Gefangenen erkennbar. Offensichtlich war diese medizinische Betreuung aber gar nicht erwünscht, erwünscht war eine anstaltsärztliche Bescheinigung der Haftunfähigkeit.

Der Dokumentation war zu entnehmen, dass sowohl die Grunderkrankungen als auch die subjektiv geklagten Symptome durchgehend angemessen behandelt wurden. Anhand der erhobenen Befunde ergaben sich keine zusätzlichen Behandlungsindikationen. Wegen des Steißbein-Abszesses erfolgte eine konservative Behandlung, da die chirurgische Behandlung (dazu hätte Herr. F. in das Justizvollzugskrankenhaus zur Abklärung und Operation verlegt werden müssen) verweigert worden war. Durchgehend erfolgte eine angemessene Schmerzbehandlung. Die Umstellung auf ein pflanzliches Beruhigungsmittel war indiziert.

Zu den Vorwürfen hatte der Anstaltsarzt folgendes mitgeteilt:

Stellungnahme des Anstaltsarztes
„Herr F. trat durchweg kooperativ auf (bis auf seine Ablehnung eines chirurgischen Eingriffs wegen eines beginnenden Steißbeinabszesses). Die Behandlung einschließlich Medikation konnte nach meinem Eindruck stets einvernehmlich geklärt werden…
Auf von ihm geäußerte Wünsche ging ich – in Anbetracht der bekannten Leiden des Patienten – weitgehend ein, wie den Eintragungen in der Gesundheitsakte zu entnehmen ist. Bezüglich der Vergabe von Schlaf- und Beruhigungsmittel versuchte ich einen Konsens auf einem maßvollen Niveau zu erreichen…, hiermit schien Herr F. insgesamt gut zurechtzukommen.
Ich bin von diesem Beschwerdeschreiben daher sehr überrascht…"

3.3.4 Das grobe Prinzip

Erstattet ein Gefangener wegen einer falschen oder unterlassenen medizinischen Behandlung eine Strafanzeige oder wendet er sich mit seiner Beschwerde an den Petitionsausschuss, an das Ministerium oder an die Anstaltsleitung, so wird der medizinische Dienst zu einer Stellungnahme aufgefordert.

Beschwerde an die Anstalt Wendet sich der Gefangene direkt an die Anstaltsleitung, so wird der Arzt von dieser zur Stellungnahme aufgefordert. Die Anstaltsleitung kann die ärztliche Stellungnahme an die Medizinische Fachaufsicht im Ministerium weiterreichen, wenn sie sich wegen der erforderlichen fachlichen Kompetenz nicht in der Lage sieht, den Sachverhalt angemessen zu überprüfen.

Beschwerde an das Ministerium Hat sich der Gefangene direkt an das Ministerium gewandt, so prüft das Ministerium zunächst die Zuständigkeit. Sehr häufig fällt das Vorbringen des Gefangenen in die Zuständigkeit der Anstalt. In diesen Fällen erhält der Gefangene dann die Mitteilung, dass seine Beschwerde an die Anstalt weitergegeben wurde und er von dort aus beschieden würde. Zur Bearbeitung der Beschwerde hat das Ministerium drei Möglichkeiten:

- Es kann die Beschwerde mit dem Hinweis, „Bearbeitung in eigener Zuständigkeit" an die Anstalt weiterreichen und es dabei belassen oder
- die Anstalt bitten, „in eigener Zuständigkeit zu prüfen und über das Veranlasste zu berichten".
- Es kann aber auch die eigene Zuständigkeit erkennen und direkt eine Stellungnahme anfordern. Letzteres wird in der Regel dann geschehen, wenn sich die Beschwerde gegen die Anstaltsleitung richtet oder wenn zur Beurteilung des Vorbringens medizinische Fachkenntnisse erforderlich sind und die Beschwerde somit von der medizinischen Fachaufsicht bearbeitet wird.

Petitionen und Strafanzeigen Die Bearbeitung von Petitionen erfolgt grundsätzlich über das Ministerium. Das Ministerium unterrichtet den Petitionsausschuss über das Ergebnis der Überprüfung und ggf. über das dazu Veranlasste. Die Ermittlung bei Strafanzeigen erfolgt über die zuständige Staatsanwaltschaft.

3.3.5 Berichtsauftrag

Die Überprüfung von Eingaben und Beschwerden gehört zu den zentralen Aufgaben einer Aufsichtsbehörde. Auch wenn etliche Eingaben unbegründet sind, ist jede Eingabe eingehend zu überprüfen. Die Eingabenüberprüfung dient nicht nur der Überprüfung des individuellen Vorbringens, sie dient darüber hinaus der Überprüfung organisatorischer Abläufe in den Anstalten. Eine angemessene Überprüfung setzt aber voraus, dass man sich mit dem Inhalt der Eingabe vertraut gemacht hat und die sich aus dem Inhalt ergebenden Fragen formuliert.

Nur wer sinnvoll fragt, kann sinnvolle Antworten erwarten. Berichtsaufträge mit der Formulierung, „ich bitte zum Vorbringen des Einsenders eine Stellungnahme abzugeben", signalisieren, dass sich der Mitarbeiter des Ministeriums mit den Inhalten der Eingabe wahrscheinlich nur unzureichend befasst hat. Solch ein unangemessenes Vorgehen verursacht nicht selten zusätzliche Arbeit und Verwirrung vor Ort. Aus dem nachfolgenden Beispiel wird deutlich wie ein Berichtsauftrag möglichst nicht aussehen sollte.

Fallbeispiel: Berichtsauftrag (I)

„Sehr geehrter Herr …
nach der Lektüre der Beschwerde ist mir nicht deutlich geworden, wozu ich Stellung nehmen soll.
Insgesamt wäre es hilfreich, wenn der Adressat „Justizministerium" – in diesem Fall durch Sie vertreten – sich zur Berichtsaufforderung konkretere Fragen überlegte.
So musste auch ich den gesamten Vorgang durchlesen und zum Schluss feststellen, dass allenfalls indirekte Kritik an der Schmerzbehandlung des Justizvollzugskrankenhauses geübt wurde. Dann wäre eine entsprechende Fragestellung an das Justizvollzugskrankenhaus zu richten gewesen…
Die aktuelle Verfahrensweise mit der ‚Übersendung einer Kopie der Eingabe' und der ‚Bitte um Bericht zu den vorgetragenen Behauptungen' scheint mir weder dem Bedürfnis des Gefangenen noch des Berichterstattenden – z. B. mir – gerecht zu werden, in der Beschwerdeführung bzw. deren Bearbeitung im ersten Fall ernst genommen und im zweiten zudem unterstützt und entlastet zu werden. Gerade das wäre aber ja die Aufgabe des Ministeriums in seiner Funktion als höchster Dienender.
Ich hoffe, dass Sie meiner Kritik – die von Herzen konstruktiv gemeint ist – gedanklich folgen mögen.
In diesem Fall ist meine Empfehlung, Herrn M. nahe zu legen, seine Kritik am Justizvollzugskrankenhaus zunächst mit mir zu besprechen. Sollten dann – wider Erwarten – noch Fragen offen bleiben, könnte er diese ans Justizvollzugskrankenhaus oder an die Medizinische Fachaufsicht senden."

Während also die globale Bitte „Stellungnahme zum Vorbringen" sicher nicht der angemessene Berichtsauftrag ist, kann eine übereifrige Befragung des ärztlichen Dienstes gelegentlich aber eher zur Verwirrung als zur Aufklärung des Sachverhaltes führen.

■ **Fallbeispiel: Berichtsauftrag (II)**

Im Rahmen einer Eingabe zur medizinischen Versorgung in der Anstalt gibt der ärztliche Dienst eine Stellungnahme ab. In dieser Stellungnahme wird u. a. darauf hingewiesen, dass die Behandlung des Gefangenen dem medizinischen Standard entspräche. Damit gibt sich die Anstaltsleitung nicht zufrieden. Sie fordert den ärztlichen Dienst auf, zu einem umfangreichen Fragenkatalog Stellung zu beziehen. Dem Hinweis des ärztlichen Dienstes, der medizinische Standard sei kurze Zeit zuvor anhand einer Inspektion beanstandungsfrei überprüft worden, wird mit folgender Aufforderung begegnet:

„Unabhängig von den im Rahmen der Fachaufsicht getroffenen Feststellungen habe ich Sie … um Auskunft gebeten. Da hierbei weder die fachliche Qualität Ihrer Arbeit noch Einzelheiten der Behandlung eines bestimmten Gefangenen in Rede stehen, kann ich nicht nachvollziehen, aus welchem Grund Sie die Beantwortung meiner Fragen verweigern. Hier geht es nicht um Fragen der Fach-, sondern der Dienstaufsicht (vgl. VV Nr. 2 zu § 156 StVollzG)."

Mit der Bitte zu intervenieren, wendet sich der ärztliche Dienst daraufhin an die Fachaufsicht. Von dieser erhält die Anstaltsleitung folgende Mitteilung:

„…bezüglich des o. g. Gefangenen hatten Sie … zu folgenden Fragen um eine Stellungnahme gegenüber der Anstaltsleitung gebeten:

1. Sind regelmäßige Blutkontrollen bei HIV-Kranken durchzuführen,
   - auf welcher Basis,
   - in welchen Abständen,
2. gibt es Termineintragungen in den GAs (Gesundheitsakten),
3. wann werden Zugänge einer Kontrolle unterzogen,
4. was passiert, wenn ein Gefangener sich nicht um seine Kontrollen kümmert,
5. gibt es ein Controlling?

(Der ärztliche Dienst) erklärte daraufhin, dass die Kontrollen und die Versorgung gemäß Medizinischem Standard erfolgten. Auf erneute Nachfrage bat (der ärztliche Dienst) den Sachverhalt ggf. über die medizinische Fachaufsicht überprüfen zu lassen. Daraufhin baten Sie erneut um eine eingehende Stellungnahme und dies unter Hinweis auf § 156 StVollzG…

In § 156 StVollzG heißt es u. a.: ‚(2) Der Anstaltsleiter vertritt die Anstalt nach außen. Er trägt die Verantwortung für den gesamten Vollzug, soweit nicht bestimmte Aufgabenbereiche der Verantwortung anderer Vollzugsbediensteter oder ihrer gemeinsamen Verantwortung übertragen sind.'

Wie ich bereits in meinem Inspektionsbericht dargelegt habe, tragen Anstaltsärzte/Innen nicht nur die Ausführungs-, sondern die gesamte Verantwortung für ihr ärztliches Handeln. Dies ergibt sich aus dem Arztrecht und der ärztlichen Berufsordnung. Ärzte/Innen, ob freiberuflich, angestellt oder beamtet sind grundsätzlich in einem ‚Freien Beruf' tätig. Die Inhalte freiberuflicher Tätigkeit werden durch in eigener Person und Verantwortlichkeit erbrachten Leistungen geprägt. Deshalb unterliegen Ärzte/Innen auch keinen fachlichen Weisungen von ‚Nichtärzten'.
Grundsätzlich könnte man natürlich auf die von Ihnen formulierten Fragen fachlich eingehen. Beispielhaft will ich dies hier tun. Dann würden Sie folgende Antwort erhalten:

1. Die Frage ist falsch formuliert. Richtig müsste sie lauten: Wie gestaltet sich die Verlaufskontrolle bei HIV-infizierten Gefangenen? Die Antwort wäre dann: In Abhängigkeit des klinischen Bildes. Als Fachmann könnte man nachfragen, welche Parameter dazu erhoben werden und ab wann welche Intervalle gewählt werden.
2. Der Sinn dieser Frage kann nur vermutet werden, entsprechend schwierig ist es darauf adäquat zu antworten. Unterstellt man, dass dabei der klinische Befund gemeint ist, müsste eine umfangreiche Darstellung der Untersuchungsparameter und deren Grenzwerte erfolgen.
3. Bei einer intensiven Beantwortung der Fragen (1) und (2) wäre diese Frage zwangsläufig mit beantwortet.
4. Nein.
5. Auch bei dieser Frage kann nur vage vermutet werden, welche Information gewünscht ist. Sollte gemeint sein, ob und wann Neuzugänge einer HIV-Diagnostik unterzogen werden, wäre der Hinweis auf die Anamnese und den klinischen Befund die richtige Antwort.
6. Die Antwort ist davon abhängig, ob eine Gefährdung Dritter zu befürchten ist oder nicht. Besteht keine Gefährdung, lautet die Antwort ‚nichts'.
7. Nein.

Als Fachmann frage ich mich nun, wie Sie mit diesen Antworten umgegangen wären. Ich befürchte, dass sich daraus ein weiterer e-Mail-Verkehr zwischen Ihnen und (dem ärztlichen Dienst) ergeben hätte. Insbesondere aber frage ich mich, ob Sie als ‚Nichtarzt' in der Lage sind, anhand dieser Antworten die Qualität der medizinischen Versorgung zu beurteilen? Ich frage mich zudem, warum Sie einen erheblichen Arbeitsaufwand für sich und Ihre Mitarbeiter erzeugen und keinesfalls die Fachaufsicht bemühen möchten, obwohl dies nicht nur Sie, sondern insbesondere auch die Ärzte entlasten würde und nicht zuletzt der Atmosphäre in der Anstalt zugutekäme. Diesem letzten Gedanken will ich nicht länger nachhängen und stattdessen diesbezüglich auf meinen Inspektionsbericht verweisen.
Nachdem ich nun versucht habe, auf Ihre Fragen einzugehen, gehe ich davon aus, dass sich dieser Vorgang durch meine Antwort erledigt hat. Lassen Sie mich abschließend aber noch folgenden Wunsch formulieren: Es wäre schön, wenn die medizinische Fachaufsicht als Hilfe und nicht als Konkurrenz verstanden würde. Und noch schöner wäre es, wenn die Kompetenz und Loyalität (des ärztlichen Dienstes) gesehen würden."

3

- **Problemerörterung**

Die von der Anstaltsleitung formulierten Fragen tangieren kaum die Dienstaufsicht. Zudem signalisieren diese Fragen den Verdacht auf eine unzureichende medizinische Versorgung, auch wenn das Gegenteil behauptet wird: „Da hierbei weder die fachliche Qualität Ihrer Arbeit noch Einzelheiten der Behandlung eines bestimmten Gefangenen in Rede stehen, kann ich nicht nachvollziehen, aus welchem Grund Sie die Beantwortung meiner Fragen verweigern".

Wenn es nicht um die Qualität der Arbeit und auch nicht um die Beschwerde eines Gefangenen geht, was sonst wird durch die Aufforderung zur Beantwortung dieser Fragen bezweckt? Verständlicherweise wurden die Fragen vom Medizinischen Dienst als kränkend empfunden. Der Arbeitsatmosphäre ist solch ein Vorgehen kaum zuträglich. Berücksichtigt man dann auch noch, dass die Beurteilung der medizinischen Versorgung anhand dieser Fragen kaum möglich sein dürfte und dass die Beurteilung der Versorgung zudem eine spezifische Fachlichkeit voraussetzt, fragt man sich zwangsläufig, mit welcher Absicht die Anstaltsleitung an den Medizinischen Dienst herangetreten ist.

3.3.6 Ärztliche Stellungnahme

Der zur Stellungnahme aufgeforderte Arzt hat zwei Möglichkeiten auf die Beschwerde zu reagieren:

- Er kann den Gefangenen bitten, ihn für die Stellungnahme von der Schweigepflicht zu entbinden,
- er kann aber auch ohne Schweigepflichtsentbindung eine Stellungnahme abgeben.

In beiden Fällen darf er nur zu dem Vorbringen eine Stellungnahme abgeben. Erläuterungen, die sein Handeln verständlicher machen könnten, die aber über das Vorbringen hinausgehen, darf er nicht geben. Alles, was der Gefangene in seiner Eingabe oder Beschwerde nicht vorgebracht hat, unterliegt weiterhin der ärztlichen Schweigepflicht.

Zum Vorbringen kann der Arzt grundsätzlich eine Stellungnahme abgeben, auch wenn der Gefangene ihn nicht von der Schweigepflicht entbunden hat. Da der Gefangene seine tatsächlich oder vermeintlich fehlerhafte Behandlung durch seine Beschwerde offenbart hat, ist diese Mitteilung auch kein Geheimnis mehr. Der Arzt hat somit das Recht darzulegen, warum die Behandlung nicht fehlerhaft war. Ärzte, die dennoch vor einer Stellungnahme den Gefangenen um eine Schweigepflichtsentbindung bitten, tun dies möglicherweise aus Unkenntnis der Rechtslage, gelegentlich aber auch in der Hoffnung, nicht von der Schweigepflicht entbunden zu werden.

Verweigert der Gefangene sein Einverständnis zur Schweigepflichtsentbindung, so kann der Arzt argumentieren, dass er deshalb leider auch keine Stellungnahme abgeben könne. Diese Argumentation ist zwar rechtlich zweifelhaft, sie führt aber zu einer deutlichen Arbeitserleichterung.

Zur Arbeitserleichterung führt auch eine eingehende Dokumentation in der Gesundheitsakte. Zwar muss jede Behandlung dokumentiert werden, häufig geschieht dies aber nur stichpunktartig, so dass zu einem späteren Zeitpunkt die Behandlung rekonstruiert werden muss. Ist die Dokumentation unzureichend und kommt es im Rahmen des Beschwerdeverfahrens zu einer Beweislastumkehr, so wird es für den Arzt schwierig, behauptete Fehler auszuräumen.

Unzufriedene Gefangene sind häufig Gefangene, die zwar nicht krank sind, vom ärztlichen Dienst aber Atteste oder Vergünstigungen erwarten. Entspricht der Anstaltsarzt diesen Wünschen nicht, wird er häufig mit Beschwerden oder Strafanzeigen „bombardiert". Da in diesen Beschwerden nicht selten Beleidigungen, Unterstellungen und Unwahrheiten vorgebracht werden, fällt es dem „emotional gebeutelten" Anstaltsarzt häufig schwer, objektiv und gelassen auf diese Beschwerde zu reagieren. Von Vorteil ist in solchen Fällen eine umfangreiche Dokumentation in der Gesundheitsakte, auf die der Arzt verweisen kann.

Es empfiehlt sich deshalb, Gefangene, die als beschwerdefreudig bekannt sind, auch bei fehlenden Krankheitszeichen eingehend zu untersuchen und den Befund entsprechend eingehend zu dokumentieren. Bittet man diese Gefangenen im Anschluss an die Untersuchung noch einmal Platz zu nehmen und dokumentiert in ihrem Beisein das Untersuchungsergebnis in der Gesundheitsakte, so hat diese Vorgehensweise in der Regel eine hervorragende „beschwerdeprophylaktische" Wirkung. Zwar verlängert sich dadurch die Sprechstunde, verkürzt aber um ein Vielfaches die Zeit, die viele Anstaltsärzte für Stellungnahmen zu Beschwerden, Eingaben und Strafanzeigen später aufwenden müssen.

3.3.7 Aus der Praxis

Fallbeispiel

Wegen einer vermeintlichen Körperverletzung seines Mandanten hatte ein Rechtsanwalt eine Strafanzeige erstattet. Die Anzeige richtete sich gegen den Anstaltsarzt, weil dieser den Gefangenen nach einem Anfall nicht behandelt habe. Zusätzlich hatte der Rechtsanwalt die Medizinische Fachaufsicht um Überprüfung des Vorbringens gebeten. Ggf. sollte ein Disziplinarverfahren eingeleitet werden. Das Schreiben war deshalb gleichzeitig als Dienstaufsichtsbeschwerde zu werten.

Der Fall wurde im Rahmen einer Inspektion vor Ort überprüft. Obwohl der Gefangene ein neurologischer Patient war (rollstuhlabhängige Paraplegie nach Verkehrsunfall, zusätzlich Verdacht auf Polyneuropathie), lag kein neurologischer Befund vor. Zwar war der behandelnde Arzt der Ansicht, dass der Gefangene nicht an einer Epilepsie leide, hatte sich aber nicht um eine diagnostische Abklärung bemüht. Wegen der unklaren diagnostischen Einschätzung (keine psychiatrisch-neurologische Dokumentation) wurde der Gefangene von der Fachaufsicht auf der Abteilung exploriert.

Dabei ergab sich Folgendes (Zitat aus dem Explorationsergebnis):

„Der …Gefangene ist seit einem Autounfall gelähmt. Es handelt sich um eine periphere Lähmung, keine zerebralen Störungen. Jahre später habe er einen epileptischen Anfall gehabt. Er sei deshalb als Notfall in die Klinik eingewiesen worden. Dort habe man ihn mit Diazepam behandelt. Auf Nachbefragung ergibt sich, dass die Behandlung ambulant erfolgt sei. Ein EEG sei nicht veranlasst worden. Herr G. wurde auch nicht auf ein

Antiepileptikum eingestellt, stattdessen wird er seit geraumer Zeit mit einem Benzodiazepin kontinuierlich behandelt. Es ist nicht zu klären, wer diese Medikation veranlasst hat. Die Anfallsschilderung lässt am ehesten an eine Hyperventilationstetanie denken. Entsprechend wurde auch zumindest einer der Anfälle in der Anstalt behandelt. Dem Gefangenen wurde im Gespräch angedeutet, dass mit großer Wahrscheinlichkeit keine Epilepsie vorläge. Eine Abklärung würde veranlasst. Die Medikation mit Diazepam sei nicht indiziert."

Bei der Überprüfung des Vorbringens zeigte sich, dass zwar das Vorbringen selbst unbegründet war (angebliche Verweigerung der Behandlung eines epileptischen Anfalls), dass aber die medizinische Versorgung des Gefangenen insgesamt zu beanstanden war. Der Anstaltsarzt wurde deshalb angewiesen, einen eingehenden neurologischen Befund zu erheben, einschließlich einer ergänzenden apparativen Diagnostik. Zudem wurde eine Kontrollinspektion vereinbart.

An den Rechtsanwalt erfolgte folgendes Schreiben:

Brief an Rechtsanwalt

„Betr.: Medizinische Versorgung im Justizvollzug
Bezug: Schreiben vom ...
Sehr geehrter Herr Rechtsanwalt,
bei der Überprüfung Ihres Vorbringens konnte ich feststellen, dass Herr .... durchgehend seine verordnete Medikation erhält. Die Befürchtung, bei weiteren Anfällen die Medikamente entzogen zu bekommen, ist unbegründet.
Bei der Überprüfung konnte ich zudem feststellen, dass die Verdachtsdiagnose einer Epilepsie nie klinisch abgeklärt wurde. Die Anfallsschilderung ist eher untypisch für eine Epilepsie. Zudem wurde Herr ... offensichtlich nicht auf ein typisches Antiepileptikum eingestellt, sondern erhält seit geraumer Zeit eine Dauermedikation mit Tranquilizern. Ich habe deshalb eine EEG-Kontrolle angeregt.
Was den Vorwurf der unterlassenen Hilfeleistung von Herrn Dr. ... anbelangt, so ist das Verhalten von Dr. ... aus fachlicher Sicht nicht zu beanstanden. Nach einem erfolgten epileptischen Anfall bringt die Verabreichung eines Tranquilizers keinen zusätzlichen Nutzen. Eine Medikation ist nur dann erforderlich, wenn der Anfall kontinuierlich fortbesteht und ein Status epilepticus droht. Ein solches Ereignis lag nicht vor...
Ich habe deshalb auch keine disziplinarrechtlichen Maßnahmen angeregt.
Mit freundlichen Grüßen"

▪ Problemerörterung

Nicht selten finden sich bei der Überprüfung von Eingaben und Beschwerden Beanstandungen, die nicht unmittelbar mit dem Vorbringen zusammenhängen. Diese Beanstandungen werden dann auch nicht im Bescheid an den Beschwerdeführer erwähnt. Der Bescheid bezieht sich nur auf das Vorbringen. Gleichwohl ist es natürlich Aufgabe der Fachaufsicht darauf zu achten, dass diese Beanstandungen umgehend behoben werden.

Fallbeispiel: Einsicht in die Gesundheitsakte

In einem Schreiben an die Justizvollzugsanstalt beantragte ein Rechtsanwalt die Einsicht in die Gesundheitsakte seines Mandanten. Dazu sollte ihm eine Kopie der gesamten Akte vorgelegt werden. Zudem sollte die Vollständigkeit der kopierten Akte schriftlich bestätigt werden. Zur Begründung der Rechtmäßigkeit seines Antrags verwies er auf Entscheidungen des Bundesgerichtshofs und des Oberlandesgerichts Köln.

Die zitierten Entscheidungen beschäftigten sich mit der Einsicht in Krankenunterlagen im Rahmen eines privatrechtlichen Arzt-Patienten-Verhältnisses. Das Verhältnis zwischen Gefangenen und anstaltsärztlichen Dienst ist aber öffentlich-rechtlicher Natur. Das Recht zur Einsicht in die Gesundheitsakte ergibt sich aus § 198 NJVollzG bzw. § 185 StVollzG.

§ 198 NJVollzG – Auskunft an die Betroffenen, Akteneinsicht:

» Die Betroffenen erhalten nach Maßgabe des § 16 NDSG Auskunft und, soweit eine Auskunft für die Wahrnehmung ihrer rechtlichen Interessen nicht ausreicht und sie hierfür auf die Einsichtnahme angewiesen sind, Akteneinsicht.

Im Wesentlichen entspricht die niedersächsische Regelung dem Strafvollzugsgesetz.

§ 185 StVollzG:

» Der Betroffene erhält nach Maßgabe des § 19 des Bundesdatenschutzgesetzes Auskunft und, soweit eine Auskunft für die Wahrnehmung seiner rechtlichen Interessen nicht ausreicht und er hierfür auf die Einsichtnahme angewiesen ist, Akteneinsicht.
An die Stelle des Bundesbeauftragten für den Datenschutz in § 19 Abs. 5 und 6 des Bundesdatenschutzgesetzes tritt der Landesbeauftragte für den Datenschutz, an die Stelle der obersten Bundesbehörde tritt die entsprechende Landesbehörde.

Demnach kann ein Gefangener Auskunft zu seiner Behandlung – oder unterlassenen Behandlung – verlangen. Erscheint diese Auskunft nicht ausreichend, ist ihm eine Akteneinsicht zu gewähren. Diese Akteneinsicht beschränkt sich aber auf die beanstandete Behandlung. Entsprechend wurde der Rechtsanwalt gebeten, sein Anliegen zu konkretisieren, damit ihm eine spezifische Auskunft erteilt werden könnte. Sollte diese Auskunft nicht erschöpfend sein, würde ihm ein Einblick in die relevanten Teile der Dokumentation gewährt. Der Hinweis auf das Grundrecht auf informationelle Selbstbestimmung sei für die Vorlage der gesamten Gesundheitsakte nicht ausreichend.

- **Problemerörterung**

Der Wunsch, die gesamte Gesundheitsakte einzusehen, ohne dazu spezifische Beschwerden vorzubringen, ist leider gar nicht so selten anzutreffen. In der Regel handelt es sich um unzufriedene Gefangene, nicht selten auch mit querulatorischer Neigung, die auf der Suche nach Gründen sind, über die sie sich beschweren können. Der Gefangene – oder sein Anwalt – hofft dabei in den Akten etwas „Passendes" zu finden. Ein solches Verhalten stört zwangsläufig das Arzt-Patienten-Verhältnis. Es sollte deshalb durch ein gezieltes Nachfragen zu den Beschwerden des Patienten umgangen werden.

Stellt ein Gefangener eine Strafanzeige, so werden die betroffenen Ärzte von der Staatsanwaltschaft zu einer Stellungnahme aufgefordert. Mit staatsanwaltschaftlichen Ermittlungen werden Ärzte in Kliniken und Praxen extrem selten konfrontiert. Entsprechend irritierend, nicht selten auch ängstigend, ist es, wenn ein Arzt erstmals erfährt, dass die Staatsanwaltschaft gegen ihn ermittelt. Da Angst eine schlechte Ratgeberin ist, ist es wichtig, in solchen Situationen nicht allein gelassen zu werden. In der Regel wird man einen Rechtsanwalt beratend hinzuziehen. Aber auch die Fachaufsicht kann dem Anstaltsarzt hilfreich zur Seite stehen, insbesondere dann, wenn die Strafanzeige unbegründet ist. Da sich Gefangene – oder ihre Rechtsanwälte – in der Regel nicht mit einer Strafanzeige begnügen, sondern sich gleichzeitig auch mit Anträgen an den Petitionsausschuss und mit Dienstaufsichtsbeschwerden an das Ministerium wenden, erfolgt ohnehin fast bei jeder Strafanzeige, parallel zu den staatsanwaltschaftlichen Ermittlungen, eine Überprüfung durch die Fachaufsicht. Es gehört deshalb mit zu den Aufgaben einer Fachaufsicht, beratend zur Verfügung zu stehen.

Nachfolgend wird anhand eines Originalvorgangs dargelegt, wie solch ein Prüfungsbericht durch die Fachaufsicht aussieht:

Fallbeispiel: Prüfungsbericht

1. „Originalvorgang

Zum Vorgang siehe Schreiben der Rechtsanwältin vom … mit Strafantrag des Gefangenen P. gegen die Anstaltsärzte. Die Eingabe, Dienstaufsichtsbeschwerde, Strafanzeige und die ärztlichen Unterlagen liegen der medizinischen Fachaufsicht zur Überprüfung vor. Die medizinische Bewertung soll der Justizvollzugsanstalt, der Staatsanwaltschaft und der Rechtsanwältin zugeleitet werden. Dem Gefangen soll ebenfalls ein Bescheid zu seiner Eingabe erteilt werden.

2. Schreiben:

Frau Rechtsanwältin …
Betr.: Medizinische Versorgung im Justizvollzug
hier: Eingaben und Strafanzeige des Inhaftierten P, geb.: …
Bezug: Schreiben an die Justizvollzugsanstalt … vom … und Strafanzeige vom …
Sehr geehrte Frau Rechtsanwältin,
die Anstaltsärztin Fr. Dr. …, bat um eine Überprüfung der medizinischen Versorgung des Herrn P. durch die Fachaufsicht des Justizministeriums. Sie bat gleichzeitig darum, Ihnen das Ergebnis dieser Überprüfung mitzuteilen. Ich habe deshalb meinen Prüfungsbericht diesem Schreiben beigefügt.
Mit freundlichen Grüßen,

3. Schreiben:

Justizvollzugsanstalt …
nachrichtlich:
Frau Dr.…
Betr.: Medizinische Versorgung im Justizvollzug
Bezug: Strafanzeige der Rechtsanwältin des Gefangenen P. und Eingabe des Gefangenen vom …

In der Anlage übersende ich meinen Prüfungsbericht zur medizinischen Versorgung des Gefangenen P. mit der Bitte um Kenntnisnahme. Ich bitte diesen Bericht auch der Staatsanwaltschaft zur Kenntnisnahme zuzuleiten.
Sofern der Gefangene weiterhin eine Vorstellung bei einem Dermatologen seiner Wahl wünscht, bitte ich zu prüfen, ob ihm dies – unter der Voraussetzung, dass er für diese Behandlungskosten selbst aufkommt – genehmigt werden kann.

4. Schreiben:
Herrn P.
Justizvollzugsanstalt …
Betr.: Medizinische Versorgung im Justizvollzug
Bezug: Eingabe vom …
Sehr geehrter Herr P.,
ich habe Ihre medizinische Versorgung in der Justizvollzugsanstalt … überprüft. Dabei konnte ich feststellen, dass sich die Anstaltsärztin Frau Dr. … sehr intensiv um Ihre Behandlung bemüht. U. a. wurden sehr engmaschige hautärztliche Vorstellungen veranlasst. Die fachärztlichen Empfehlungen wurden durchgehend angemessen umgesetzt. Dass trotz dieser intensiven Behandlung keine gravierende Besserung erzielt werden konnte, liegt nicht am Unvermögen der Fachärzte, sondern an der Art Ihrer Erkrankung.
Ich würde es begrüßen, wenn Sie die fachärztlichen Behandlungsempfehlungen vertrauensvoll annehmen könnten, zumal ein solches Vertrauen erfahrungsgemäß einen positiven Einfluss auf die Erkrankung hat.
Mit freundlichen Grüßen,

5. Ärztlicher Prüfungsbericht
Betr.: Medizinische Versorgung im Justizvollzug
hier: Herr P., geb.: …
Frau Dr. … bat um eine Überprüfung der medizinischen Versorgung des Herrn P. durch die Fachaufsicht. Vorgelegt wurde die medizinische Behandlungsdokumentation in der Justizvollzugsanstalt …, der Abschlussbericht des Justizvollzugskrankenhauses über die stationäre Behandlung vom … bis …, Kopien der Anträge des Gefangenen und das Schreiben einschließlich der Strafanzeige seiner Rechtsanwältin. Parallel dazu wandte sich Herr P. mit Eingabe vom …ebenfalls an das Justizministerium und beschwerte sich über eine mangelhafte medizinische Versorgung.
Vorbringen:
Mit Schreiben vom … wandte sich die Rechtsanwältin des Herrn P. an die Anstalt und berichtete, dass ihr Mandant an einer Hauterkrankung leide, die nicht angemessen behandelt würde. Ihr Mandant befürchte sich mit HI- und Hepatitis-Viren zu infizieren.
Am … stellte die Rechtsanwältin … im Auftrag ihres Mandanten, Herrn P., einen Strafantrag gegen die behandelnden Ärzte wegen des Verdachtes der Körperverletzung.
Mit Antrag vom … erklärte Herr P., dass er eine Behandlung durch den bisherigen Hautarzt ablehne und stattdessen von einem anderen Hautarzt behandelt werden wolle. Er beschwerte sich darüber, dass die Anstaltsärztin die gewünschte Behandlung verweigere.

3

Mit Antrag vom … forderte Herr P. die Anstaltsärztin zu einer Stellungnahme auf: ‚Bitte um Stellungnahme warum kein Termin bei Facharzt erteilt, der nicht S. heißt. Hilfsweise verweise ich auf StVollzG §58 VV 1,3,4 und § 59, 61 StVollzG.'
Mit Eingabe vom … wandte sich Herr P. an das Justizministerium und beschwerte sich über eine mangelhafte medizinische Versorgung. Der Hautarzt Dr. S. sei unfähig und könne nicht zwischen einer Neurodermitis und Pilzerkrankung des Nagelbetts unterscheiden.

Medizinischer Sachverhalt:
Bereits bei der Zugangsuntersuchung in der Justizvollzugsanstalt … am … wurde eine Hauterkrankung mit entzündlichen Arealen festgestellt.
In einem angeforderten Befundbericht vom … wurde diese Hauerkrankung erwähnt: ‚Daneben bestehen bei ihm mehrere 2×2 cm große Geschwüre an beiden Unterschenkeln.'
Nach Verlegung in die Justizvollzugsanstalt … wurden dort bei der Zugangsuntersuchung ‚offene Stellen an beiden Beinen' festgestellt. Der Verlaufsdokumentation vom … in der Justizvollzugsanstalt … ist folgendes zu entnehmen: ‚Der Gefangene lehnt hier trotz Aufklärung durch Fr. F. die Vorstellung ab. Da trotz zweimaliger Vorstellung beim Hautarzt und 1mal Vorstellung bei Dr. L. die Beschwerden fortbestehen ist eine stationäre Abklärung ….sinnvoll.'
Es erfolgte daraufhin die Verlegung in das Justizvollzugskrankenhaus. Dem ärztlichen Abschlussbericht des Justizvollzugskrankenhauses vom … ist zu entnehmen, dass sich Herr P. dort vom … bis … in stationärer Behandlung wegen einer Neurodermitis befand. Diese Neurodermitis hatte zu ausgeprägten eitrigen Entzündungen im Bereich der Unterschenkel geführt. Herrn P. berichtete, dass er seit ca. 9 Jahren wiederholt wegen ähnlicher Entzündungen in dermatologischer Behandlung gewesen sei. Als Begleitbefund wurde im Justizvollzugskrankenhaus eine Deformität des 3. Fingernagels rechts festgestellt. Der Fingernagel wurde chirurgisch entfernt, die Hauterkrankung konservativ behandelt. Bei der Entlassung wurde eine Weiterbehandlung mit neutraler Hautcreme (pH5-Eucerin) und einem Antibiotikum (Minocyclin) empfohlen.
Nach Rückverlegung in die Justizvollzugsanstalt … erfolgte die Fortsetzung einer konservativen Behandlung der Hauterkrankung (Behandlungen am 16.01., 21.01., 23.01., 30.01., 02.02., 11.02., 12.02., 18.02., 24.02., 26.02., 03.03.).
Nach Verlegung in die Justizvollzugsanstalt … wurde die konservative Behandlung fortgesetzt. Es erfolgten zudem regelmäßige Vorstellungen beim Konsiliararzt Dr. S. In den Befundberichten vom 13.08., 24.08., 07.09. wurde von Herrn Dr. S. als Diagnose eine Neurodermitis festgestellt. Der Verlaufsdokumentation in der Justizvollzugsanstalt … ist eine angemessene Behandlung zu entnehmen.
In seiner Stellungnahme vom … äußerte sich Herr Dr. S. wie folgt: ‚Herr P. wurde von mir fachärztlich wegen einer erblichen Hautkrankheit behandelt. Über Probleme, die mit der Krankheit in Zusammenhang stehen, wurde der Patient ausführlich informiert.'

Ärztliche Bewertung:
Die seit Jahren bestehende chronische Hautkrankheit (Neurodermitis) lässt sich nur begrenzt beeinflussen. Zwangsläufig kann deshalb dem Wunsch des Herrn P. auf eine Beseitigung der Symptome nicht entsprochen werden. Dies ist aber auf den Charakter dieser Erkrankung und nicht auf die Unfähigkeit der Ärzte zurückzuführen. Die Behandlung in der Justizvollzugsanstalt erfolgte durchgehend angemessen und unter Beteiligung mehrerer Konsiliarärzte. Die fachärztlichen Empfehlungen wurden gewissenhaft umgesetzt. Aus der Dokumentation ergibt sich durchgehend eine beanstandungsfreie medizinische Versorgung des Herrn P. Das Vorbringen ist aus fachlicher Sicht unbegründet."

■ **Problemerörterung**

Der Wunsch nach freier Arztwahl findet sich häufig in den Anträgen Gefangener. Meist wird darauf hingewiesen, dass die hinzugezogenen Konsiliarärzte unfähig seien und dass man dringend einem renommierten Facharzt (nicht selten einem Ordinarius einer renommierten Universität) vorgestellt werden müsste. Sofern die Behandlung nicht zu beanstanden ist, besteht keine Notwendigkeit diesem Wunsch zu entsprechen.

Die gesundheitliche Betreuung der Gefangenen erfolgt im Primärarztsystem. Demnach liegt die Behandlung in der ausschließlichen Zuständigkeit und Verantwortlichkeit des Anstaltsarztes. Bei der Behandlung ist der Anstaltsarzt dem Grundsatz verpflichtet, dass die Krankenbehandlung ausreichend und zweckmäßig sein muss und dass sie aus Gründen der Wirtschaftlichkeit das Maß des Notwendigen nicht überschreiten darf. Zudem ist die Behandlung möglichst intramural mit den Mitteln des Vollzuges zu leisten. Sofern im Einzelfall erforderlich und medizinisch indiziert, kann der Anstaltsarzt Konsiliarärzte beratend hinzuziehen. Dabei hat der Gefangene keinen Anspruch auf einen Konsiliararzt seiner Wahl. Durch die Hinzuziehung eines Konsiliararztes wird der Anstaltsarzt nicht von seiner Behandlungsverantwortung entbunden. Er ist grundsätzlich gehalten, die therapeutischen Empfehlungen des Konsiliararztes, in Hinblick auf den Gesamtbehandlungsplan, zu prüfen und ggf. zu modifizieren. Im Rahmen seiner Therapiefreiheit muss der Arzt folglich selbstständig entscheiden, wie er mit den fachärztlichen Empfehlungen umgeht.

Obwohl der Gefangene keine freie Arztwahl hat, kann ihm – sofern der Aufwand nicht zu groß ist – auf eigene Kosten die gewünschte Arztvorstellung gewährt werden.

3.4 Drohungen und Gewalt

Das Thema „Gewalt" ist im Gefängnis ständig präsent. Jede Anstalt verfügt über ein ausgefeiltes Sicherheitskonzept. Zudem werden in den Anstalten eigens Fachkräfte benannt (Sicherheitsinspektoren), die kontinuierlich darauf zu achten haben, dass es zu keinen Sicherheitsrisiken kommt. Gegen mögliche gewalttätige Auseinandersetzungen wird somit relativ viel unternommen. Dennoch kommen, insbesondere im Jugendvollzug, körperliche Auseinandersetzungen zwischen Gefangenen recht häufig vor. Bediensteten werden dagegen eher selten angegriffen. Bedienstete werden aber durchaus nicht selten bedroht. Und selbstverständlich werden auch Gefangene häufig von Mitgefangenen bedroht. Drohungen sind ein wesentlicher Bestandteil der Gewaltproblematik im Justizvollzug. Dies gerät gelegentlich aus dem Blickfeld, obwohl Drohungen durchaus gravierende Auswirkungen haben können. Zudem beeinflussen Drohungen das Klima in einer Anstalt. Dieser Abschnitt lenkt deshalb den Fokus auf die wenig beachtete Thematik „Bedrohungen".

3.4.1 Zur Einstimmung: Über Macht und Gewalt, Vertrauen und Angst, Ohnmacht und Verständnis

Am Ende des Urlaubs tauchen aus den hinteren Winkeln der Traumschmiede bedrohliche Bilder auf. Ich steige durch steinerne Treppenhäuser und lande in verwinkelten Fluren. Gitter werden aufgemacht und wieder zugeschlossen und plötzlich bin ich allein – inmitten mir unbekannter, gefährlicher Männer. Weit und breit kein Vollzugsbeamter, keine Möglichkeit Alarm zu schlagen, Ungewissheit, was gleich passieren wird, Angst!

Wie gesagt, am Ende des Urlaubs tauchen die bedrohlichen Szenarien auf, wenn die räumliche und zeitliche Entfernung vom Arbeitsplatz „Knast" die Schutzhaut haben dünner werden lassen, während die vorausschauende Seele sich schon wieder im Arbeitsleben einzurichten beginnt.

Wenn ich gefragt werde, ob ich nicht Angst habe bei der Arbeit, antworte ich meist mit einem bedächtigen: „Ach, nein – eigentlich nicht. Ich weiß ja, mit wem ich es zu tun habe und bin meist zu zweit. Nachtdienst draußen im Krankenhaus auf der chirurgischen Abteilung, wenn die Betrunkenen kommen nach einer Prügelei und beim Nähen der Platzwunden assistiert eine zierliche Krankenschwester … oder wenn in der Psychiatrie ein manischer Zwei-Meter-Mann aufzunehmen ist, dann kann es einem schon eher mulmig werden, oder?"

Das stimmt natürlich – sonst würde ich diese Beispiele ja auch nicht nennen – aber die Urlaubsendalpträume kenne ich nur aus meiner Knastzeit. Aller psychischen Rationalisierung zum Trotz wirkt die vielgestalte Dauerpräsenz latenter Gewalt nachhaltig. Sie begegnet mir täglich mit jedem Gefangenen, weil ich seine Strafakte kenne, weil Gefangene mich mit Worten oder durch Strafanzeigen bedroht haben, weil sie von den seelischen und körperlichen Verletzungen berichtet haben, die ihnen selbst angetan wurden… oder, die ihnen – wegen ihrer aktuellen Drogenschulden – beim nächsten Duschgang drohen.

Weil jede verschlossene Tür, jede Kamera, jedes Fenstergitter Ausdruck der Staatsgewalt ist, die den Ausbruch krimineller Gewalt in Schach halten soll. Der Gang, die Geste, das Wort, der Augenblick: verunsichernd, verfolgend, bedrohlich, da kann einer (und einem) schon angst und bange werden. Weiche Knie hindern aber den resoluten, selbstbewussten Auftritt, und so steht das Gefühl der Angst unter Tabu. Vielleicht bei den Schlüsselträgern noch mehr als bei den Gefangenen. Wer Angst hat, wird für die Arbeit im Justizvollzug als nicht geeignet angesehen. Natürlich nicht. Wer Angst vor Hunden hat, sollte auch nicht Hundetrainer werden. Eine spontane, politisch völlig inkorrekte Analogie – aber jetzt, wo sie da so steht, soll sie bleiben.

Wer Hunde trainiert, hat ein Herz für Hunde. Wer verzogene Hunde trainiert, mag Hunde und könnte am ehesten die Herrchen schütteln. Und trotzdem ist es berechtigt und klug, vor aggressiven, unberechenbaren Hunden Angst zu haben – „Respekt zu haben!" meint ja nichts anderes – und besser Vorsicht walten zu lassen.

Ein Herz für Straftäter – ist oder wäre das eine Voraussetzung für die Arbeit im Vollzug? Ja, von ganzem Herzen ja, aber das ist eine heikle Sache, egal aus welcher Perspektive man es betrachtet. Zurück in den verschlungenen Hierarchien des Justizvollzuges fällt es von Jahr zu Jahr schwerer, die „Bällchenwerfer" von den „Apportierern" klar zu unterscheiden. So polemisch dieses Bild erscheint, so sehr ist es doch nur Ausdruck der Erkenntnis alles Menschlichen. Der Gefangene ist nun einmal nicht Hund, sondern gleichermaßen Mensch, wie der Mitarbeiter des Allgemeinen Vollzugsdienstes oder der Ministerialrat der Aufsichtsbehörde.

Wir haben alle das Zeug zum sozialen Rudel und zum reißenden Wolf. Das entspricht unserer Lebenserfahrung, mal als Handelnde, mal als Erleidende. Gefahr droht aus allen Richtungen. Wem kann ich vertrauen? Wen nenne ich Feind? Wen nenne ich Freund? Wer eben noch guter Kollege war, wird jetzt zum intriganten Mitbewerber um die Beförderungsstelle und der Häftling hilft ungefragt bei der Versorgung eines verletzten Beamten. So verbeißen wir uns immer wieder in Rangeleien unter Gleichen, die gelassene Position des Überlegenen vergessend, die uns die Gefängnishierarchie gewähren könnte.

„The winner takes it all." Gewalt schafft Macht. Macht sichert Erfolg. Erfolg hat Recht. Das ist der Abgrund, der jeden Tag droht und der auszuhalten ist. Das Gesetz der Raubtiere gilt – dort wie hier, damals, jetzt und wohl auch in alle Zukunft. Zivilisatorische Schranken, Insignien der Macht, wie Uniform und Schlüssel, Hausordnungen, Erlasse, Beschwerdewesen, Vorgesetzte und Organigramme setzen Struktur, die ordnet, bewertet und Halt gibt. Und doch kann keine Struktur, wie klar und erprobt sie auch sei, den Ausbruch der Gewalt aus den gesetzten Grenzen verhindern.

3.4.2 Gewalttaten

Im Wesentlichen betrifft das Thema „Gewalttaten" die Gefangenen und nicht die Bediensteten. Aus den Jahresstatistiken des niedersächsischen Justizvollzugs ergibt sich z. B., dass es bei einer jährlichen Durchschnittsbelegung von annähernd 6.500 Gefangenen zu ca. 15 tätlichen Angriffen auf Bedienstete kommt. Im gleichen Zeitraum werden durchschnittlich 200–250 Auseinandersetzungen zwischen Gefangenen dokumentiert, wobei man wegen der hohen Dunkelziffer sicher von einer deutlich höheren Anzahl ausgehen kann.

Gar nicht so selten erscheinen Gefangene mit deutlichen Verletzungszeichen in der Sprechstunde. Nach den Umständen befragt, die zu diesen Verletzungen geführt haben, erfährt man dann, dass sich die Gefangenen diese Verletzungen beim Duschen oder durch sonstige unglückliche Umstände zugezogen haben. Diese Erklärungsmuster findet man besonders häufig im Jugendvollzug. Es ist in der Regel die Angst, die die jugendlichen Gefangenen davon abhält, die wirklichen Umstände preiszugeben. Je ausgeprägter die Subkultur in einer Anstalt ist, desto geringer ist die Bereitschaft wahrheitsgemäße Angaben zu den Verletzungen zu geben.

Grundsätzlich erfasst die Statistik zu den Gewaltanwendungen auch Selbstverletzungen und Suizide. Tatsächlich sind Selbstverletzungen im Gefängnis nicht selten eine Reaktion auf Bedrohungen. Insofern ist die Einbeziehung in eine gemeinsame Statistik durchaus nicht abwegig. Selbstverletzungen und Suizide werden ausführlich in ► Kap. 4 behandelt. Hier sei nur erwähnt, dass sich im niedersächsischen Justizvollzug jährlich ca. 40–80 Gefangene selbst verletzen und 3–8 einen Suizid begehen.

3.4.3 Bedrohungen

Bedrohungen werden in der Statistik zu den Gewalttaten nicht erfasst, dabei sind gerade sie es, mit denen es der medizinische Dienst oft zu tun hat. In der Regel beschränken sich diese Bedrohungen auf einen kurzen Zeitraum und sind eher Ausdruck eines Affektes als einer geplanten Maßnahme. Gelegentlich können sie aber auch Mitarbeiter über einen längeren Zeitraum verfolgen und beeinträchtigen.

Wie sich psychische Gewalt in Form einer ständigen Bedrohung auf die Lebensqualität auswirken kann, zeigt das nachfolgende Fallbeispiel:

Fallbeispiel

Ein Gefangener hatte der Anstaltsärztin mit Anzeigen, Beschwerden und Anträgen so zugesetzt, dass sie schließlich gekündigt hatte. Sicher war dies nicht der einzige Grund, der zur Kündigung geführt hatte, es war aber der berühmte Tropfen, der das Fass zum Überlaufen gebracht hatte.

Kurz nach ihrer Kündigung schrieb die Ärztin folgenden Brief an die Fachaufsicht:

Brief an die Fachaufsicht

„Sehr geehrter Herr Dr. …,

leider muss ich mich erneut wegen des Inhaftierten B. an Sie wenden. Obwohl ich seit dem 1. Januar dieses Jahres nicht mehr für die Justiz tätig bin, werde ich weiterhin von Herrn B. beschäftigt.

Mit Schreiben des Landgerichtes Hannover vom … (zugestellt am …) bin ich zu einer Stellungnahme zu einem Antrag von Herrn B. auf Prozesskostenhilfe aufgefordert worden. Das Gericht hat mir eine Frist von drei Wochen eingeräumt. Herr B. hat das Anliegen, soweit ich verstehe, einen Schadensersatzanspruch von € 6.000 gegen mich durchzusetzen. Ich gehe davon aus, dass Sie mich auch weiterhin bei der Abwehr unsinniger, absurder und abwegiger Anliegen des Inhaftierten unterstützen werden. Darüber hinaus sind die Ausführungen von Herrn B. teilweise auch beleidigend und ehrabschneidend. Auf den Inhalt gehe ich im Detail nicht ein, da die Vorgänge Ihnen bekannt sind, da von mir sämtliche Vorgänge an Sie weitergeleitet worden sind…

Außerdem bin ich in Sorge um die Sicherheit und Unversehrtheit meiner Familie. Herrn B. oder seinen Anwälten ist es leider gelungen meine Privatadresse ausfindig zu machen. So erhielt ich Anfang Januar d. J. einen Brief von ihm aus der Justizvollzugsanstalt. Diesen Brief habe ich bislang nicht geöffnet. Letzte Woche hat Herr B. dann bei mir zu Hause angerufen. Da niemand anwesend war, sprach er auf den Anrufbeantworter, der dann von meinem 12-jährigen Sohn abgehört wurde. Auf dem Anrufbeantworter war der Satz von Herrn B. gesprochen zu hören: „Stephanie, ich liebe dich." Sie werden nachvollziehen können, dass dieser Satz bei meinem Sohn mehr als eine simple Irritation auslöste ... Ich benötige dringend Ihre Unterstützung. Deshalb hoffe ich sehr darauf, dass Sie kurzfristig mit mir Kontakt aufnehmen. Bis dahin verbleibe ich
Ihre ..."

In ihrem Schreiben erkundigte sich die Ärztin, ob sie als Privatperson reagieren müsste oder ob sie trotz ihres Ausscheidens aus dem Justizvollzug weiterhin wie eine Mitarbeiterin behandelt werden würde. Angesprochen wurde auch die Frage der Staatshaftung. Das Schreiben ließ erkennen, wie sehr ein solcher Vorgang in die Privatsphäre einwirken kann. So etwas ist natürlich besonders ärgerlich, wenn man den Justizvollzug mit der Vorstellung verlassen hat, in der Zukunft nicht weiter belästigt zu werden. Selbstverständlich ist diese Problematik so zu behandeln, als wäre die ehemalige Ärztin weiterhin eine aktive Mitarbeiterin des Justizvollzuges. Die Vorwürfe beziehen sich auf geklagte Behandlungsfehler, die sich angeblich während der aktiven Dienstzeit der Ärztin ereignet haben sollen. Dass die Ärztin unentgeltliche Stellungnahmen abgeben muss und durch diese Problematik auch in ihrem Privatleben sicher gravierend beeinträchtigt sein dürfte, wird sich leider auch mit Hilfe der Fachaufsicht nicht vermeiden lassen. Eine Entschädigung für diese Ärgernisse gibt es leider auch nicht.

Wie der Umgang mit Drohungen gegenüber Mitarbeitern des Justizvollzuges nicht aussehen sollte, zeigt folgendes Beispiel:

Fallbeispiel

Nachdem sich ein Gefangener in der ärztlichen Sprechstunde wegen heftiger Rückenschmerzen vorstellt und darum bittet, von der Arbeit befreit zu werden, bescheinigt der Anstaltsarzt die Arbeitsunfähigkeit wegen einer akuten Lumbago. Gleichzeitig weist er darauf hin, dass sich der Gefangene schonen müsse und nicht am Sport teilnehmen könne. Bereits am gleichen Nachmittag möchte der Häftling aber wieder Fußball spielen. Mit Hinweis auf das ärztliche Attest wird ihm dies verwehrt. Daraufhin reagiert der Gefangene ungehalten, so dass die Stationsbedienstete folgenden Vermerk an die Anstalt und den Sicherheitsdienstleiter schickt:

„Ich habe ... ein Gespräch mit dem Gefangenen N. geführt. In diesem teilte er der Unterzeichnerin mit, eine Sportsperre durch den Anstaltsarzt erhalten zu haben. Er bat mich, mit Herrn Dr. H. über die Thematik zu sprechen. Ich kam dieser Bitte nach. Der Anstaltsarzt erklärte, die Sportsperre nicht aufheben zu werden. Ich informierte den

Gefangenen … gegen 14.45 Uhr. Herr N. zeigte sich vollkommen uneinsichtig und reagierte aufbrausend. Ferner drohte er: „Morgen gehe ich zur Sprechstunde, dann hau ich dem Schweinehund kräftig eine in die Fresse." Später äußerte er: „Man sieht sich immer zwei Mal im Leben. Das wird er schon sehen.""

Nach dieser Meldung wurde der Sicherheitsdienstleiter tätig. Es erfolgte eine Anhörung des Gefangenen und im Anschluss daran eine Mitteilung an den Anstaltsarzt und alle mit dem Fall betrauten Mitarbeiter der Justizvollzugsanstalt.

„Dem Gef. wurde aufgezeigt, dass der Arzt lediglich Empfehlungen trifft, aber die Maßnahmen von Herrn K. und mir angeordnet werden, so dass sich sein Groll gegen uns zu richten hat. Der Gef. distanzierte sich von Gewalttätigkeiten, fühlt sich aber ungerecht vom Arzt behandelt. Diesbezüglich haben Herr K. und ich dem Gef. aufgezeigt, dass wir nicht die Vorgesetzten vom Arzt sind und wir folglich nicht die richtigen Ansprechpartner sind. Mithin wurde dem Gef. geraten, eine Beschwerde an die Anstaltsleitung zu richten, damit der Sachverhalt geklärt werden kann. Mithin werden weitergehende Maßnahmen nach Bewertung vom Vollzugsabteilungsleiter und mir als entbehrlich erachtet."

▪ Problembeurteilung

Die Fürsorgepflicht gilt nicht nur gegenüber den Gefangenen, auch die Mitarbeiter des Justizvollzuges sind zu schützen. Vor allem sind sie ernst zu nehmen. Verständlicherweise ist es dem Anstaltsarzt schwer gefallen, sich nach diesem Vermerk ernst genommen zu fühlen. Fast gewinnt man den Eindruck, dass der Arzt nicht geschützt, sondern im Gegenteil, auch noch mit Beschwerden belästigt werden soll. Wie sehr sich dies auf die Arbeitsmotivation auswirkt, kann man sich leicht vorstellen. Führt man sich dann auch noch vor Augen, dass den Anstaltsärzten gar nicht so selten vorgeworfen wird, sie würden die Gefangenen viel zu schnell arbeitsunfähig schreiben, so wird die „double-bind"-Information geradezu lehrbuchartig. Da nämlich fast alle Gefangenen gerne am Sport teilnehmen möchten, an der Arbeit aber eher nicht, wird ein Arzt, der Gefangenen großzügig eine Arbeitsunfähigkeit attestiert, ihnen aber gleichzeitig erlaubt, fleißig Sport zu treiben, sehr schnell eine umfangreiche Sprechstunde mit arbeitsunwilligen Gefangenen vorfinden. Dies wiederum dürfte kaum das Wohlwollen der Anstalt finden.

Fallbeispiel

Ein wegen wiederholter Gewalttaten verurteilter Gefangener hatte sich mit mehreren Schreiben an die Anstaltsleitung gewandt. Die Schreiben waren so formuliert, dass sich die Anstaltsleitung zunehmend bedroht fühlte.
Da bei dem Gefangenen eine gravierende Persönlichkeitsstörung vorlag, hatte man zu Beginn der Inhaftierung versucht, ihn in die Sozialtherapie zu verlegen. Nachdem dieser Verlegungsversuch scheiterte, verblieb der Gefangene im Regelvollzug. Mit der Zeit wirkte er zunehmend bedrohlich, so dass man sich schließlich entschloss, ihn auf die Sicherheitsstation einer anderen Anstalt zu verlegen. Dort wurde eine Betreuung durch den anstaltspsychologischen Dienst versucht. Leider war der Gefangene aber nur sehr begrenzt psychologisch zu erreichen. Schließlich sperrte er sich gegen weitere Gespräche und versuchte stattdessen eine Rückverlegung durch Gerichtsbeschluss zu erwirken.

Der Fall wurde brisant, da der Endstrafenzeitpunkt näher rückte und die Kriminalprognose äußerst skeptisch beurteilt wurde.[1]

Zur Prüfung der therapeutischen Möglichkeiten, einschließlich einer angemessenen Entlassungsvorbereitung, erfolgte schließlich eine Exploration des Gefangenen auf der Sicherheitsstation. Der Sachverhalt soll anhand des Gesprächsvermerks dargestellt werden.

Gesprächsvermerk

„Herrn J. wurde mitgeteilt, dass Anlass für dieses Gespräch sein Verlegungswunsch sei. Im Rahmen des Gespräches solle geprüft werden, wo und mit welchen therapeutischen Mitteln die Entlassungsvorbereitung am angemessensten zu gestalten sei. Das Gespräch fand am … ohne Beisein von Bediensteten statt.

Der Gesprächskontakt war spontan herstellbar. Herr J. teilte mit, dass er wegen seines Verlegungsantrags bereits einen gerichtlichen Antrag gestellt habe. Vom Gericht sei ihm mitgeteilt worden, dass dieser Antrag erst möglich wäre, wenn die Anstalt ihn zuvor abschlägig beschieden hätte. Warum er unbedingt nach … zurückverlegt werden wolle, konnte Herr J. nicht begründen. Er zog sich dabei auf juristische Argumente zurück und verwies darauf, dass er gemäß Vollstreckungsplan dorthin zu verlegen sei.

Darauf angesprochen, wie er die Inhaftierung bisher für sich genutzt habe, zumal aus den Unterlagen zu entnehmen sei, dass er ursprünglich eine Behandlung gewünscht habe, erklärte Herr J., dass er keine Chance zur Therapie gehabt habe. Die Sozialtherapeutischen Einrichtungen hätten die Behandlung mit der Begründung abgelehnt, dass für ihn eine Einzeltherapie erforderlich sei. Die Einzeltherapien bei Frau … und Herrn … hätten nichts gebracht, da der Vollzug ständig interveniert habe. Die Gesprächsinhalte seien in den Vollzug hinausgetragen worden. Auch für seinen gescheiterten Behandlungsversuch in der JVA … machte Herr J. den Vollzug verantwortlich. Auf seine Zukunftsplanung angesprochen erklärte Herr J., dass ihm bewusst sei, dass er von der Sozialhilfe leben müsse. Er habe keine Ausbildung und seinem Ausbildungswunsch sei im Vollzug nicht entsprochen worden, da dazu Lockerungen erforderlich gewesen wären. Wenn er im August aus dem Gefängnis käme, würde er seine Erfahrungen der Presse mitteilen. Die Machenschaften des Vollzuges würden dann einer breiten Öffentlichkeit zugänglich werden.

Dem Versuch, das Gespräch auf eine sinnvolle Lebensplanung zu zentrieren, wich Herr J. mit dem Hinweis aus, dass er ohnehin keine lange Lebenserwartung habe, da er Hepatitis-infiziert sei und somit nicht lange leben werde. Dieser Argumentation wurde mit medizinischer Information begegnet. Es war nicht zu erkennen, ob diese Information angenommen wurde.

Während des gesamten Gespräches zentrierte sich Herr J. auf Schuldzuweisungen gegenüber dem Vollzug und den ihn betreuenden Mitarbeiter/innen. Dokumentierte Sachverhalte kommentierte er damit, dass es sich dabei um

1 Zum damaligen Zeitpunkt gab es noch keine nachträgliche Sicherungsverwahrung; der Gefangene war somit auch bei suspekter Prognose zu entlassen.

3

unzutreffende Darstellungen handle. So habe ihn z. B. der Gutachter Dr. ... gar nicht angemessen exploriert, gleichwohl aber sehr negative Feststellungen getroffen.
Als der Unterzeichner auf den Verlegungswunsch angesprochen darauf hinwies, dass er diese Verlegung nicht empfehlen werde, erklärte Herr J., dass sich dann das Gespräch ohnehin erübrigen würde.
Im Rahmen der Exploration zeigten sich im psychischen Befund keine gravierenden psycho- pathologischen Auffälligkeiten. Das Gespräch verlief geordnet, wobei Herr J. durchgehend inhaltlich auf seine Anliegen zentriert blieb und kaum zur Selbstreflexion zu bewegen war. Direktiven Ansätzen zu diesem Problembereich wich er mit Hinweisen auf die verstrichene Zeit im Justizvollzug aus, bei freier Entfaltungsmöglichkeit zentrierte sich das Gespräch sofort auf die Schuldzuweisung.
Eine Aufhellung seiner Andeutungen in den Schreiben an Bedienstete der Anstalt und an das Justizministerium und eine Exploration bezüglich der Hintergründe zu den Straftaten war somit nicht möglich.
Unter Berücksichtigung der langen Inhaftierungszeit und den damit einhergehenden Hospitalisationseffekten ist die externe Schuldzuweisung auch als ein Instrument zur Selbststabilisierung zu sehen. Durch die Zentrierung auf diese Problembereiche, wird eine Auseinandersetzung mit der eigenen Persönlichkeitsproblematik vermieden. Dadurch waren in der Vergangenheit allen Versuchen eines therapeutischen Zugangs deutliche Grenzen gesetzt. Ein therapeutischer Zugang dürfte in der Zwischenzeit noch schwieriger geworden sein. Er wäre allenfalls im Rahmen einer stationären Behandlung in einem Landeskrankenhaus möglich.
Zu solch einer Behandlung ist aber Herr J. derzeit kaum zu bewegen. Gleichzeitig wird aber deutlich, dass Herr J. auf sich selbst gestellt kaum in der Lage sein wird, ein eigenständiges Leben zu führen, so dass eine Entlassungsvorbereitung in eine psychiatrische Einrichtung zwingend erforderlich erscheint.
Unter Berücksichtigung dieses Sachverhaltes, sollte dringend eine Verlegung in ein psychiatrisches Krankenhaus betrieben werden (zunächst gemäß § 65 StVollzG). Im Rahmen dieser stationären Behandlung müsste auch eine Begutachtung zur Sozial- und Kriminalprognose erfolgen, einschließlich der Überprüfung therapeutischer Möglichkeiten. Ein PsychKG wäre spätestens zum Entlassungszeitpunkt zu prüfen und ggf. einzuleiten."

▪ Problemerörterung

Es ist leider gar nicht so selten, dass vollzuglich erst dann reagiert wird, wenn eine Entlassung bevorsteht. Behandlungen von Persönlichkeitsstörungen benötigen aber viel Zeit, häufig nicht nur Monate, sondern Jahre. Die Verlegung in eine psychiatrische Klinik – die tatsächlich stattfand – war zunächst natürlich nur ein Hilfsvehikel, zumal nur wenige Wochen bis zum Entlassungszeitpunkt verblieben. Es ist den Klinikärzten zu verdanken, dass die Behandlung so tragfähig gestaltet wurde, dass der Gefangene tatsächlich auch noch nach dem Endstrafentermin über einen sehr langen Zeitraum in der Klinik verblieb und von dort aus schließlich mit positiver Prognose entlassen werden konnte. Da dies aber nicht vorherzusehen war, musste zuvor akut gehandelt werden; u. a. wurde geplant, die Wohnung der Anstaltsleitung nachzusichern und für den Notfall einen Personenschutz zu organisieren.

Bedrohungen des Allgemeinen Vollzugsdienstes

Besonders häufig wird der Allgemeine Vollzugsdienst bedroht und beleidigt. Dies liegt zum einen daran, dass die meisten Mitarbeiter im Gefängnis Bedienstete des Allgemeinen Vollzugsdienstes sind, es ergibt sich aber auch aus der Nähe zu den Gefangenen. Der Allgemeine Vollzugsdienst ist der primäre Ansprechpartner der Inhaftierten. Er regelt die alltäglichen Belange auf der Station. Und er muss in der Regel auch die Disziplinarmaßnahmen umsetzen. Deshalb ist es auch häufig der Allgemeine Vollzugsdienst, auf den die aggressiven Reaktionen gerichtet sind. Meistens handelt es sich dabei um Affekthandlungen, die aus der Situation heraus entstehen. Die viel selteneren Gewalttaten gegen Bedienstete des gehobenen oder höheren Dienstes sind dagegen häufiger zielgerichtet und geplant.

Da Bedrohungen und Beleidigungen regelmäßig mit Disziplinarmaßnahmen geahndet werden, finden sich im ► Abschn. 3.5 („Disziplinarmaßnahmen") typische Fallbeispiele zur Bedrohung und Beleidigung Bediensteter des AVD. Die folgenden Fallbeispiele beziehen sich auf Gewalttaten und Bedrohungen zwischen Gefangenen.

Gewalt unter Gefangenen

Die Ruhe auf den Stationen darf nicht zu dem Glauben verleiten, alles bewege sich in geordneten Bahnen. Bedrohungen zwischen Gefangenen werden nämlich in der Regel kaum bekannt, da Gefangene sich nur selten getrauen, diese Bedrohungen offen mitzuteilen oder gar Anzeige zu erstatten. Vielmehr reagieren sie indirekt, indem sie Verlegungsanträge stellen oder sich selbst verletzen. Bei Gefangenen, die bereits wiederholt wegen „Unfällen" in der Sprechstunde erschienen, sollten deshalb spätestens bei intensiven Verlegungswünschen oder bei Selbstverletzungen die „Alarmglocken schrillen". Die ärztliche Schweigepflicht ermöglicht einen Schutzraum und damit eine vertrauensvolle Atmosphäre. Im ärztlichen Gespräch sind am ehesten die wirklichen Beweggründe für die Verlegungswünsche zu erfahren. Fehlt es an der Wachsamkeit und werden die alarmierenden Zeichen übersehen, so kann dies gravierende Auswirkungen wie im nachfolgenden Fall haben.

Fallbeispiel: Gewalt gegen Mitgefangene

Ein jugendlicher Gefangener aus der Neonazi-Szene stellte sich wegen einer Hauterkrankung mit entzündeten Arealen in Form und Größe von 5-Cent-Stücken in der ärztlichen Sprechstunde vor. Die entzündeten Hautareale wurden mit täglichen Verbandswechseln behandelt; eine eingehende Exploration und eine differentialdiagnostische Abklärung des Geschehens unterblieben aber. Kurze Zeit später suizidierte sich der Jugendliche. Aus dem Abschiedsbrief und anhand der polizeilichen Ermittlungen ergab sich dann, dass er über einen längeren Zeitraum von Mitgefangenen gequält worden war. Man hatte wiederholt auf seiner Haut glühende Zigaretten ausgedrückt.

Problembeurteilung

Eine Beurteilung dieses Falles ist schwierig, da vieles spekulativ bleibt. Spekulativ bleibt, wie intensiv sich der Anstaltsarzt um eine Abklärung der Genese dieser Hauterkrankung bemüht hatte. Ob er überhaupt versucht hatte, ein Gespräch mit seinem Patienten zu führen und ob es ihm dann gelungen wäre, dem Jugendlichen die Angst zu nehmen. Vertrauen aber wäre die Voraussetzung dafür gewesen, von den Quälereien zu erfahren.

Offensichtlich gab es in der gesamten Anstalt niemanden, dem sich der Jugendliche anvertrauen wollte oder anvertrauen konnte. Man könnte dem Arzt vorwerfen, er hätte bei genauerem Hinsehen erkennen müssen, dass es sich um Verbrennungen handelte. Allerdings ist der Blick immer dann geschärft, wenn man etwas in eine Überlegung einbezieht. Dass Jugendliche einen Mitgefangenen so ekelhaft quälen, ist kein typischer Gedanke, der einen Arzt in der Sprechstunde begleitet. Dieser Fall ist nicht nur wegen der menschlichen Tragödie bedrückend, er macht hilflos, weil die Helfer hilflos waren.

Fallbeispiel: Gefangenenbedrohung

Ein Gefangener hatte wiederholt Verlegungsanträge auf eine Einzelzelle gestellt, die durchweg negativ beschieden wurden. Als er sich nach dem Aufschluss weigerte, in seine Gemeinschaftszelle zurückzukehren, wurde er in die Arrestzelle verbracht. Dort verblieb er die folgenden zwei Tage. Darauf angesprochen, ob er nun „zur Vernunft gekommen" sei und in seine Zelle zurückkehren werde, antwortete er, dass er lieber in der Arrestzelle verbleiben wolle.

Arrestzellen (besonders gesicherte Hafträume) sind vandalensicher ausgestattet. Bis auf eine Matratze gibt es kein Mobiliar. In der Regel sind deshalb Gefangene sehr schnell bereit wieder „vernünftig" zu werden, um die Arrestzelle verlassen zu können. Unterbringungen im Arrest über einen längeren Zeitraum sind entsprechend selten. Noch extrem seltener finden sich Gefangene, die freiwillig auf einer Arrestzelle verbleiben wollen. Da das Verhalten des Gefangenen geradezu „verrückt" wirkte, wurde der Anstaltspsychiater eingeschaltet.

Im Rahmen der Exploration war dann zu erfahren, dass der Gefangene von seinen beiden Mitgefangenen bedroht worden war. Einer der beiden Mitgefangenen war drogenabhängig und nach eigenen Angaben HIV-infiziert. Er hatte Einkaufslisten erstellt und damit gedroht, ihn mit einer blutgefüllten Spritze zu infizieren, wenn er ihm nicht die gewünschten Artikel besorgen würde. Der Gefangene getraute sich nicht, dies dem Vollzug mitzuteilen, da er nicht nur Repressalien seiner beiden Mitgefangenen befürchtete, sondern auch befürchtete, dass diese Mitteilung in der gesamten Anstalt bekannt würde (mit den entsprechenden Folgen). Tatsächlich wäre bei einer Mitteilung an den Vollzug umgehend ein Verfahren gegen die beiden Mitinhaftierten einzuleiten gewesen. Dies wäre in der Anstalt nicht verborgen geblieben.

Der Anstaltsarzt kann individueller reagieren als der Vollzug. Und verfügt eine Anstalt über eine Krankenabteilung mit stationären Betten, so kann der Anstaltsarzt sehr hilfreich reagieren. Im vorliegenden Fall wurde der Gefangene auf der Krankenabteilung übernommen. Hier konnte man ihn problemlos auf einer Gemeinschaftszelle unterbringen. Zum Schutze des Gefangenen wurde von einer Anzeige gegen die beiden Mitgefangenen abgesehen. Wahrscheinlich wäre bei einer Anzeige aber ohnehin kaum etwas geschehen, da bei der Zellenrevision keine Spritze gefunden wurde und der Gefangene auch nicht HIV-infiziert war. Nach einer kurzen „Behandlungszeit" war eine Rückverlegung in den Normalvollzug möglich; natürlich nicht wieder auf die Zelle seiner beiden ehemaligen Mitgefangenen.

3.5 Sicherungs- und Disziplinarmaßnahmen

In diesem Abschnitt geht es um das Spannungsfeld zwischen ärztlichem Handeln und objektiver Beratung der Anstaltsleitung. Da Anstaltsärzte grundsätzlich beratend hinzugezogen werden, wenn gegen Gefangene Sicherungs- oder Disziplinarmaßnahmen zu verhängen sind, müssen sie eine ärztliche Grundhaltung finden, die beiden Aufgaben gerecht wird.

Bezüglich der Sicherungs- und Disziplinarmaßnahmen gibt es ein umfangreiches Regelwerk. Nachfolgend sollen aber nur die Maßnahmen aufgegriffen werden, die auch Anstaltsärzte betreffen. Zur Übersichtlichkeit wird nur auf das Niedersächsische Justizvollzugsgesetz verwiesen, zumal sich dieses vom Gesetzestext des Strafvollzugsgesetzes kaum unterscheidet und es in diesem Abschnitt primär um die ärztliche Grundhaltung und weniger um juristische Feinheiten geht.

3.5.1 Regelwerk

Nachfolgend sollen nur die Paragraphen aufgeführt werden, die für den ärztlichen Dienst relevant sind.

3.5.1.1 Besondere Sicherungsmaßnahmen

§ 84 NJVollzG – Anordnung besonderer Sicherungsmaßnahmen:

» (1) 1 Besondere Sicherungsmaßnahmen ordnet die Anstaltsleiterin oder der Anstaltsleiter an.
2 Bei Gefahr im Verzuge können auch andere Justizvollzugsbedienstete diese Maßnahmen vorläufig anordnen.
3 Die Entscheidung der Anstaltsleiterin oder des Anstaltsleiters ist unverzüglich einzuholen.
(2) 1 Wird eine Gefangene oder ein Gefangener ärztlich behandelt oder beobachtet oder bildet ihr oder sein seelischer Zustand den Anlass der Maßnahme, so ist vorher die Ärztin oder der Arzt zu hören.
2 Ist dies wegen Gefahr im Verzuge nicht möglich, so wird die ärztliche Stellungnahme unverzüglich eingeholt.

§ 85 NJVollzG – Ärztliche Überwachung:

» (1) 1 Eine Gefangene oder einen Gefangenen, die oder der in einem besonders gesicherten Haftraum untergebracht oder gefesselt ist (§ 81 Abs. 2 Nrn. 5 und 6), sucht die Ärztin oder der Arzt alsbald und in der Folge möglichst täglich auf.
2 Dies gilt nicht bei einer Fesselung während einer Ausführung, Vorführung oder eines Transportes (§ 81 Abs. 4).
(2) Die Ärztin oder der Arzt ist regelmäßig zu hören, solange der oder dem Gefangenen der tägliche Aufenthalt im Freien entzogen wird.

3

3.5.1.2 Disziplinarmaßnahmen

§ 94 NJVollzG – Voraussetzungen:

» (1) Verstößt eine Gefangene oder ein Gefangener schuldhaft gegen Pflichten, die ihr oder ihm durch dieses Gesetz oder aufgrund dieses Gesetzes auferlegt sind, so können gegen sie oder ihn Disziplinarmaßnahmen angeordnet werden.

§ 95 NJVollzG – Arten der Disziplinarmaßnahmen:

» (1) Die zulässigen Disziplinarmaßnahmen sind
1. Verweis,
2. die Beschränkung oder der Entzug der Verfügung über das Hausgeld und des Einkaufs bis zu drei Monaten,
3. die Beschränkung oder der Entzug des Hörfunk- und Fernsehempfangs bis zu drei Monaten,
4. die Beschränkung oder der Entzug der Gegenstände für eine Beschäftigung in der Freizeit oder der Teilnahme an gemeinschaftlichen Veranstaltungen bis zu vier Wochen,
5. die getrennte Unterbringung während der Freizeit bis zu vier Wochen,
6. der Entzug der zugewiesenen Arbeit oder Beschäftigung bis zu vier Wochen unter Wegfall der in diesem Gesetz geregelten Bezüge,
7. die Beschränkung des Verkehrs mit Personen außerhalb der Anstalt auf dringende Fälle bis zu drei Monaten sowie
8. Arrest bis zu vier Wochen.
(2) Arrest darf nur wegen schwerer oder mehrfach wiederholter Verfehlungen verhängt werden.

§ 98 NJVollzG – Verfahren:

» (2) 1 Bei schweren Verstößen soll die Anstaltsleiterin oder der Anstaltsleiter sich vor der Entscheidung in einer Konferenz mit Personen besprechen, die bei der Vollzugsgestaltung mitwirken.
2 Vor der Anordnung einer Disziplinarmaßnahme gegen eine Gefangene oder einen Gefangenen, die oder der sich in ärztlicher Behandlung befindet, oder gegen eine Schwangere oder eine Gefangene, die unlängst entbunden hat, ist die Anstaltsärztin oder der Anstaltsarzt zu hören.

§ 99 NJVollzG – Ärztliche Mitwirkung:

» (1) 1 Bevor der Arrest vollzogen wird, ist die Anstaltsärztin oder der Anstaltsarzt zu hören.
2 Während des Arrestes steht die oder der Gefangene unter ärztlicher Aufsicht.
(2) Der Vollzug des Arrestes unterbleibt oder wird unterbrochen, wenn die Gesundheit der oder des Gefangenen gefährdet würde.

3.5.2 Das grobe Prinzip

Bezüglich der Sicherungs- und Disziplinarmaßnahmen beschränkt sich die ärztliche Tätigkeit auf eine Beratung der Anstaltsleitung. Aufgabe des Arztes ist es dabei festzustellen, ob durch den Arrest oder durch die besonderen Maßnahmen während des Arrests eine gravierende Gesundheitsgefährdung zu erwarten ist. Der Anstaltsarzt hat damit eine ähnliche Funktion wie ein Gutachter vor Gericht. Sein Votum kann berücksichtigt oder verworfen werden.

In der Regel wird die Absonderung dann angeordnet, wenn sich ein Gefangener aggressiv verhält. Ihn dann in der Arrestzelle aufzusuchen, kann gelegentlich unangenehm sein. In dieser Situation wird der Arzt nicht selten als „Büttel" der Justiz wahrgenommen und manchmal auch beleidigt. Gleichwohl muss sich der Anstaltsarzt einen persönlichen Eindruck des Gesundheitszustands verschaffen und darf sich nicht auf eine „Ferndiagnose" zurückziehen.

Anstaltsärzte sind üblicherweise mit der Krankheitsgeschichte ihrer Gefangenen vertraut und können deshalb meistens recht zuverlässig feststellen, ob das aggressive Verhalten Ausdruck einer psychiatrischen Erkrankung ist. Gelingt es dem Anstaltsarzt eine therapeutische Grundhaltung zu wahren, entwickelt sich in der Regel auch eine angemessene Kommunikation.

3.5.3 Aus der Praxis

Fallbeispiel: Wenn das Votum des Anstaltsarztes nicht überzeugt

Kurz vor seiner Entlassung aus dem Strafvollzug verliert ein Gefangener den Kontakt zu seiner Verlobten. Er vermutet, dass diese die Verlobung aufgelöst hat und jetzt mit einem anderen Mann zusammenlebt.

Vor seiner Inhaftierung hatte der Gefangene seine Wohnung aufgegeben. Er war davon ausgegangen, dass er nach seiner Inhaftierung bei seiner Verlobten wohnen würde. Zwischen depressiven und aggressiven Gemütswallungen schwankend, reagiert er zunehmend gereizt. Aus nichtigem Anlass wird er unwirsch und laut. Vom Stationsbediensteten wird er daraufhin verwarnt. Als dann beim Aufschluss die Zellentür geöffnet wird, rempelt er im Hinausgehen den Bediensteten an. Der Gefangene wird daraufhin abgesondert und schließlich in eine Arrestzelle verbracht.

In der Arrestzelle wird er vom Anstaltsarzt aufgesucht. Zu diesem Zeitpunkt ist das aggressive Verhalten des Gefangenen in eine Bedrücktheit umgeschlagen. Er fühlt sich hilflos, sieht mit Sorge seiner Entlassung entgegen. Hatte er sich zuvor auf die anstehende „Freiheit" gefreut, so erscheint ihm jetzt der Weg in diese Freiheit verbaut. Wo soll er hin? Was soll aus ihm werden? Die Verlobte war sein einziger Kontakt zur Welt außerhalb des Gefängnisses.

Im Gespräch gewinnt der Anstaltsarzt den Eindruck, dass sich der Gefangene in eine ausweglose Situation hineinmanövriert hat und keine Zukunftsperspektive sieht. Stimmung und Haltung deutet er als präsuizidales Syndrom und drängt deshalb darauf, den Gefangenen umgehend aus dem Arrest zu entlassen und möglichst auf eine psychiatrische Station zu verlegen. Da der Arzt in der Anstalt als sehr „gutherzig" eingeschätzt

wird und der Gefangene in der Vergangenheit durchgehend normal und keinesfalls psychisch erkrankt wahrgenommen wurde, wird die diagnostische Einschätzung und die Empfehlung des Anstaltsarztes angezweifelt. Schließlich entscheidet die Anstaltsleitung: „Der Gefangene verbleibt im Arrest."
In den Folgetagen wird der Gefangene vom Anstaltsarzt täglich zu einem längeren Gespräch aufgesucht. Zwar bleibt der Arzt bei seiner diagnostischen Einschätzung und Empfehlung, tatsächlich wird aber der Arrest komplikationslos vollzogen. Anlässlich einer kurz darauf durchgeführten Inspektion auf der medizinischen Abteilung, wird dieser Gefangene von der Fachaufsicht aufgesucht. Glaubhaft berichtet der Gefangene dabei, dass er sich damals tatsächlich suizidieren wollte. Das Verständnis, das ihm der Anstaltsarzt entgegengebracht habe, und die täglichen Gespräche hätten ihn dann aber davon überzeugt, dass es doch eine Zukunft für ihn gäbe.

■ Problembeurteilung

Der Vollzug muss auf Provokationen reagieren. Würde er das nicht tun, wäre wahrscheinlich schnell die Sicherheit und Ordnung in der Anstalt gefährdet. Provokantes Verhalten kann aber unterschiedliche Beweggründe haben. Die vollzuglichen Reaktionen sollten deshalb bedacht und koordiniert erfolgen.

An einer Koordination mangelte es im vorliegenden Fall. Offensichtlich wurde dem Anstaltsarzt unterstellt, dieser sei nicht objektiv und würde sich grundsätzlich für seine Gefangenen einsetzen. Zwar hatte der Anstaltsleiter gemeinsam mit dem Arzt vorbildhaft den Gefangenen in der Zelle aufgesucht und mit ihm gesprochen, ein koordiniertes Vorgehen fand aber nicht statt. Wahrscheinlich hätte man im Gespräch die Notwendigkeit einer disziplinarrechtlichen Reaktion erläutern und gleichzeitig eine Perspektive aufzeigen können. Da aber der Anstaltsleiter davon überzeugt war, dass die Einschätzung des Arztes nicht objektiv erfolgte, war er auch davon überzeugt, dass der Arrest das probate Mittel war. Voreingenommenheit trübt den Blick für die Realität. Glücklicherweise ist es dem Arzt gelungen, den Gefangenen aus seiner Perspektivlosigkeit zu befreien. Was aber wäre geschehen, hätte sich der Arzt nicht um eine psychische Begleitung bemüht, sondern sich auf die Überprüfung objektivierbarer Symptome und die Vergabe von Medikamenten beschränkt?

Fallbeispiel: Absonderung aus Gründen der Sicherheit

Ein als vertrauenswürdig eingestufter Gefangener wurde als Hausarbeiter eingesetzt. Völlig unerwartet randalierte dieser dann plötzlich auf der Station und bedrohte Bedienstete. Er wurde daraufhin auf einen besonders gesicherten Haftraum verbracht. Die Anstaltspsychologin wurde gebeten, sich den Gefangenen anzuschauen und eine Empfehlung auszusprechen. Da es ihr nicht möglich war, ein geordnetes Gespräch zu führen und damit eine Aufhellung der Hintergründe für das Verhalten zu erzielen, wurden der Verbleib auf der Arrestzelle und die Hinzuziehung des Anstaltsarztes angeregt. Der Gefangene wurde daraufhin vom Anstaltsarzt und Anstaltspsychiater auf einem gesicherten Haftraum exploriert. Im Anschluss an die Exploration erfolgte die Zusage, den Gefangenen ggf. am Folgetag auf der psychiatrischen Abteilung zu übernehmen. Eine Notwendigkeit, den Gefangenen weiterhin besonders gesichert unterzubringen, wurde aus ärztlicher Sicht nicht gesehen.

Am Folgetag fand eine Rückverlegung auf das Haft-Haus statt. Dort wurde der Gefangene erneut durch den Anstaltspsychiater exploriert. Im Rahmen dieser Exploration fanden sich keine psychopathologischen Auffälligkeiten. Im Gesprächsverlauf zeigte sich der Gefangene geordnet und situationsangemessen. Er berichtete, dass er bereits Tage zuvor zunehmend gereizt gewesen sei. Ursächlich konnte er sich diese Gereiztheit selbst nicht erklären. Am Tag des Ereignisses sei er in seiner Zelle auf dem Bett gelegen und habe versucht sich zu entspannen. Der Aufforderung, zur Kammer zu gehen, sei er zwar gefolgt, er habe aber sehr gereizt darauf reagiert und dies auch verbal geäußert. Als dann später eine Bedienstete erneut seinen Haftraum geöffnet habe (er vermutete im Nachhinein, um auf die Freistunde aufmerksam zu machen), sei er ausgerastet, was er sehr bereue. Er erinnerte auch noch, dass er ausfallend und laut geworden sei, was er im Einzelnen gesagt habe, wüsste er aber nicht mehr. Er habe damals auch das Gefühl gehabt, nicht richtig Luft zu bekommen, und eine Beklemmung im Brustkorb gespürt.

Der Psychiater vermutete, dass die gereizte Grundstimmung auf eine ungeklärte Zukunftsperspektive zurückzuführen sei, möglicherweise auch auf einen Beikonsum (Methadonsubstitution). Der Gefangene sollte zum Ende des Jahres entlassen werden, verfügte aber nicht über einen sozialen Empfangsraum. Verlässlich war lediglich eine feste Arzt-Anbindung durch die Substitution. Aus ärztlicher Sicht waren keine spezifischen Behandlungsmaßnahmen erforderlich. Eine besondere Gefährlichkeit wurde ebenfalls nicht gesehen.
Es erfolgte eine Empfehlung: „Der Unterzeichner hat mit Herrn B. abgesprochen, dass dieser sich beim medizinischen Dienst melden kann, wenn er erneut spürt, gereizt zu sein. In diesem Fall kann eine Bedarfsmedikation gegeben werden (Eintrag in der Gesundheitsakte wurde veranlasst). Ggf. kann auch eine Aufnahme auf der Krankenstation erfolgen. Diese dargelegten Maßnahmen sind aber derzeit nicht erforderlich."

- **Problembeurteilung**

Offensichtlich wurde dieser Gefangene von den Bediensteten geschätzt. Die Absonderung erfolgte aus Gründen der Sicherheit auf der Station; ein Disziplinarverfahren war nicht beabsichtigt. Erkennbar war das Bemühen, den Gefangenen möglichst bald aus der Arrestzelle in den Normalvollzug zu verlegen.

Oft werden die Funktionen von Psychologen und Psychiatern nicht unterschieden. So auch im vorliegenden Fall. Zunächst war der psychologische Dienst gebeten worden, den Gefangenen in der Arrestzelle aufzusuchen. Erst als dieser empfahl, den Arzt hinzuzuziehen, wurde der Anstaltsarzt benachrichtigt. Tatsächlich sieht das Gesetz ausdrücklich eine Konsultation des ärztlichen Dienstes vor. Der anstaltspsychologische Dienst kann selbstverständlich beratend hinzugezogen werden. In der Regel ist dies sogar wünschenswert. Der Psychologe kann aber den Arzt nicht ersetzen.

Ob die Einschätzung des Psychiaters zutrifft und der fehlende soziale Empfangsraum als Ursache für dieses aggressive Verhalten zu werten ist, bleibt spekulativ. Tatsache ist, dass in der Regel die Entlassung aus dem Justizvollzug zunächst sehnsüchtig erwartet wird. Rückt dann aber der Zeitpunkt der Entlassung näher, kommt es häufig zu Zweifeln bezüglich der Zukunft. Eine angemessene Entlassungsvorbereitung ist deshalb von zentraler Bedeutung.

3

Fallbespiel: Arrestfähigkeit und Kassenärztlicher Notdienst

In einer Jugendanstalt soll ein Gefangener in den Arrest verbracht werden. Da der Anstaltsarzt nicht erreichbar ist, wird der Kassenärztliche Notdienst benachrichtigt. Als der Arzt feststellt, dass er nicht wegen eines Behandlungsfalles, sondern zur Begutachtung der Arrestfähigkeit gerufen wurde, stellt er der Anstalt diese Begutachtung gemäß GOÄ mit 2,3-fachem Gebührensatz in Rechnung. Die Anstalt kürzt diese Rechnung und belehrt den Arzt. Dieser dürfe nur mit einfachem Gebührensatz abrechnen. Nachdem es diesbezüglich zu einer Auseinandersetzung kommt, muss die Fachaufsicht mäßigend eingreifen.

- **Problembeurteilung**

Die Feststellung der Arrestfähigkeit ist keine Behandlungsmaßnahme. Der Kassenärztliche Notdienst ist aber nur für Behandlungsfälle vorgesehen. Er ist nur dann zu benachrichtigen, wenn bei einer dringend erforderlichen Behandlung der anstaltsärztliche Dienst nicht erreicht werden kann. Für diese Notfälle sieht die Gebührenordnung für Ärzte (GOÄ) eine Vergütung nach einfachem Gebührensatz vor. Nicht zuständig ist der Kassenärztliche Notdienst für gutachtliche Stellungnahmen. Für diese Gutachten ist auch der einfache Gebührensatz nicht bindend vorgegeben. In § 85 NJVollzG ist die ärztliche Überwachung geregelt.

§ 85 NJVollzG:

> (1) 1 Eine Gefangene oder einen Gefangenen, die oder der in einem besonders gesicherten Haftraum untergebracht oder gefesselt ist (§ 81 Abs. 2 Nrn. 5 und 6), sucht die Ärztin oder der Arzt alsbald und in der Folge möglichst täglich auf.

Die Formulierung „alsbald" erlaubt einen zeitlichen Spielraum. Ist der Anstaltsarzt nicht unmittelbar erreichbar, bedeutet dies nicht, dass dann ein Notarzt gerufen werden muss. Dies gilt erst recht bei einer Disziplinarmaßnahme nach **§ 98 NJVollzG:**

> 2 Vor der Anordnung einer Disziplinarmaßnahme gegen eine Gefangene oder einen Gefangenen, die oder der sich in ärztlicher Behandlung befindet, oder gegen eine Schwangere oder eine Gefangene, die unlängst entbunden hat, ist die Anstaltsärztin oder der Anstaltsarzt zu hören.

Eine Disziplinarmaßnahme muss nicht unmittelbar umgesetzt werden. Es kann durchaus abgewartet werden, bis der Anstaltsarzt erreichbar ist. Im Gesetzestext werden sogar ausdrücklich die Anstaltsärztin oder der Anstaltsarzt erwähnt und nicht irgendein Arzt.

3.6 Zwangsmaßnahmen

Zwangsmaßnahmen regeln die Behandlung eines Patienten und/oder die Einweisung in ein psychiatrisches Krankenhaus, auch gegen den Willen des Erkrankten. Gesetzliche Regelungen sind notwendig, weil diese Maßnahmen das persönliche Recht auf Freiheit – konkret auf die Bestimmung des Aufenthaltsortes – und zum anderen das Recht auf körperliche Unversehrtheit verletzen. In diesem Abschnitt werden die verschiedenen gesetzlichen Regelungen zu Zwangsmaßnahmen und die entsprechenden Verfahrensweisen dargestellt. Da Zwangsmaßnahmen sehr eng an psychiatrische Erkrankungen gekoppelt sind, werden Fragen der Zwangsbehandlung auch in ► Abschn. 4.4 thematisiert.

3.6.1 Rechtliche Grundlagen

3.6.1.1 Zwangsmaßnahmen im Rahmen des PsychKG

Niedergelassene Ärztinnen und Ärzte und solche in Kliniken werden bei Zwangsmaßnahmen primär an die gesetzlichen Regelungen zum PsychKG denken. Diese Ländergesetze – z. B. in Niedersachsen das **Niedersächsische Gesetz über Hilfen und Schutzmaßnahmen für psychisch Kranke** – regeln die Einweisung in ein psychiatrisches Krankenhaus und die Behandlung auch gegen den Willen eines Erkrankten. Es handelt sich dabei um Maßnahmen zum Schutze des Individuums oder der Allgemeinheit. § 16 NPsychKG regelt die Voraussetzung der Unterbringung.

§ 16 NPsychKG:

» Die Unterbringung einer Person ist nach diesem Gesetz nur zulässig, wenn von dieser Person infolge ihrer Krankheit oder Behinderung eine gegenwärtige erhebliche Gefahr (§ 2 Nr. 1 Buchst. b und c Nds. SOG) für sich oder andere ausgeht und diese Gefahr auf andere Weise nicht abgewendet werden kann.

Da für Gefangene ein Freiheitsentzug bereits rechtlich vollzogen und die Zwangsbehandlung über § 101 StVollzG (§ 93 NJVollzG) geregelt ist, ist die Anwendung des PsychKG im Strafvollzug in der Regel nicht erforderlich. Entsprechend wird im weiteren Verlauf auf das PsychKG nicht näher eingegangen.

3.6.1.2 Zwangsmaßnahmen während der Inhaftierung

Während nach den Länderregelungen zum PsychKG eine gesicherte Unterbringung gegen den Willen eines Patienten nur mit richterlichem Beschluss möglich ist, benötigt ein Gefangener, der sich bereits in einem Gefängnis befindet, keine zusätzliche Rechtsgrundlage für seinen Freiheitsentzug. Bei einer psychiatrischen Diagnose mit eindeutiger Behandlungsnotwendigkeit ist die Zwangsbehandlung eines Strafgefangenen im Gefängnis auch ohne Gerichtsbeschluss möglich. § 93 NJVollzG (siehe auch § 101 StVollzG) regelt Zwangsmaßnahmen auf dem Gebiet der Gesundheitsfürsorge.

§ 93 NJVollzG:

» Bei Lebensgefahr, schwer wiegender Gefahr für die Gesundheit der oder des Gefangenen oder Gefahr für die Gesundheit anderer Personen sind medizinische Untersuchung und Behandlung sowie Ernährung zwangsweise zulässig. Die Maßnahmen müssen für die Beteiligten zumutbar und dürfen nicht mit erheblicher Gefahr für Leben oder Gesundheit der oder des Gefangenen verbunden sein. Solange von einer freien Willensbestimmung der oder des Gefangenen ausgegangen werden kann, ist die Vollzugsbehörde nicht zur Zwangsmaßnahme verpflichtet.

Ursprünglich enthielt das Strafvollzugsgesetz eine Regelung, wonach auch bei einer freien Willensbestimmung der Anstaltsarzt zu einer Zwangsmaßnahme verpflichtet werden konnte. Dies betraf insbesondere Maßnahmen bei Nahrungsverweigerung. Die jetzige Regelung berücksichtigt nicht nur das Interesse der betroffenen Gefangenen, sie berücksichtigt insbesondere auch die Zumutbarkeit für den behandelnden Arzt. Zudem ist eindeutig geregelt, dass neben der Zumutbarkeit für Arzt und Gefangenen, Zwangsbehandlungen nur dann statthaft sind, wenn sie nicht mit einem erheblichen Gesundheitsrisiko für den Gefangenen einhergehen.

Da Gefangene im Gefängnis keine freie Arztwahl haben, ist der behandelnde Arzt in der Regel auch der Arzt, der die Zwangsmaßnahme durchführen muss. Eine vertrauensvolle Beziehung zwischen Arzt und Patienten ist aber eine wesentliche Voraussetzung für eine adäquate Behandlung. Die Durchführung einer Zwangsmaßnahme stellt somit eine schwierige Gratwanderung dar. Sie ist deshalb nur dann berechtigt, wenn sie im wohlverstandenen Interesse des Gefangenen erfolgt oder dem Schutz Dritter dient, wobei es sich um eine gravierende Gefahr für Leib und Leben handeln muss.

Bei der medikamentösen Zwangsbehandlung handelt es sich in der Regel um eine Behandlung mit Psychopharmaka. Eine solche Behandlung setzt eine eindeutige medizinische Indikation voraus. Im Justizvollzug wird man die Indikation zur Zwangsmedikation, insbesondere bei einer Erstdiagnose, eher zurückhaltend stellen, da der behandelnde Anstaltsarzt dabei schnell in den Verdacht gerät, schwierige Gefangene zu psychiatrisieren, „ruhig zu spritzen". Bei extern gesicherter Diagnose steht die Behandlungsindikation auch im Gefängnis auf einer neutralen, unbelasteten Grundlage. Voraussetzung für ein solches Vorgehen ist aber eine Vollzugsstation (möglichst Krankenstation) mit einem therapeutischen Klima, in der die äußeren Bedingungen und Umgangsformen nicht zu erneuter Eskalation führen.

Auch harmlose Eingriffe, wie z. B. eine Blutentnahme, sind nur in engen Grenzen gegen den erklärten Willen eines Gefangenen möglich. Denkbar wäre hier z. B. die Erhebung der aktuellen Laborwerte, im Rahmen einer Zwangsbehandlung mit Psychopharmaka. Diese Blutentnahme erfolgt dann eindeutig im wohlverstandenen Interesse des Patienten. Blutentnahmen, die lediglich statistischen Erhebungen dienen und mit keinem therapeutischen Nutzen einhergehen, sind grundsätzlich nur auf freiwilliger Basis möglich.

3.6.1.3 Zwangsmaßnahmen gemäß §§ 81 und 81a StPO

Nicht nur für den Anstaltsarzt, sondern für jeden klinisch tätigen Arzt sind die §§ 81, 81a und 81d StPO von Bedeutung. Sie regeln ärztliche Behandlungsmaßnahmen, auch gegen den erklärten Willen des zu Untersuchenden. Mit diesen Zwangsmaßnahmen gemäß § 81a StPO sind häufig auch Ärzte in Kliniken befasst. Dagegen ist die zeitlich befristete Einweisung in ein psychiatrisches Krankenhaus gemäß § 81 StPO eine Maßnahme, die primär im Gefängnis von Bedeutung ist.

3.6.2 Ambulante Untersuchungsmaßnahmen

Zwangsuntersuchungen gemäß § 81a StPO sind jedem Arzt geläufig, der in einer Klinikambulanz tätig ist. In der Regel handelt es sich um Blutentnahmen zur Alkohol-Bestimmung. Meistens werden die zu Untersuchenden von der Polizei vorgeführt, nachdem sie bei einer Fahrzeugkontrolle aufgefallen waren.

§ 81a StPO:

» (1) Eine körperliche Untersuchung des Beschuldigten darf zur Feststellung von Tatsachen angeordnet werden, die für das Verfahren von Bedeutung sind. Zu diesem Zweck sind Entnahmen von Blutproben und andere körperliche Eingriffe, die von einem Arzt nach den Regeln der ärztlichen Kunst zu Untersuchungszwecken vorgenommen werden, ohne Einwilligung des Beschuldigten zulässig, wenn kein Nachteil für seine Gesundheit zu befürchten ist.
(2) Die Anordnung steht dem Richter, bei Gefährdung des Untersuchungserfolges durch Verzögerung auch der Staatsanwaltschaft und ihren Ermittlungspersonen (§ 152 des Gerichtsverfassungsgesetzes) zu.
(3) Dem Beschuldigten entnommene Blutproben oder sonstige Körperzellen dürfen nur für Zwecke des der Entnahme zugrunde liegenden oder eines anderen anhängigen Strafverfahrens verwendet werden; sie sind unverzüglich zu vernichten, sobald sie hierfür nicht mehr erforderlich sind.

Bei den Zwangsuntersuchungen handelt es sich überwiegend um Entnahmen von Blutproben. Für diese Maßnahmen ist das Geschlecht des Arztes von marginaler Bedeutung. Gelegentlich sind aber auch Untersuchungen erforderlich, die die Intimsphäre tangieren. Sofern es sich um ärztliche Untersuchungen handelt, ist auch hier das Geschlecht des Arztes in der Regel kaum von Bedeutung. Anders verhält es sich bei Untersuchungen durch Bedienstete der Ermittlungsbehörden. Für diese Fälle regelt § 81d StPO die Verfahrensweise.

§ 81d StPO:

» (1) Kann die körperliche Untersuchung das Schamgefühl verletzen, so wird sie von einer Person gleichen Geschlechts oder von einer Ärztin oder einem Arzt vorgenommen. Bei berechtigtem Interesse soll dem Wunsch, die Untersuchung einer Person oder einem Arzt bestimmten Geschlechts zu übertragen, entsprochen werden. Auf Verlangen der betroffenen Person soll eine Person des Vertrauens zugelassen werden. Die betroffene Person ist auf die Regelungen der Sätze 2 und 3 hinzuweisen.
(2) Diese Vorschrift gilt auch dann, wenn die betroffene Person in die Untersuchung einwilligt.

Die §§ 81b, 81c, 81e, 81f, 81g und 81h sind primär für die Ermittlungsbehörden von Belang und werden deshalb hier nicht weiter behandelt.

3.6.3 Stationäre Zwangsunterbringung

3.6.3.1 Zeitlich befristete Einweisung

§ 81 StPO regelt die zeitlich befristete Einweisung in ein psychiatrisches Krankenhaus zur Begutachtung eines Beschuldigten. Neben dieser zeitlich befristeten Unterbringung ist auch eine unbefristete Unterbringung eines Beschuldigten möglich. Die Modalitäten dazu regelt § 126a StPO (siehe unten).

§ 81 StPO:

» (1) Zur Vorbereitung eines Gutachtens über den psychischen Zustand des Beschuldigten kann das Gericht nach Anhörung eines Sachverständigen und des Verteidigers anordnen, dass der Beschuldigte in ein öffentliches psychiatrisches Krankenhaus gebracht und dort beobachtet wird.
(2) Das Gericht trifft die Anordnung nach Absatz 1 nur, wenn der Beschuldigte der Tat dringend verdächtig ist. Das Gericht darf diese Anordnung nicht treffen, wenn sie zu der Bedeutung der Sache und der zu erwartenden Strafe oder Maßregel der Besserung und Sicherung außer Verhältnis steht.
(3) Im vorbereitenden Verfahren entscheidet das Gericht, das für die Eröffnung des Hauptverfahrens zuständig wäre.
(4) Gegen den Beschluss ist sofortige Beschwerde zulässig. Sie hat aufschiebende Wirkung.
(5) Die Unterbringung in einem psychiatrischen Krankenhaus nach Absatz 1 darf die Dauer von insgesamt sechs Wochen nicht überschreiten.

3.6.3.2 Zeitlich unbefristete vorläufige Unterbringung gemäß § 126a StPO

§ 126a StPO:

» (1) Sind dringende Gründe für die Annahme vorhanden, dass jemand eine rechtswidrige Tat im Zustand der Schuldunfähigkeit oder verminderten Schuldfähigkeit (§§ 20, 21 des Strafgesetzbuches) begangen hat und dass seine Unterbringung in einem psychiatrischen Krankenhaus oder einer Entziehungsanstalt angeordnet werden wird, so kann das Gericht durch Unterbringungsbefehl die einstweilige Unterbringung in einer dieser Anstalten anordnen, wenn die öffentliche Sicherheit es erfordert.
(2) Für die einstweilige Unterbringung gelten die §§ 114 bis 115a, 116 Abs. 3 und 4, §§ 117 bis 119, 123, 125 und 126 entsprechend. Die §§ 121, 122 gelten entsprechend mit der Maßgabe, dass das Oberlandesgericht prüft, ob die Voraussetzungen der einstweiligen Unterbringung weiterhin vorliegen.
(3) Der Unterbringungsbefehl ist aufzuheben, wenn die Voraussetzungen der einstweiligen Unterbringung nicht mehr vorliegen oder wenn das Gericht im Urteil die Unterbringung in einem psychiatrischen Krankenhaus oder einer Entziehungsanstalt nicht anordnet. Durch die Einlegung eines Rechtsmittels darf die Freilassung nicht aufgehalten werden. § 120 Abs. 3 gilt entsprechend.
(4) Hat der Untergebrachte einen gesetzlichen Vertreter oder einen Bevollmächtigten im Sinne des § 1906 Abs. 5 des Bürgerlichen Gesetzbuches, so sind Entscheidungen nach Absatz 1 bis 3 auch diesem bekannt zu geben.

3.6.4 Das grobe Prinzip

Ergeben sich bereits bei der Verhaftung eines Delinquenten Anhaltspunkte dafür, dass dieser das Delikt im Zustand der Schuldunfähigkeit oder verminderten Schuldfähigkeit begangen haben könnte, so kann das Gericht an Stelle eines Haftbefehls die vorläufige Unterbringung in einem psychiatrischen Krankenhaus anordnen.

Oft werden die psychischen Auffälligkeiten aber erst später, während der Haft, deutlich. Bei schwerwiegenden Delikten besteht dann die Möglichkeit, den Haftbefehl in eine vorläufige Unterbringung gemäß § 126 StPO umzuwandeln. Eine entsprechende Anregung sollte immer dann erfolgen, wenn sich bei einem zugewiesenen Untersuchungsgefangenen deutliche psychische Auffälligkeiten finden und der begründete Verdacht besteht, dass das vorgeworfene Delikt in engem Zusammenhang mit einer psychischen Erkrankung steht. Die vorgeworfene Tat muss also mit hoher Wahrscheinlichkeit in einem Zustand der erheblich verminderten oder aufgehobenen Schuldfähigkeit begangen worden sein. Handelt es sich dagegen um ein leichteres Delikt, das eine spätere Unterbringung auf einer forensisch-psychiatrischen Einrichtung kaum rechtfertigt, so entfällt diese Umwandlung des Haftbefehls. Hier kann bei psychisch auffälligen Gefangenen allenfalls eine stationäre psychiatrische Begutachtung gemäß § 81 StPO angeregt werden. Allerdings muss auch hier ein Zusammenhang zwischen dem Tatgeschehen und der psychischen Störung wahrscheinlich sein.

3.6.5 Aus der Praxis

Das folgende Beispiel bezieht sich auf einen gar nicht so seltenen Fall, bei dem sich die Exploration des Gefangenen durch eine Sprachbarriere sehr schwierig gestaltete. Nachfolgend findet sich der Aufnahmebefund durch den Anstaltspsychiater:

Fallbeispiel : Anregung zur stationären Begutachtung gemäß § 81 StPO
„Herr Z. wurde am … der Justizvollzugsanstalt … zugeführt. Die Inhaftierung erfolgte aufgrund eines Haftbefehls des Amtsgerichts (Aktenzeichen) … – vom (Datum) … Herrn Z. wird darin vorgeworfen, am … in einem Supermarkt eine Packung Tabak und eine kleine Flasche Grappa entwendet zu haben. Gegen die Festnahme durch den Kaufhausdetektiv habe sich Herr Z. gewehrt, indem er mit der Tasche, in der sich die Flasche befand, gegen den Kaufhausdetektiv eingeschlagen habe. Dem Haftbefehl ist zu entnehmen, dass Herr Z. wegen ähnlicher Taten bereits vorbestraft ist und in Deutschland weder über einen festen Wohnsitz, noch über soziale Bindungen verfügt. Im Rahmen der ärztlichen Zugangsuntersuchung äußerte die Anstaltsärztin den Verdacht auf eine Psychose. Sie bat um eine konsiliarärztliche diagnostische Abklärung, leitete gleichzeitig aber direkt eine neuroleptische Behandlung ein.

Aufnahmebefund:
Da eine Verständigung nicht möglich war, erfolgte die Exploration unter Beteiligung einer Dolmetscherin. Während der Exploration wirkte Herr Z. manieriert,

wortkarg und nahm kaum Blickkontakt auf. Da zwar längere Pausen das Gespräch unterbrachen (Verdacht auf formale Denkstörungen), der Rapport ansonsten aber geordnet war, kann eine Simulation nicht sicher ausgeschlossen werden.
Herr Z. erzählte, dass er die Menschheit gegen den Satan verteidige. Auf der Krankenstation fühle er sich vor dem Satan sicher. Am besten wäre es, wenn die Fenster geschlossen blieben. Dann habe der Satan keinen Zugriff.
Auf die Frage, was ihn in die JVA … gebracht habe, erklärt er, dass ihn das Gericht verurteilt habe, obwohl er nichts getan habe. Er sei der Heilige Geist, der Körper gehöre nicht zu ihm. Zur Frage der Einreise nach Deutschland erklärte Herr Z., er sei vom Himmel gefallen. Er warte auf neue Flügel, die alten seien ihm verloren gegangen. Die Frage nach aktuellen Beschwerden wird mit dem Hinweis auf die abgefallenen Flügel beantwortet. Aktuell habe er keine Beschwerden. Familienkontakt wird negiert. Zur Berufsausbildung befragt antwortet er: ‚Der Heilige Geist hat keinen Beruf'. Auf Wünsche angesprochen, er wünsche sich ‚die Erde als Paradies, ohne Kinder, ohne Supermärkte, ohne Geld und ohne Namen'.

Procedere:
Rückmeldungen über das Verhalten auf der Station sind derzeit zur diagnostischen Einordnung von zentraler Bedeutung. Ein projektives Testverfahren zur Problemabklärung/-eingrenzung ist vorgesehen. Die vorgeworfene Straftat rechtfertigt kaum eine Umwandlung des Haftbefehls in eine vorläufige Unterbringung. Ggf. kann zur Sicherung der Diagnose aber eine psychiatrische Diagnostik nach § 81 StPO angeregt werden."

- **Problemerörterung**

Es ist zu vermuten, dass während der anstaltsärztlichen Zugangsuntersuchung keine Dolmetscherin zugegen war. Insofern konnte der Inhaftierte nicht angemessen über die Wirkungen und Nebenwirkungen von Neuroleptika unterrichtet werden. Somit konnte er auch nicht seine freiwillige Zustimmung zu dieser Behandlung geben. Eine Zwangshandlung mit Neuroleptika wäre aber nur bei einem eindeutigen Befund und einer akuten Selbstgefährdung gerechtfertigt gewesen. Bei Untersuchungsgefangenen wäre sie zudem nur mit richterlicher Zustimmung möglich. Da der Anstaltsärztin der Gefangene lediglich psychisch auffällig erschien, hätte eine Medikation unterbleiben müssen. Eine solche Vorbehandlung mit Neuroleptika erschwert zudem die psychiatrische Diagnostik.

Die Mitteilungen des Gefangenen waren prima vista so verrückt, dass sich der Verdacht auf eine Simulation ergab. Vorgesehen war deshalb, den Inhaftierten möglichst über einen längeren Zeitraum zu beobachten, um ein klareres Bild zu gewinnen. Im Rahmen dieser intensiven Beobachtung erhärtete sich der Verdacht auf eine psychische Erkrankung. Die Anregung zur stationären Diagnostik unterblieb deshalb, stattdessen wurde das Gericht auf die psychische Erkrankung hingewiesen.

3.6.5.1 Zweitbegutachtung bei stationärer Unterbringung gemäß § 81 StPO

Im folgenden Fall sollte auf Antrag des Jugendgerichts eine Begutachtung zur Frage der Schuldfähigkeit nach den §§ 20, 21 StGB, sowie zur Gefährlichkeitsprognose im Sinne des § 63 StGB, erfolgen. Zudem war zu prüfen, ob der Betreffende in seiner Gesamtentwicklung reif genug war, das Unrecht seiner Tat einzusehen und nach dieser Einsicht zu handeln (§ 3 JGG).

Dieser Fall wird bewusst etwas eingehender erörtert, da hier mehrere Aspekte zur Geltung kommen. Es sind zum einen rechtliche Aspekte: Die behandelnden Klinikärzte hatten angeregt, eine ursprünglich auf 6 Wochen begrenzte Unterbringung gemäß § 81 StPO in eine unbefristete Unterbringung gemäß § 126a umzuwandeln. Eine solche Anregung erfolgt sehr selten. Eigentlich dürfte sie nur dann stattfinden, wenn eine gravierende Straftat vorliegt oder eine solche zu erwarten ist. Im vorliegenden Fall erfolgte diese Anregung bei einem Jugendlichen. Begründet wurde diese Anregung damit, dass eine Behandlung erforderlich sei, die nur unter stationären Bedingungen möglich wäre.

Jede Inhaftierung birgt die Gefahr einer Schädigung in sich. Eine freiheitsentziehende Maßnahme, sei es die Inhaftierung oder die Einweisung in eine forensisch-psychiatrische Abteilung, sollte deshalb stets Ultima Ratio sein. Dies gilt ganz besonders für Jugendliche, die sich noch in der Entwicklung befinden und die für soziale Einflüsse (positive, leider aber auch negative) relativ empfänglich sind. Zwar sieht das Strafvollzugsgesetz in § 3 StVollzG vor, dass ein möglicher Schaden minimiert werden sollte, diese gesetzliche Regelung ist aber umso schwerer umzusetzen, je größer der subkulturelle Einfluss in einer geschlossenen Einrichtung ist.

§ 3 StVollzG:

» Das Leben im Vollzug soll den allgemeinen Lebensverhältnissen soweit als möglich angeglichen werden. Schädlichen Folgen des Freiheitsentzuges ist entgegenzuwirken. Der Vollzug ist darauf auszurichten, dass er dem Gefangenen hilft, sich in das Leben in Freiheit einzugliedern.

Dieser Fall dient somit nicht nur der Erörterung rechtlicher Aspekte, er dient insbesondere auch der kritischen Sicht auf psychiatrische Interventionen und deren Begründung. Im Grundsatz geht es bei diesem Fall zwar um die Entscheidung, ob eine stationäre Unterbringung gemäß § 126a StPO angemessen erscheint oder nicht, das dargestellte Geschehen eignet sich aber gleichzeitig dazu, Besonderheiten des delinquenten Verhaltens Jugendlicher zu beleuchten. Es erscheint mir sinnvoll, auf diese Besonderheiten einzugehen. Dadurch wird die Darstellung bewusst umfangreich.

■ Wie würden Sie als Richter entscheiden?

Der Fall soll anhand der Anregungen der Klinikärzte und des Gutachtens eines hinzugezogenen Psychiaters dargestellt werden. Stellen Sie sich vor, Sie müssten anhand der nachfolgenden Ausführungen entscheiden, ob der Jugendliche eingewiesen werden sollte oder nicht.

Aktenauswertung

Den Unterlagen war zu entnehmen, dass der 15-jährige B. zwei spielende Jungen (4 und 6 Jahre alt) angesprochen hatte, zum Fußballspielen mitzukommen. Er habe die Kinder dann überredet, ihn in seine Wohnung zu begleiten. In der Wohnung habe er den beiden Jungen gesagt, sie sollten die Hosen herunterziehen. Er habe ebenfalls seine eigene Hose herunter gezogen und die Kinder dann aufgefordert, seinen Penis anzufassen. Der ältere Junge habe sich geweigert, der jüngere habe den Penis angefasst. Dann hätten alle drei wieder die Hosen hochgezogen. B. habe den beiden Kindern danach erklärt, dass sie nichts erzählen dürften und ihnen Matchboxautos geschenkt.

Den Vernehmungsprotokollen war zu entnehmen, dass die beiden Kinder nicht verängstigt gewirkt hätten. Das jüngere Kind habe lediglich etwas bedrückt gewirkt, weil es sein Versprechen, nichts zu sagen, nicht eingehalten habe. Bei seiner Vernehmung gab B. spontan zu, dass er mit zwei kleineren Jungen auf dem Hof Fußball gespielt und danach auch noch ferngesehen habe. Auf die Nachfrage, ob noch etwas gewesen sei, war im Protokoll dokumentiert: „...wird B. ziemlich blass, setzt sich in einen Sessel und gibt an, das eigentlich alles nicht gewollt zu haben. Er wisse gar nicht wie es dazu gekommen sei, dass man sich ausgezogen habe."

Nach Unterrichtung des Jugendamtes durch die Polizei wurde ein Antrag zum Entzug der elterlichen Sorge gestellt. Mit Beschluss des Jugendgerichts wurde daraufhin den Eltern das Sorgerecht vorläufig entzogen. Es erfolgte die stationäre Aufnahme in der Kinder- und Jugendpsychiatrie des zuständigen Landeskrankenhauses.

Wie bereits zuvor dargelegt wurde, beschränkt sich die Unterbringung nach § 81 StPO auf 6 Wochen. Im vorliegenden Fall war die Klinik offensichtlich davon überzeugt, dass eine längere Unterbringung und eine spätere Einweisung in eine forensische Psychiatrie erforderlich sein würden. Mit Schreiben des Jugendamtes an die Staatsanwaltschaft wurde deshalb mitgeteilt:

„Laut heutiger Mitteilung der Stationsärztin in der Kinder- und Jugendpsychiatrie … steht die Entlassung des Minderjährigen in Kürze an, sofern kein Antrag seitens der Staatsanwaltschaft erteilt wird. B. bewegt sich nach Einschätzung der Ärztin auf eine sexuelle Delinquenz zu und benötigt spezielle therapeutische Unterstützung in einer entsprechenden Spezialeinrichtung für delinquente Jugendliche."

Diese Mitteilung ist somit eine Anregung, die auf 6 Wochen begrenzte Unterbringung gemäß § 81 StPO in eine Unterbringung gemäß § 126a StPO umzuwandeln. Der Jugendrichter hatte nun zu entscheiden, ob er diesem Antrag folgen sollte. Da es den Klinikärzten nicht gelungen war, innerhalb der stationären Behandlungszeit von 5 Wochen eine fundierte ärztliche Stellungnahme vorzulegen, beauftragte der Jugendrichter einen externen Psychiater mit einer Begutachtung. Mit dem Auftrag zur Begutachtung erfolgte gleichzeitig der Auftrag, die angeregte Unterbringung zu überprüfen.

Ergebnis der psychiatrischen Untersuchung

„Biographische Anamnese
B. wuchs in sehr belastenden Familienverhältnissen auf. Die Spannungen zwischen den Eltern habe er bewusst seit seinem 6. Lebensjahr miterlebt. Die Eltern hätten sich häufig gestritten. Drei Monate vor dem Ereignis sei es dann endgültig zur Trennung gekommen. Der ältere Bruder (17 Jahre) sei zur Mutter gezogen, er sei bei seinem Vater geblieben. Mit dem Vater verstehe er sich sehr gut, er sei sein bester Freund. Andere gute Freunde habe er nicht.
Die Kindergartenzeit wird als sehr schöne Zeit erinnert. Damals habe er auch viele Freunde gehabt. In der Grundschule habe er sich nicht wohl gefühlt. Er sei von den Lehrern ‚teilweise links liegen gelassen' worden. Gelernt habe er wenig. Später habe er häufig die Schule gewechselt, ‚habe viel Stress gehabt'. Er sei in der Schule ‚immer kribbelig' gewesen. Habe überall schlechte Noten gehabt. Er habe noch keine Berufsziele. Er interessiere sich für Fußball. Mit seinem Vater und dessen Freund gehe er häufig ins Fußballstadion.
Seit seinem 11. Lebensjahr befriedige er sich regelmäßig mit Samenerguss. Er habe dann mit 14 Jahren mitbekommen, dass andere Jungen später entwickelt seien. Zur Stimulation gucke er sich Pornohefte an, auf denen Paare beim Sexualverkehr abgebildet seien. Er besitze auch Porno-CDs, die ihm ein Klassenkamerad aus dem Internet heruntergeladen habe. Erstmals richtig verliebt sei er mit 10 Jahren gewesen. Das Mädchen habe aber seine Zuneigung nicht erwidert. Ein Jahr später habe er sich in ein noch schöneres Mädchen verknallt. Diese sei ganz schnippisch gewesen und habe ihn links liegen gelassen. Später habe er sich noch in drei weitere Mädchen verknallt. Eine Freundschaft habe sich aber nie entwickelt. Es sei auch nie zum Austausch von Zärtlichkeiten gekommen.
Die Exploration ließ erkennen, dass durch die enge Bindung an den Vater die Rollenfindung in einer Gleichaltrigen-Gruppe deutlich erschwert wurde. Zwar erfuhr B. durch den Vater eine intensive emotionale Zuwendung, eine Entwicklung zur Selbstständigkeit und die erforderliche Ablösung aus der engen väterlichen Bindung unterblieben aber. Damit war auch die Kontaktaufnahme zu Gleichaltrigen erschwert. Entsprechend hilflos wirkte das Bemühen, Kontakt zu gleichaltrigen Mädchen aufzunehmen.

Testdiagnostik und Interpretation der Befunde
Da umschriebene Funktionsschwächen des Zentralnervensystems (minimale zerebrale Dysfunktion) die Wahrnehmung, Aufmerksamkeit, Aktivitätskontrolle, Erregungsregulation, Lernvorgänge, Informationsspeicherung, Steuerung der Motorik sowie die Koordination der Sinnesorgane beeinträchtigen können, erfolgte eine testdiagnostische Abklärung des zerebralen Funktionsniveaus (DCS, Benton). Aufgrund der Untersuchungsergebnisse konnte eine zerebrale Dysfunktion ausgeschlossen werden. Zudem zeigten weitere testdiagnostische Befunde zur Intelligenz und Affektivität, dass eine kognitive oder affektive Beeinträchtigung ausgeschlossen werden konnte. Die Untersuchungsergebnisse sprachen insgesamt eindeutig dafür, dass B. zur Zeit der Tat nach seiner sittlichen und geistigen Entwicklung reif genug war, das Unrecht der Tat einzusehen und nach dieser Einsicht zu handeln."

▪ **Problemerörterung**

Im Gegensatz zu sexuellen Handlungen Erwachsener, dienen sexuelle Handlungsweisen bei Jugendlichen oft nur der Befriedigung einer sexuellen Neugier. Hierzu gehören auch die gelegentlichen Sexualkontakte von Jugendlichen an kleinen Kindern. So ist im Gegensatz zu Erwachsenen bei Jugendlichen nicht eine progrediente, suchtartige Verlaufsform sexueller Deviation die Regel, sondern eher der passagere Charakter der Verhaltensabweichung. Von der Kennzeichnung als Missbrauch werden deshalb sexuelle Kontakte zwischen Jugendlichen im Allgemeinen ausgenommen. Besonders zu berücksichtigen sind dabei Sexualkontakte, die von den Minderjährigen nicht als verletzend oder verstörend erlebt worden sind. Auch wenn im vorliegenden Fall diese Voraussetzungen nicht eindeutig vorlagen, so weist das Tatgeschehen aber ein analoges Muster auf, das eine entsprechende Einordnung durchaus rechtfertigt. Aus der Exploration und den testdiagnostischen Ergebnissen ergab sich zudem, dass eine Paraphilie nicht vorlag. Die sexuelle Präferenz war nicht auf Jungen ausgerichtet, sondern auf das weibliche Geschlecht.

Grundsätzlich lässt sich die vorliegende Verhaltensauffälligkeit als Störung des Sozialverhaltens (ICD-10: F 91, F 92) diagnostizieren. Bei Störungen des Sozialverhaltens ist aber zu differenzieren, ob es sich um gelegentliche Regelverstöße, Konfliktlösungsversuche und Verhaltenserprobungen im Verlauf einer im Wesentlichen ungestörten Entwicklung handelt oder aber um auffällige Verhaltensweisen, im Zusammenhang mit anderen Störungsmustern. Bei der Klassifikation psychischer Störungen im Kindes- und Jugendalter müssen zudem Besonderheiten der psychosozialen Umstände und eine Beurteilung der psychosozialen Anpassung grundsätzlich mit berücksichtigt werden. Psychische Störungen im Kindes- und Jugendalter beruhen zumeist auf einem Zusammenwirken unterschiedlicher Bedingungen und auf deren Wechselwirkung. Das Augenmerk ist deshalb nicht nur auf Risiken und Belastungen zu richten, es müssen insbesondere auch die protektiven Bedingungen mit erfasst werden. Protektive Bedingungen zu erhalten und protektive Erfahrungen möglich zu machen, ist von gleicher, manchmal sogar größerer Bedeutung als die Reduktion von Risiken und Belastungen.

Bei den meisten Ersttätern von Sexualdelikten sind spezifische Behandlungsmaßnahmen nicht indiziert. In der Regel kommt es zu einem spontanen Rückbildungsprozess, der möglichst nicht durch dramatische Reaktionen, seien sie nun straf- oder behandlungsorientiert, unterbrochen werden sollte. Nicht selten leiden diese Jugendlichen unter einer fehlenden Bestätigung ihrer männlichen Rolle. Darum reichen in der Regel zumeist reine sozial-therapeutische Maßnahmen, wie die Eingliederung in eine Jugendgruppe oder die Bestätigung durch eine praktische oder sportliche Leistung.

Zusammenfassend kam der Gutachter zu folgender Beurteilung:

Beurteilung

„Die Untersuchungsergebnisse sprechen dafür, dass B. zur Zeit der Tat nach seiner sittlichen und geistigen Entwicklung reif genug war, das Unrecht der Tat einzusehen und nach dieser Einsicht zu handeln.

Bei B. liegen keine gravierenden Störungen vor, die einer intensiven Behandlung bedürften. Insbesondere leidet B. nicht an einer Paraphilie. Die sexuelle Handlungsweise ist am ehesten auf die Befriedigung einer sexuellen Neugier zurückzuführen. Die Verhaltensauffälligkeiten lassen sich insgesamt als Störung des Sozialverhaltens einordnen (ICD-10: F 91, F 92). Mit ursächlich für die Verhaltensauffälligkeiten sind anhaltende Spannungen in der Familie, mit einer daraus resultierenden ambivalenten Bindung an die Eltern. Dadurch wird das Erlernen sozialer Fertigkeiten in einer Gleichaltrigengruppe deutlich erschwert. Dies wiederum erschwert den Umgang mit Gleichaltrigen und führt zu Spannungen, wie sie in der Vergangenheit mehrfach in der Schule beobachtet wurden.
Aus ärztlicher Sicht war zum Tatzeitpunkt die Fähigkeit zur Einsicht einer unrechtmäßigen Handlung vorhanden. Gleichzeitig kann aber nicht sicher ausgeschlossen werden, dass B. nur unzureichend in der Lage war, die Einsicht reflektierend in seine Handlungsweise einzubeziehen, so dass zwar nicht von einer erheblich verminderten, aber von einer verminderten Steuerungsfähigkeit ausgegangen werden kann."

Zu welcher Erkenntnis sind Sie nun gekommen und welche Entscheidung würden Sie treffen? Erachten Sie das Vergehen als so gravierend und so gefährlich, dass Sie den Jugendlichen zur weiteren Begutachtung in eine forensische Klinik einweisen und ihn später dann gemäß § 63 StGB in dieser Klinik behandeln lassen würden? Würden Sie ihn zu einer Haftstrafe ohne Bewährung verurteilen, die in einer Jugendanstalt mit einer sozialtherapeutischen Abteilung zu vollstrecken wäre? Oder würden Sie dem externen Gutachter folgen und eine ambulante Maßnahme anordnen?

▪ Problemerörterung

Im vorliegenden Fall war der Jugendliche gemäß § 81 StPO in eine psychiatrische Klinik eingewiesen worden. Normalerweise würde man vor Ablauf von 6 Wochen eine aussagefähige psychiatrische Stellungnahme erwarten. Tatsächlich lag aber ein entsprechendes Gutachten nach Ablauf von 5 Wochen immer noch nicht vor. Es wurde lediglich der Verdacht geäußert, dass sich Anhaltspunkte für eine Unterbringung gemäß § 63 StGB ergeben hätten.

Bei dieser Einschätzung wäre eine Einweisung nach § 126a StPO durchaus möglich gewesen. Wollte man eine unbefristete Unterbringung aber vermeiden, war der verbleibende Zeitrahmen für eine Begutachtung unter stationären Bedingungen nur noch sehr kurz. Tatsächlich musste der später hinzugezogene Gutachter einen Teil der Exploration im Anschluss an die stationäre Unterbringung durchführen. Durch eine bessere Nutzung der 6 Wochen hätte dies vermieden werden können.

Wie bereits erwähnt wurde, ist bei einer Unterbringung gemäß § 126a StPO der Zeitraum der Unterbringung nicht auf 6 Wochen beschränkt. Diese Form der Unterbringung darf aber nur angeordnet werden, wenn deutliche Anhaltspunkte für eine spätere Unterbringung nach § 63 StGB bestehen. Da eine Unterbringung gemäß § 126a StPO in der Regel auf forensisch-psychiatrischen Abteilungen erfolgt, ist man bei Jugendlichen in ihrer Anordnung eher zurückhaltend. Alternativ wird bei

Jugendlichen – wie im vorliegenden Fall – eher eine Unterbringung gemäß § 81 StPO angeordnet. Diese Unterbringung kann dann in der Jugendpsychiatrie oder in einem regulären psychiatrischen Krankenhaus erfolgen. Ergeben sich dabei dann tatsächlich gravierende Verdachtsmomente für eine eher skeptisch zu stellende Gefährlichkeitsprognose, kann die Unterbringung gemäß § 126a StPO immer noch nachträglich angeordnet werden.

Die Anregung zur Einweisung in eine forensisch-psychiatrische Abteilung war im vorliegenden Fall kritisch zu sehen. Tatsächlich ist diese Einweisung auch nicht erfolgt. Der Jugendrichter entschied sich für eine ambulante Maßnahme. Und Sie?

3.7 Überstellung und Verlegung

In der Regel erfolgen ärztlich indizierte Überstellungen oder Verlegungen in ein Krankenhaus oder in eine andere Anstalt, wenn eine angemessene medizinische Versorgung in der eigenen Einrichtung nicht mehr gewährleistet werden kann. Eine Verlegung ist aber auch möglich, wenn das Arzt-Patienten-Vertrauensverhältnis gravierend gestört ist. Nachfolgend werden die rechtliche Grundlage und die Modalitäten zur Verlegung oder Überstellung dargestellt.

3.7.1 Verlegung eines kranken Gefangenen in ein Krankenhaus oder in eine besser geeignete Justizvollzugsanstalt

Ein Gefangener muss verlegt oder zeitlich befristet überstellt werden, wenn das Leistungsspektrum der Anstalt für eine angemessene medizinische Versorgung nicht ausreicht. Dabei ist zunächst zu prüfen, ob eine kurzfristige Überstellung in eine Anstalt mit funktionsfähiger Krankenabteilung oder in das Justizvollzugskrankenhaus ausreicht oder ob es erforderlich ist, den Gefangenen zu verlegen, so dass er auf Dauer oder zumindest für eine längere Zeit in einer anderen Anstalt oder im Krankenhaus verbleibt. Kann auch das Justizvollzugskrankenhaus keine angemessene Versorgung leisten, erfolgt die Einweisung in ein öffentliches Krankenhaus.

Wie auch im ► Abschn. 4.4 („Psychiatrische Versorgung") dargelegt wird, orientiert sich die medizinische Versorgung der Gefangenen am Sozialgesetzbuch 5. Gleichzeitig besteht aber im Justizvollzug ein Primärarztsystem. Im Gegensatz zu den Patienten außerhalb des Justizvollzuges, hat der Gefangene somit keine freie Arztwahl. Dies kann u. U. Schwierigkeiten mit sich bringen. Ist nämlich das Vertrauensverhältnis zwischen Arzt und Patienten (Gefangenen) gravierend gestört, so ist zu prüfen, ob die medizinische Betreuung in der Anstalt weiterhin gewährleistet ist. Sind mehrere Ärzte in einer Anstalt tätig, so kann über eine interne Regelung die medizinische Behandlung auf eine andere Ärztin oder einen anderen Arzt übertragen werden. Besteht diese Möglichkeit nicht und sieht sich der Anstaltsarzt nicht mehr in der Lage, eine angemessene Behandlung zu gewährleisten, muss der Gefangenen zwangsläufig in eine andere Anstalt verlegt werden.

3.7.2 Rechtliche Grundlagen

Die gesetzlich geregelte freie Heilfürsorge der Gefangenen orientiert sich an den Leistungen des Sozialgesetzbuches 5.

Ist eine adäquate Behandlung in der Anstalt nicht möglich, besteht die Aussicht, erkrankte Gefangene in eine Anstalt mit einer leistungsfähigeren medizinischen Abteilung oder in ein Krankenhaus zu verlegen.

§ 63 NJVollzG:

> (1) Eine kranke Gefangene oder ein kranker Gefangener kann in ein Anstaltskrankenhaus oder in eine für die Behandlung der Krankheit besser geeignete Anstalt überstellt oder verlegt werden.
> (2) Kann eine Krankheit in einer Anstalt oder einem Anstaltskrankenhaus nicht erkannt oder behandelt werden oder ist es nicht möglich, die Gefangene oder den Gefangenen rechtzeitig in ein Anstaltskrankenhaus zu überstellen oder zu verlegen, so ist sie oder er in ein Krankenhaus außerhalb des Vollzuges zu bringen.

Die Regelung im Niedersächsischen Justizvollzugsgesetz entspricht im Wesentlichen der Regelung im Strafvollzugsgesetz.

§ 65 StVollzG:

> (1) Ein kranker Gefangener kann in ein Anstaltskrankenhaus oder in eine für die Behandlung seiner Krankheit besser geeignete Vollzugsanstalt verlegt werden.
> (2) Kann die Krankheit eines Gefangenen in einer Vollzugsanstalt oder einem Anstaltskrankenhaus nicht erkannt oder behandelt werden oder ist es nicht möglich, den Gefangenen rechtzeitig in ein Anstaltskrankenhaus zu verlegen, ist dieser in ein Krankenhaus außerhalb des Vollzuges zu bringen.

3.7.3 Kündigung des Behandlungsvertrages durch den Arzt

Wie bereits eingangs erwähnt wurde, ist das Vertrauensverhältnis zwischen Arzt und Patienten Voraussetzung für eine angemessene Behandlung. Auch wenn die Anstaltsärztin oder der Anstaltsarzt grundsätzlich verpflichtet ist, die zugewiesenen Gefangenen angemessen zu behandeln, gibt es doch Gründe diese Behandlung abzulehnen.

Ein wichtiger Grund für die Kündigung eines Behandlungsvertrages durch den Arzt liegt dann vor, wenn durch das Verhalten des Gefangenen das Vertrauensverhältnis gravierend erschüttert worden ist. Die Verweigerung ärztlicher Anordnungen, Beschimpfungen oder Bedrohungen, berechtigen die behandelnde Ärztin oder den behandelnden Arzt die Weiterbehandlung abzulehnen. Es ist einer Anstaltsärztin nicht zumutbar, nach versuchter Geiselnahme oder der Androhung, ihr die Augen auszustechen, den Gefangenen weiterhin zu behandeln. Die Indikation zur Verlegung eines solchen Gefangenen ist eindeutig und somit in der Regel unproblematisch. Ist das Verhalten des Gefangenen aber nicht so bedrohlich und wird erkennbar, dass es sich um einen sog. „Vollzugsstörer" handelt, kann sich eine Verlegung gelegentlich schwierig gestalten. Als Beispiel soll deshalb bewusst ein weniger dramatischer Fall gewählt werden, zumal sich hier die Vielschichtigkeit der Problematik besonders deutlich zeigt.

Fallbeispiel

Durch eine Vielzahl von unbegründeten Eingaben, Dienstaufsichtsbeschwerden und Strafanzeigen, hatte der Gefangene B. eine Atmosphäre geschaffen, die eine vertrauensvolle Zusammenarbeit zwischen behandelnder Ärztin und Patienten nicht mehr zuließ. Die erst kurz zuvor eingestellte und damit recht unerfahrene Anstaltsärztin fühlte sich zunehmend hilflos. Die fehlende vollzugliche Erfahrung hatte dazu geführt, dass den unbegründeten Anträgen des Gefangenen B. in der Regel entsprochen wurde. Leider hatte dieses Entgegenkommen aber nicht zu einer atmosphärischen Entspannung geführt. Im Gegenteil hatte die Anspruchshaltung des Herrn B. im Sinne eines circulus vitiosus weiter zugenommen. Der Gefangene drängte nach einer Vielzahl von Behandlungsmaßnahmen, die intramural in der Justizvollzugsanstalt nicht erbracht werden konnten.
Da die Anstaltsärztin zunehmend in Bedrängnis geriet, wandte sie sich in ihrer Not an die Fachaufsicht. Sie war kaum noch arbeitsfähig, saß bis in die Nächte hinein vor ihren Stellungnahmen zu den Anzeigen und Beschwerden des Gefangenen und wusste sich nicht mehr zu helfen. In welcher Form der Gefangene mit der Anstaltsärztin kommunizierte, wird aus folgendem Schriftverkehr deutlich: „... Offenbar reichen Ihnen die gegen Sie eingereichten Strafverfahren und die Zivilklagen noch nicht aus. Aufgrund Ihrer Äußerungen leite ich daher ein weiteres Strafverfahren ein. Letztlich hoffe ich in Ihrem Interesse, dass Sie einen Termin beim Handchirurgen vereinbart haben, ansonsten geht das nächste Verfahren raus."

Zur Entlastung der Anstaltsärztin wurden die Behandlung und der Schriftverkehr vorübergehend von der medizinischen Fachaufsicht übernommen. Dabei zeigte sich, dass bis dahin allen Anliegen des Gefangenen entsprochen worden war. Eine Vielzahl von nicht-indizierten Facharztüberweisungen waren bereits durchgeführt oder zukünftig eingeplant worden. Und da der Gefangene nicht arbeiten wollte, war er auch von der Arbeitspflicht befreit worden. Um sich einen Überblick zu verschaffen, wurde der Gefangene eingehend von der medizinischen Fachaufsicht exploriert und untersucht. Dabei wurde folgender Befund erhoben und folgende Empfehlung ausgesprochen:

Explorationsergebnis

„Nachdem sich Herr B. u. a. über eine verzögerte Vorstellung in der Handchirurgie beschwert hatte, obwohl diese konsiliarärztliche Untersuchung nicht indiziert war, und weitere Konsile bei einem Neurologen und Kardiologen terminiert worden waren, erfolgte am ... eine Abklärung des aktuellen Befundes durch die medizinische Fachaufsicht. Die Untersuchung (siehe für die Ärzte beigefügtes neurologisches Gutachten) ergab – wie bereits im D-Arzt-Befund festgehalten – keine gravierende Beeinträchtigung der linken Hand. Eine weitere Diagnostik, insbesondere in der Handchirurgie, war und ist auch weiterhin nicht indiziert. Das zuletzt eingeschlagene Vorgehen, mit der Anregung zu weiteren konsiliarärztlichen Untersuchungen und

damit zu einer Chronifizierung der Anspruchshaltung des Herrn B., wurde deshalb unterbrochen.
Wie im neurologischen Gutachten dargelegt, ist Herr B. grundsätzlich arbeitsfähig. In Anbetracht der langen Krankschreibungen erscheint es aber ratsam, ihn behutsam an die Realitäten zu gewöhnen. Er sollte deshalb zwar dringend wieder arbeitsfähig geschrieben werden, dies aber mit der vorübergehenden Einschränkung, die linke Hand nur unterstützend einzusetzen."

Empfehlung:
„Bei der medizinischen Betreuung des Herrn B. sind solide allgemeinmedizinische und psychiatrische Aspekte zu berücksichtigen. Zudem sollten die behandelnden Ärztinnen und Ärzte über eine gute vollzugliche Erfahrung verfügen. Diese Voraussetzungen sind in der JVA Y gegeben. Im Gegensatz zur JVA X, können in Y umfangreiche Untersuchungen intramural erfolgen. Zudem verfügt die Anstalt über einen vollzugserfahrenen Psychiater, der eine kontinuierliche Begleitung – sofern langfristig ein therapeutischer Zugang möglich sein sollte – gewährleisten könnte. Die Verlegung ist deshalb dringend zu betreiben."

Das Schreiben wurde an die Anstaltsleitungen und an die Ärztinnen und Ärzte der beiden Justizvollzugsanstalten geschickt, mit der Bitte um Kenntnisnahme und Absprache zur Verlegung. Nachrichtlich wurde das Schreiben den zuständigen Mitarbeitern des Justizministeriums zur Kenntnis gegeben.

Tatsächlich erfolgte dann auch eine Verlegung. Diese dauerte aber nicht sehr lange. Bereits nach wenigen Wochen meldete sich die Anstaltsärztin und wies darauf hin, dass man den Gefangenen wieder zurückverlegen wolle.

Daraufhin ging ein Schreiben an die Anstaltsleitung:

▪ Brief an die Anstaltsleitung

„Sehr geehrter Herr…,
Mir wurde mitgeteilt, dass Sie die Absicht haben, den Gefangenen B. wieder in die JVA X zurückzuverlegen.
Medizinische Gründe sprechen eindeutig gegen eine Verlegung des Herrn B. in die JVA X.
Derzeit kann in der JVA X keine angemessene hauptamtliche ärztliche Versorgung des Gefangenen erfolgen. Ich bitte deshalb den Gefangenen weiterhin in der besser geeigneten Anstalt Y zu betreuen. Sollte in absehbarer Zeit in der JVA X eine angemessene hauptamtliche ärztliche Versorgung möglich sein, werde ich mich für eine Rückverlegung einsetzen. Bis dahin bitte ich den Gefangenen in der JVA Y zu belassen."

Dieser Bitte entsprach der Anstaltsleiter der JVA Y nicht, da er der Überzeugung war, die Überstellung sei auf sein wohlwollendes Entgegenkommen zurückzuführen. Auch wenn seine Anstalt eine bessere medizinische Betreuung gewährleisten könne, sei er zur Übernahme des Gefangenen keineswegs verpflichtet. Er beabsichtigte deshalb weiterhin, den Gefangenen wieder zurückzuverlegen. Mit Erlass musste er schließlich dazu angewiesen werden, die Verlegung zu unterlassen.

Eine Aufsichtsbehörde ist in der Regel bemüht, Schwierigkeiten einvernehmlich zu regeln. Weisungen sind kein guter Führungsstil; gelegentlich aber unerlässlich und die einzige Reaktionsmöglichkeit, wenn eine kooperative Lösung nicht möglich ist. Im vorliegenden Fall hatte der Anstaltsleiter offensichtlich nicht erkannt, dass es sich um eine Maßnahme gemäß § 65 StVollzG handelte, d. h. um eine unbefristete Verlegung zur Behandlung in eine für die medizinische Versorgung besser geeignete Anstalt. Es wurde ihm deshalb erläuternd mitgeteilt: „Da die Verlegung aus medizinischen Gründen erfolgte und da eine angemessene Betreuung des Gefangenen B. in der JVA X in absehbarer Zeit nicht möglich ist, weise ich Sie hiermit erneut an, den Gefangenen in der JVA Y zu behalten."

Der Gefangene verbleibt schließlich in der Anstalt. Trotz dieser Arbeitsentlastung kündigte die Anstaltsärztin kurze Zeit später. Die Trennung vom Vollzug führte aber nicht zur erhofften Vermeidung weiterer Belästigungen. Kurz nach ihrem Ausscheiden aus dem Justizvollzug schrieb die Ärztin Folgendes an die Fachaufsicht.

„Sehr geehrter Herr Dr. ...,
leider muss ich mich erneut wegen des Inhaftierten B. an Sie wenden. Obwohl ich seit dem 1. Januar dieses Jahres nicht mehr für die Justiz tätig bin, werde ich weiterhin von Herrn B. beschäftigt.
Mit Schreiben des Landgerichtes ... vom ... bin ich zu einer Stellungnahme zu einem Antrag von Herrn B. auf Prozesskostenhilfe aufgefordert worden. Das Gericht hat mir eine Frist von drei Wochen eingeräumt. Herr B. hat das Anliegen, soweit ich verstehe, einen Schadensersatzanspruch von € 6.000 gegen mich durchzusetzen. Ich gehe davon aus, dass Sie mich auch weiterhin bei der Abwehr unsinniger, absurder und abwegiger Anliegen des Inhaftierten unterstützen werden. Darüber hinaus sind die Ausführungen von Herrn B. teilweise auch beleidigend und ehrabschneidend. Auf den Inhalt gehe ich im Detail nicht ein, da die Vorgänge Ihnen bekannt sind, da von mir sämtliche Vorgänge an Sie weitergeleitet worden sind."

▪ Problemerörterung

Im vorliegenden Fall sind zwei Problembereiche tangiert, die Gefahr eines Übernahmeverschuldens und die fehlende angstfreie Behandlungsatmosphäre.

Voraussetzung für jede ärztliche Behandlung ist eine angstfreie Arbeitsatmosphäre. Hat die Ärztin Angst vor ihrem Patienten und ist sie somit nicht frei in ihren Entscheidungen, so kann sie auch nicht mehr adäquat reagieren. Erschwerend kommt hinzu, dass sich die Ärztin auch in ihrem medizinischen Handeln sicher fühlen muss. Wer als Ärztin oder Arzt an die Grenzen der persönlichen Fähigkeiten gelangt, muss entweder Konsiliarärzte hinzuziehen oder den Patienten überweisen. Andernfalls begeht die Ärztin oder der Arzt ein Übernahmeverschulden.

Da sich die Ärztin in der Allgemeinmedizin unsicher fühlte (sie war keine Fachärztin für Allgemeinmedizin) und den Anzeigen und Beschwerden hilflos ausgeliefert war, versuchte sie durch ein extremes Entgegenkommen den Gefangenen zu „besänftigen". Dadurch verschwammen die Grenzen, die für ein Arbeitsbündnis dringend erforderlich sind. Eine angemessene Behandlung war unter diesen Gegebenheiten in dieser Anstalt nicht mehr möglich. Eine Verlegung war somit unvermeidbar. Interessanterweise unterließ der Gefangene in der neuen Anstalt sein aufbegehrendes Verhalten. Hier wurde er allerdings auch von erfahrenen Ärztinnen und Ärzten behandelt, die nicht nur einen hohen medizinischen Behandlungsstandard gewährleisten konnten, sondern auch vollzugserfahren waren und sich deshalb von den angedrohten Anzeigen und Beschwerden nicht beeindrucken ließen.

3.8 Gefangenentransport

In diesem Abschnitt werden die Vorschriften und die Modalitäten für alle Transportarten dargelegt. Erläutert wird der Begriff der Transportfähigkeit. Die sog. „Flugreisetauglichkeit" ist nicht Gegenstand dieses Abschnitts.

Relativ häufig hat der ärztliche Dienst darüber zu entscheiden, ob der Transport eines Gefangenen im Rahmen des üblichen Sammeltransports erfolgen kann oder ob ein Einzeltransport medizinisch angezeigt ist. Verständlicherweise wünschen Gefangene häufig einen Einzeltransport und begründen dies mit diversen körperlichen oder psychischen Problemen. Der Arzt muss dann entscheiden, wie gravierend diese Beeinträchtigungen sind und ob sie einen Einzeltransport rechtfertigen. Zwar ist ein Einzeltransport auf Wunsch des Gefangenen grundsätzlich möglich, der Gefangene hat dann aber die Transportkosten selbst zu tragen. Das medizinische Attest dagegen befreit ihn von diesen Kosten.

3.8.1 Regelwerk

Die Durchführung von Gefangenentransporten ist in den Gefangenentransportvorschriften der Länder bzw. in der **Gemeinsamen Vorschrift für alle Transportarten** geregelt:

» Diese Vorschrift regelt den Transport von Gefangenen, soweit es sich nicht um Ausführungen, um Überstellungen am selben Ort, um Transporte zwischen Teilen einer Justizvollzugseinrichtung oder um Fahrten zu Arbeitsstellen handelt. Auf Transporte zum Zwecke der Vorführung ist die Vorschrift nur anzuwenden, wenn ein Vorführungsbefehl nach § 457 StPO erlassen ist.
Gefangene im Sinne dieser Vorschrift sind:
a. Strafgefangene sowie Personen, gegen die auf eine mit Freiheitsentziehung verbundene Maßregel der Besserung und Sicherung erkannt ist,
b. Untersuchungsgefangene sowie einstweilig Untergebrachte (vgl. § 126 a StPO),

c. Personen, die aufgrund eines Haftbefehls oder eines Vorführungsbefehls (zur Vollstreckung einer Freiheitsstrafe) von der Polizei festgenommen worden sind,
d. Zivilhaftgefangene,
e. Auslieferungsgefangene
f. abzuschiebende Ausländerinnen und Ausländer.

Nach dieser Vorschrift sind Gefängnisinsassen und Patienten aus Maßregelvollzugseinrichtungen grundsätzlich im Sammeltransport zu befördern. Dagegen sind im Einzeltransport zu befördern:

» a. jugendliche und heranwachsende Untersuchungsgefangene und Gefangene im Jugendstrafvollzug, die im Sammeltransport von erwachsenen Gefangenen nicht getrennt werden können,
b. Gefangene, bei denen die Auftragsstelle ausnahmsweise aus zwingenden Gründen z. B. wegen besonderer Gefährlichkeit des Gefangenen oder wegen Dringlichkeit der Beförderung diese Transportart angeordnet hat,
c. Gefangene, bei denen nach der **Feststellung** einer Ärztin oder eines Arztes der Justizvollzugseinrichtung oder Polizei oder einer Amtsärztin oder eines Amtsarztes die Beförderung im Sammeltransport aus gesundheitlichen Gründen nicht angezeigt ist,
d. weibliche Gefangene von Beginn der 21. Schwangerschaftswoche an,
e. Zivilhaftgefangene, die im Sammeltransport von anderen Gefangenen nicht getrennt werden können.

Ein Gefangenentransport darf nur durchgeführt werden,

» wenn der medizinische Dienst die **Transportfähigkeit** festgestellt und auf dem **Transportschein** bescheinigt hat. Stellt dieser eine mögliche Gefährdung durch Blut- oder Sekretkontakt fest, so ist dies auf dem Transportschein zu vermerken.

Sind für Gefangene Arzneimittel mitzugeben oder erscheinen besondere Behandlungshinweise für den Transport und für die Bestimmungsstelle angezeigt, so hat der medizinische Dienst dies in einer besonderen Anlage zum Transportschein zu vermerken.

3.8.2 Das grobe Prinzip

In einem ersten Schritt ist zu entscheiden, welche Beeinträchtigungen vorliegen und ob ein Transport überhaupt möglich ist. Dazu ist Folgendes zu prüfen:

1. Besteht Transportfähigkeit? Liegend oder sitzend? Im Einzel- oder im Sammeltransport?
2. Müssen Medikamente und/oder medizinische Unterlagen (Befunde/Briefe u. ä.) mitgegeben werden?
3. Ist die aufnehmende Anstalt (Medizinische Abteilung) vorab zu informieren? Sind besondere medizinische Versorgungsmöglichkeiten in der/den aufnehmenden Anstalt/en vorab zu klären bzw. sicherzustellen?

Relativ häufig wird „Platzangst", im Sinne von Angst in engen Räumen, also eigentlich Klaustrophobie und nicht Agoraphobie, als Grund für einen Einzeltransport angeführt. Wer selbst schon einmal Angst in einem engen Fahrstuhl erlebt hat, mag sich vorstellen, was eine stundenlange Fahrt in einem Bus, eingeschlossen in einer engen Kabine mit kleinem Guckloch, bedeuten mag. Wenn andererseits das Zauberwort „Platzangst" jeweils einen ärztlich attestierten Einzeltransport zur Folge hätte, müsste der Justizvollzug vermutlich zusätzliches Personal und Kleintransporter zur Verfügung stellen. Als Alternative zum Einzeltransport gibt es die Möglichkeit auf dem Transportschein „nur Transport in der Großkabine" zu vermerken und ggf. auch eine Bedarfsmedikation im Umschlag an den Transportschein anzuheften. Diese Alternative sollte deshalb vor jeder Anordnung zum Einzeltransport geprüft werden.

Bei chronisch erkrankten Gefangenen ist zu entscheiden, ob ein Sammeltransport ein besonderes, gesundheitsschädigendes Risiko oder sonst unzumutbare Umstände bedeutet. Dies wäre z. B. der Fall bei einem Patienten mit Anus praeter, bei dem eine Einzelunterbringung (Wahrung der Würde) und die hygienischen Wechsel der Beutel nicht sichergestellt werden könnten.

Ist ein Sammeltransport grundsätzlich möglich, so ist zusätzlich abzuklären, wie sich der Transport im Einzelfall darstellt. Nicht selten ist ein Sammeltransport mit mehrtägigen Unterbrechungen verbunden. Unter Umständen kann dann ein Transport in eine ca. 300 km entfernte Anstalt, mit mehreren Übernachtungen auf sog. Transportabteilungen verschiedener Anstalten verbunden sein. Die Zellen auf diesen Transportabteilungen sind häufig deutlich ungemütlicher als die Zellen im Normalvollzug. Zudem fehlt es zwangsläufig an „vertrautem" Betreuungspersonal. Entsprechend verpönt sind in der Regel diese Sammeltransporte bei Gefangenen. Gleichwohl rechtfertigen diese Unannehmlichkeiten für sich keinen Einzeltransport.

Besteht eine gravierende psychische oder körperliche Beeinträchtigung, so ist in einem weiteren Schritt abzuklären, ob eine angemessene medizinische Versorgung in den „Zwischenstationen", d. h. auf den Transportabteilungen der Anstalten, möglich ist oder ob eine unverzügliche Überstellung in die Zielanstalt erfolgen muss. Hier ist ggf. eine kurze Abklärung zu den Betreuungsmöglichkeiten zwischen den medizinischen Abteilungen der beteiligten Anstalten erforderlich. Dabei ist auch abzuklären, ob zwingend benötigte Medikamente in der aufnehmenden Anstalt vorhanden sind; dies insbesondere dann, wenn es sich um seltene und sehr spezifische Medikamente handelt, wie z. B. bestimmte Insulinpräparate, auf die der Patient eingestellt ist, antiretrovirale Substanzen, Antihypertonika usw. Von besonderem Interesse ist dabei insbesondere auch, ob ein Methadon-substituierter Gefangener in der Einrichtung substituiert werden kann.

Insbesondere bei einer Verlegung in ein anderes Bundesland – über diverse Haftanstalten, einschließlich Buswechsel und Übernachtungen – können sowohl Informationen als auch Dinge, z. B. Medikamente, im wahrsten Sinne „auf der Strecke bleiben". Es empfiehlt sich daher, zumindest die wichtigsten Informationen dem Gefangenen in einem Kurzarztbrief direkt mitzugeben. Die Aushändigung von Medikamenten bleibt absoluten Ausnahmen vorbehalten.

Diese ärztlichen Maßnahmen gewährleisten, dass bei einer Überstellung oder Verlegung eine angemessene medizinische Weiterbetreuung sichergestellt ist und gravierende körperliche Beeinträchtigungen somit vermieden werden können. Eine gewissenhafte ärztliche Abklärung zur Transportfähigkeit und zur Frage der Notwendigkeit eines Einzeltransports setzt aber zwangsläufig eine frühzeitige Einbindung des ärztlichen Dienstes voraus. Dass dies nicht immer gegeben ist, zeigen die nachfolgenden Beispiele.

3.8.3 Aus der Praxis

■ Vorbemerkungen

In einer Justizvollzugsanstalt hatte es sich eingebürgert, wenn auch nicht regelmäßig, kurz vor Transportbeginn, also sehr früh am Morgen, den Sanitätsfrühdienst beim Eintritt in die Anstalt mit dem „lockeren" Zuruf: „Beim Gefangenen X ist doch alles in Ordnung?" zu empfangen. Antwortet der Bedienstete, dass er sich dazu nicht äußern könne und erst einmal in die Gesundheitsakte schauen müsse, wird ihm dies als „unkameradschaftliches" Handeln vorgeworfen und ihm zudem unterstellt, er habe seine Patienten „nicht auf dem Schirm". In der Regel wird deshalb eine Transportfähigkeit unterstellt. Entsprechend erfolgen auch keine medizinischen Hinweise auf dem Transportschein.

Typischerweise wird bei einem Transport die verschlossene Gesundheitsakte mitgegeben. Bei der zuvor geschilderten Vorgehensweise unterbleibt dies aber zwangsläufig. Die Gesundheitsakte kommt deshalb erst mit Verzögerung in der Anstalt an. Die aufnehmende Anstalt hat somit keine Kenntnis über den Gesundheitszustand des Gefangenen. Bei einem Sammeltransport wird man zunächst davon ausgehen, dass nichts Besonderes vorliegt und den Gefangenen in die Regelsprechstunde einbestellen, sofern er sich nicht von selbst meldet. Liegt dann bis zum Untersuchungszeitpunkt die Gesundheitsakte vor und bestehen keine gravierenden Beschwerden, ist auch nichts weiter zu veranlassen und somit auch kein Schaden entstanden.

Liegt die Gesundheitsakte in der Sprechstunde nicht vor, wird dies bereits zum „leichten" Ärgernis, da eine erneute Aufnahmeuntersuchung des Gefangenen erforderlich wird. Zum „größeren" Ärgernis wird es, wenn sich der Gefangene bereits beim Zugang meldet und spezifische Medikamente verlangt. Das angeblich an diesem Tag noch nicht erhaltene Methadon führt dann zu ewig langen Telefonaten mit der medizinischen Abteilung der abgebenden Anstalt. Dort ist nicht selten der Sanitätsdienst schwer zu erreichen. Der telefonische Ansprechpartner hat in der Regel keinen Zugang zu den medizinischen Unterlagen. Oder aber der Sanitätsdienst ist zwar zu erreichen, das dringend zu verabreichende Medikament ist aber in der Anstalt nicht vorrätig. Ein Bediensteter muss dann dieses Medikament in der örtlichen Apotheke besorgen.

Zwar kann man solch „unorthodoxen" Verlegungen gelegentlich durchaus humorvolle Aspekte abgewinnen, nicht selten führen sie aber zu ernsthaften Konsequenzen. Als Beispiel soll nachfolgend aber eine humorvolle Variante dienen. Grundsätzlich hätten allerdings auch Beispiele mit ernsthaftem Hintergrund gewählt werden können.

Fallbeispiel: Verlegungsrundreise

Zwischen der psychiatrischen Abteilung eines Gefängnisses und dem regionalen Landeskrankenhaus besteht eine Absprache, wonach Gefangene im Akutfall in das

Landeskrankenhaus verlegt werden können. Im Anschluss an die stationäre Behandlung erfolgt die Rückverlegung auf die psychiatrische Abteilung. Auf der psychiatrischen Abteilung wird dann geprüft, ob eine ambulante Weiterbehandlung im Regelvollzug möglich erscheint oder ob der Gefangene auf der psychiatrischen Abteilung verbleiben muss. Ist eine ambulante Behandlung ausreichend, erfolgt die Weiterverlegung (bzw. Überstellung) in die zuständige Anstalt.
Entsprechend dieser Regelung wird der Anstaltspsychiater vom Abteilungsarzt des Landeskrankenhauses darüber informiert, dass eine Rückverlegung eines Inhaftierten vorgesehen sei. Zwischen Klinik und psychiatrischer Abteilung werden die Modalitäten und insbesondere der Verlegungszeitpunkt abgesprochen. Da der Inhaftierte erst spät am Freitag auf der psychiatrischen Abteilung eintrifft, wird nur eine kurze Zugangsuntersuchung durchgeführt und die eingehende Exploration auf einen späteren Zeitpunkt verschoben.
Zu diesem Zeitpunkt ist der Anstaltspsychiater gleichzeitig auch als vertretender Arzt in einer anderen Einrichtung tätig. Deshalb trifft er erst am Dienstag auf der psychiatrischen Station ein. Der einbestellte Inhaftierte ist auf der Abteilung nicht aufzufinden. Im Übergabebuch findet sich dann aber der Hinweis, dass der Gefangene am Montag in den frühen Morgenstunden vom „Transporthaus" angefordert worden sei.
Die „Patientensuche" wird durch ein Telefonat unterbrochen. Der Inhaftierte ist erneut überwiesen worden. Nach weiteren Recherchen ergibt sich dann Folgendes:

Ein Bediensteter hatte der Personalakte des Gefangenen entnommen, dass dieser ein Gefangener einer anderen Anstalt war und hatte daraus geschlossen, dass die Verlegung versehentlich in die falsche Anstalt erfolgt sei. Entsprechend hatte er den Gefangenen angefordert und ihn umgehend in die vermeintlich zuständige Anstalt transportieren lassen. Als der Gefangene in dieser Anstalt dann unangemeldet auftauchte, war man dort wiederum der Meinung, er sei versehentlich zurückverlegt worden. Deshalb veranlasste man erneut eine Überstellung. Durch diese „unorthodoxen" Vorgehensweisen (in beiden Anstalten) hatten sich somit zwei überflüssige Einzeltransporte und ein Sammeltransport ergeben. Der psychiatrische Patient hatte die Prozedur aber gut überstanden. Er fand das Ganze sogar witzig, was für die gute Behandlung im Krankenhaus spricht.

■ Anmerkung

Nachdem die Länder eigene Strafvollzugsgesetze erlassen haben, wurden auch die Vorschriften für den Gefangenentransport auf Länderebene neu geregelt. Wesentliche Änderungen ergeben sich aber nicht. Eine Übersicht der Vorschriften findet sich im „Handbuch Strafvollzug der Länder" (Literatur).

3.9 Abschiebegefangene und Flugreisetauglichkeit

Im letzten Abschnitt werden der Status der Abschiebegefangenen und die Modalitäten zur Abschiebung dargelegt. Zentrales Thema ist dabei die Beurteilung der Flugreisetauglichkeit.

Abschiebegefangene sind keine rechtskräftig zu einer Strafe verurteilte Gefangene und unterliegen somit auch nicht dem Strafvollzugsgesetz (StVollzG) bzw. in Niedersachsen dem Niedersächsischen Justizvollzugsgesetz (NJVollzG). Die Unterbringung und Betreuung von Abschiebegefangenen ist folglich keine originäre Aufgabe des Justizvollzugs, vielmehr erfolgt die Unterbringung in Amtshilfe für das Innenressort (Ausländerbehörde). Dies bezieht sich nicht auf ausländische Strafgefangene, die nach Verbüßung einer Haftstrafe oder eines Teils dieser Strafe in ihr Heimatland abgeschoben werden sollen. In der Regel werden diese Gefangenen direkt aus der Strafhaft abgeschoben.

Da es sich bei den Abschiebegefangenen nicht um Strafgefangene handelt, ist es fraglich, ob die ärztliche Betreuung dieser Gefangenen im Rahmen hoheitlicher Aufgaben erfolgt. Entsprechend ist auch nicht eindeutig geklärt, ob die Staatshaftung bei Zivilklagen von Abschiebegefangenen greift. Für alle Abschiebeeinheiten sollte deshalb die Haftungsfrage geklärt werden.

Obwohl die Betreuung nicht auf Grundlage des Strafvollzugsgesetzes erfolgt, wird bei der medizinischen Betreuung meistens analog dieser gesetzlichen Regelungen verfahren. Deshalb wird auch in den meisten Abschiebeeinheiten eine Aufnahmeuntersuchung durchgeführt, obwohl diese nicht zwingend erforderlich ist. Zwingend erforderlich sind aber regelmäßige Sprechstunden und eine angemessene Behandlung im Akutfall.

3.9.1 Flugreisetauglichkeit

3.9.1.1 Allgemeine Leitlinien

In Deutschland gibt es keine gesetzlichen oder berufsrechtlich verbindlichen Richtlinien für die Beurteilung der Flugreisetauglichkeit von Passagieren. Der zunehmende Fernreisetourismus und die damit verbundenen Langstreckenflüge haben aber in der Zwischenzeit zu einer umfangreichen Fachliteratur zu diesem Thema geführt. Schon der Versuch, diese umfangreichen Veröffentlichungen auszugsweise darzustellen, würde den Rahmen unseres Buches sprengen (Auswahl: Literatur). Hier werden wir uns darauf beschränken, auf einige absolute und relative Kontraindikationen für Flugreisen hinzuweisen und den Ablauf der Flugreisetauglichkeitsuntersuchung in der Abschiebehaft darzustellen.

3.9.1.2 Beurteilungskriterien

Ein Mindestmaß an körperlicher Belastbarkeit ist für das Fliegen mit Linienmaschinen unbedingte Voraussetzung. „Wer die Gangway hinauflaufen kann, ist flugtauglich". Diese bereits 30 Jahre alte Feststellung enthält viele Aspekte, die es bei der Beurteilung der Flugreisetauglichkeit zu beachten gilt. Orientierend lassen sich folgende absolute Kontraindikationen sowie Risikofaktoren für Flugreisen definieren:

Kontraindikationen für Flugreisen (regulärer Linienflug):
- Pneumothorax
- Schwere Obstruktion der Atemwege
- Mit Sauerstoff nicht ausgleichbare Hypoxie
- Manifeste kardiale Dekompensation
- Floride Psychosen

Risikofaktoren für Flugreisen (regulärer Linienflug):
- Interstitielle Lungenerkrankungen
- Lungenemphysem
- Gravierende Infektionskrankheiten
- Pulmonale Hypertonie
- Myokardinfarkt in den letzten 6 Monaten
- Apoplektischer Insult in den letzten 3 Monaten
- Risiko- und Spätschwangerschaften
- Otitis media/Pansinusitis

Die genannten Kontraindikationen und Risikofaktoren beziehen sich auf Linienflüge und berühren bewusst den medizinischen Rettungsflug oder Sondereinsatz nicht.

3.9.2 Regelung bei der Abschiebung

Die Frage der Flugreisetauglichkeit ist eng an die Problematik der Abschiebehaft gekoppelt. Mit dieser Frage zur Flugreisetauglichkeit sind Ärzte ständig konfrontiert, die in einer Abschiebeeinrichtung tätig sind. Wer in die BRD flüchtet und um Asyl bittet, tut dies in aller Regel vor dem Hintergrund persönlicher Gefährdung, sei diese nun politischer, wirtschaftlicher oder sonst welcher Art.

Eine Abschiebung bedeutet insofern immer eine Bedrohung, zum einen natürlich für den Abgeschobenen selbst, der offen sichtbar in das Land zurückkehrt, in dem er möglicherweise von der Polizei erwartet wird, zum anderen aber auch für die zurückgelassene Familie, die jetzt ihre Hoffnung auf finanzielle Unterstützung begraben muss und möglicherweise zudem die Schulden für die Reise in das sichere Europa noch längst nicht abgezahlt hatte.

Vor der Klärung zur Flugreisefähigkeit hat die Ausländerbehörde bereits geprüft, ob der Asylantrag berechtigt ist und ob durch eine Abschiebung in das Heimatland das Leben des Antragstellers gefährdet wäre. Sofern diese Prüfung keine zwingenden Gründe für einen Verbleib in Deutschland ergibt, steht der Abschiebung aus Behördensicht nichts mehr im Wege. Es sei denn, aus medizinischer Sicht wäre mit der Abschiebung eben doch eine Gefahr für Leib und Leben zu erwarten. Diese Gefahr kann sowohl durch den Flug als auch durch eine unzureichende medizinische Versorgung im Zielland verursacht sein.

Leider ist in der Zwischenzeit die Frage zur Flugreisetauglichkeit fast zu einer Glaubensfrage geworden, bei der sich unterschiedliche Interessengruppen, mit gelegentlich polemischen Sichtweisen, in einem pseudofachlichen Disput begegnen. Ein reflektierter Umgang mit dieser Problematik ist unter Umständen kaum noch möglich.

Zudem werden ärztliche Gutachten nicht selten als Feigenblatt benutzt. Das ärztliche Votum dient dabei nicht der Entscheidungsfindung, vielmehr ersetzt es häufig die Entscheidung selbst. Wohin eine solche Entwicklung führen kann, zeigt das nachfolgende Fallbeispiel. Zuvor aber soll das Regelwerk zur Flugreisetauglichkeit dargelegt werden.

3.9.3 Regelwerk

Inhalte einer ärztlichen Stellungnahme zur Reisefähigkeit sind:
- Merkblatt
- Formblatt
- Anleitung zur Ausfüllung des Formblattes

3.9.3.1 Merkblatt

Merkblatt für die ärztliche Prüfung der Reisefähigkeit vollziehbar ausreisepflichtiger Ausländer
(Bitte stellen Sie die beigefügte Bescheinigung erst aus, nachdem Sie diese Hinweise aufmerksam gelesen haben, und senden sie diese dann umgehend an die Ausländerbehörde zurück!)

Allgemeine Hinweise
Die Ausländerbehörde hat Sie um Prüfung gebeten, ob – ggf. unter welchen Voraussetzungen – die Ausreiseverpflichtung eines Ausländers in einem konkreten Einzelfall ohne das beachtliche Risiko von erheblichen gesundheitlichen Schäden zwangsweise durchgesetzt werden kann, nachdem die Frist für eine freiwillige Ausreise verstrichen ist.
Zuvor ist in den vorausgegangenen und – meist nach gerichtlicher Überprüfung – negativ abgeschlossenen asylrechtlichen und ausländerrechtlichen Verfahren geprüft und verneint worden, dass ein Abschiebungshindernis wegen einer im Zielstaat drohenden konkreten und erheblichen Gefahr für Gesundheit oder Leben (z. B. wegen einer fehlenden, unzureichenden oder nicht zugänglichen Behandlungsmöglichkeit im Herkunftsstaat) vorliegen könnte.
(Zu Ihrer näheren Information: Ein Abschiebungshindernis wird nicht anerkannt, um einem Ausländer eine Heilung von Krankheit unter Einsatz des sozialen Netzes der Bundesrepublik Deutschland zu sichern, sondern nur, um ihn vor außergewöhnlich schweren körperlichen oder psychischen Schäden, die existentielle Gesundheitsgefahren darstellen, zu bewahren. Das ist nicht schon bei jeder befürchteten ungünstigen Entwicklung des Gesundheitszustandes anzunehmen; auch kann nicht erwartet werden, dass eine im Bundesgebiet begonnene Behandlung im Zielstaat unverändert mit derselben Intensität, in derselben Art und mit derselben Medikation wie gegenwärtig in der Bundesrepublik Deutschland fortgesetzt wird. Ein Ausländer ist vielmehr grundsätzlich auf den in medizinischer und therapeutischer Hinsicht allgemein üblichen Standard in seinem Heimatland zu verweisen.)
Es geht jetzt also nur noch um die Prüfung der Frage, ob aufgrund der geltend gemachten gesundheitlichen Gründe durch den Vorgang der Abschiebung (im Wesentlichen die Flugreise) eine erhebliche Gefahr für Gesundheit oder Leben des Betroffenen zu befürchten ist. Der Prüfauftrag an Sie beschränkt sich daher auf diese Frage.

Sollten Sie aber Veranlassung sehen, sich daneben auch zu einer nach Ihrer Auffassung dennoch im Zielstaat konkret drohenden gravierenden gesundheitlichen Gefahr zu äußern, ist Ihnen das selbstverständlich unbenommen. Die Bescheinigung sieht diese Möglichkeit unter „Sonstige zu beachtende Besonderheiten" vor. Die Ausländerbehörde wird in diesem Falle dem Ausländer unverzüglich seine rechtlichen Möglichkeiten aufzeigen, durch Anerkennung eines Abschiebungshindernisses doch noch ein Aufenthaltsrecht zu erhalten (i. d. R. ist u. a. ein Antrag beim Verwaltungsgericht auf Gewährung vorläufigen Rechtsschutzes erforderlich).
Der Ausländer ist gesetzlich (§ 82 Abs. 4 AufenthG) verpflichtet, die Untersuchung zu dulden. Das Untersuchungsergebnis unterliegt wegen der damit verbundenen Erfüllung gesetzlicher Aufgabenstellungen der Ausländerbehörde insoweit nicht der ärztlichen Schweigepflicht, als diese Daten notwendig sind, damit die Ausländerbehörde ihre Entscheidung treffen kann.

3.9.3.2 Ausfüllanleitung

Anleitung zur Prüfung der Reisefähigkeit/Flugtauglichkeit
Reiseunfähigkeit infolge Krankheit begründet kein Abschiebungshindernis in Bezug auf einen bestimmten Zielstaat, sondern steht (i. d. R. nur vorübergehend) dem Vollzug der Abschiebung an sich entgegen, etwa weil ein Flugtransport wegen einer derzeit bestehenden Erkrankung nicht ohne das beachtliche Risiko von erheblichen gesundheitlichen Schäden durchgeführt werden kann.
Insbesondere wenn Hinweise zu folgenden Erkrankungen und festzustellenden Besonderheiten vorliegen, sollten die Befunde in der Bescheinigung detailliert dargestellt werden:

- Ansteckende Infektionskrankheiten (offene Tbc, infektiöse Hepatitis A/B/C, HIV, Scharlach, Diphtherie, Windpocken etc. in der akuten Phase)
- Schwere Herz-Kreislauf-Erkrankungen sowie Lungenerkrankungen
- Zustand nach Herzinfarkt oder Schlaganfall
- Innere Verletzungen (Ausmaß beschreiben)
- Neurologische/psychische Erkrankungen
- Akute Magen-Darm-Erkrankungen
- Akute Erkrankungen des HNO-Gebiets

Ebenso sollte verfahren werden, wenn sich Hinweise für eine Fluguntauglichkeit ergeben aus

- Neurologischen/psychischen Erkrankungen (einschließlich PTBS, schwerster Depression und schwerster Angststörung)
- Schädel- oder Hirnverletzungen (Ausmaß beschreiben)
- Anfallsleiden
- Zustand nach Thrombosen

- Gewalttätigkeit
- Schwangerschaft/Risikoschwangerschaft (eine Rückführung erfolgt nicht während der Mutterschutzfrist!).

Für den Fall, dass die Reisefähigkeit zurzeit nicht vorliegt, ist stets die Frage zu klären, ob, ggf. wann frühestens und unter welchen Voraussetzungen trotz einer jetzt bestehenden Erkrankung die Möglichkeit besteht, die vorgesehene Flugreise ohne erhebliche Gesundheitsschäden durchzuführen.
Ist die Flugreisetauglichkeit nur durch Auflagen/Zusatzmaßnahmen sicherzustellen, sollten Sie die erforderlichen und geeigneten Maßnahmen genau beschreiben. Zusatzmaßnahmen sind dann geeignet, wenn sie eine wesentliche oder lebensbedrohliche Verschlechterung des Gesundheitszustandes durch die Rückführung als unwahrscheinlich erscheinen lassen.
Im Bedarfsfall kann die Ausländerbehörde für eine ärztliche oder pflegerische Begleitung sorgen. Auch können Medikamente und Geräte mitgeführt werden, die bei Bedarf und mit Einwilligung des Betroffenen verabreicht oder genutzt werden können. Eventuell notwendige äußere Bedingungen einer Flugrückführung wie etwa nicht aufgestellter Fluggastsitz, Liegendtransport, Flugambulanz können im Bedarfsfall erfüllt werden.
Für den Fall einer befürchteten Eigen- oder Fremdgefährdung können zumeist besondere Maßnahmen empfohlen werden. Zum Beispiel kann eine permanente Überwachung durch einen Arzt, sonstigen Betreuer oder Sicherheitskräfte vom Beginn der Abschiebung bis hin zur evtl. notwendigen und dann zuvor sichergestellten Übergabe an einen Arzt oder eine Therapieeinrichtung im Heimatland vorgesehen werden.
Bitte, beachten Sie:
Die mit einer Abschiebung gegen den Willen des Betroffenen stets zwangsläufig verbundenen psychischen Belastungen waren dem Gesetzgeber bekannt. Das Gesetz nimmt sie in Kauf; sie allein dürfen nicht zum Verzicht auf die Abschiebung führen.

3.9.3.3 Formblatt

Formblatt zur Flugreisetauglichkeit
Absender:
Ort, Datum
An
(Ausländerbehörde)
Ärztliche Bescheinigung
(Name, Vorname, Geb.-Datum, Az. der Ausländerbehörde
ist

- reisefähig:
  - wenn folgende Bedingungen erfüllt sind: z. B. Fortführung einer erforderlichen Therapie während des Fluges, ärztliche, pflegerische, allgemeine Begleitung, Patientenkabine, Sicherheitsbegleitung bei Eigen- oder Fremdgefährdung)
- nicht reisefähig bis voraussichtlich … wegen (genaue Beschreibung der medizinischen Befunde, Diagnose, erforderliche konkrete Behandlungsmaßnahmen)
- Sonstige zu beachtende Besonderheiten

Unterschrift

3.9.4 Aus der Praxis

Fallbeispiel

Ein wegen kleinerer Diebstahls- und Betrugsdelikten vorbestrafter 36-jähriger Mann sollte in sein Heimatland abgeschoben werden. Da anamnestisch zu erfahren war, dass er zuvor wegen agitierter Depression mit Schlafstörungen und innerer Unruhe psychiatrisch behandelt worden war, wurde er zur Frage der Flugreisetauglichkeit im Gesundheitsamt vorgestellt. Dort wurde „bei Gewährleistung einer Sicherheitsbegleitung durch ärztlich-pflegerisches Personal sowie Versorgung mit Medikamenten" die Flugreisetauglichkeit gesehen.

Warum es dann doch nicht zu einer Abschiebung kam und erst zwei Jahre später, im Mai, erneut eine Abschiebung geplant wurde, ist nicht zu erfahren. Da Herr A. von Mai bis Anfang Juli in einer psychiatrischen Tagesklinik behandelt wurde, konnte diese geplante Abschiebung aber ebenfalls nicht erfolgen.

Im Entlassungsbericht der Tagesklinik wurden dann folgende Diagnosen festgehalten: „Anpassungsstörung; rezidivierende depressive Störung. Zustand nach polymorphen psychotischen Störungen mit Symptomen einer Schizophrenie." Von der Klinik wurde darauf hingewiesen, dass „im Zusammenhang mit der anstehenden Haftstrafe, eine Verschlimmerung der Symptomatik" eingetreten sei. Gleichwohl erfolgte nunmehr die Inhaftierung. Nachdem Herr A. in der Justizvollzugsanstalt seinen Abschiebetermin erfuhr, äußerte er suizidale Gedanken. Auf die daraufhin hinzugezogene Anstaltspsychologin wirkte er „sehr angespannt, erregt und verzweifelt, streckenweise verwirrt." Daraufhin wurde Herr A. dem Anstaltspsychiater vorgestellt, der eine „Störung des Ich-Erlebens und des formalen Gedankengangs" feststellte. Er sei „antriebsgesteigert, aufgeregt, in der Stimmung bedrückt", aber nicht suizidal.

Der weitere Verlauf ist einem Gutachten zu entnehmen. Der Verlauf soll deshalb anhand dieses Gutachtens dargestellt werden:

■ Gutachtliche Äußerung

„Nachdem die Anstaltspsychologin … am … kundgetan hatte, dass es ihr für Herrn A. sehr leid tue fragte sie, ob es denn angesichts der psychiatrischen Vorgeschichte keine Chancen gebe, eine Abschiebung zu vermeiden. Der Psychiater habe daraufhin eine Suizidgefahr gesehen. Deshalb sei Herr A. in einen besonders gesicherten Haftraum verlegt worden. Am … erfolgte dann tatsächlich der Versuch einer Abschiebung, die mit einem Arzt und einer weiteren Begleitperson erfolgen sollte. Aufgrund der Widerstandshandlungen weigerte sich der Pilot Herrn. A. zu befördern."

Obwohl zwei Wochen zuvor die Flugreisetauglichkeit von einer erfahrenen Anstaltsärztin festgestellt worden war, wurde erneut – diesmal vom Psychiater – eine Flugreisetauglichkeits-Bestätigung angefordert. In einer „Fachärztlichen Stellungnahme" teilte der Psychiater daraufhin Folgendes mit:

Fachärztliche Stellungnahme

„Bei Herrn A. besteht ein schweres anhaltendes Krankheitsbild im Sinne einer schizophrenen Psychose … Bei dem Patienten sind neben Wahnideen und Halluzinationen insbesondere erhebliche Störungen des Ich-Erlebens, des Körpererlebens und der Emotionalität zu beobachten. Er reagiert ausgesprochen sensibel auf belastende Situationen, verliert dann teilweise die Kontrolle über sein Verhalten, zeigt Symptome intensivster psychophysiologischer Erregung und entwickelt eine impulsive Suizidalität. Der Versuch der Abschiebung, insbesondere mit dem Flugzeug, führt bei Herrn A. – wie sich bereits gezeigt hat – zu derartigen Entgleisungen.

Ich halte es für lebensgefährlich, ihn einer solchen Situation erneut auszusetzen. Zum einen kann es dadurch zu einer Dekompensation der psychotischen Grunderkrankung in Form einer sog. Perniziösen Katatonie kommen (einem unmittelbar lebensbedrohlichen Krankheitsbild), zum anderen kann es durch die von psychotischer Vernichtungsangst gespeisten Suizidimpulsen zu einer tödlichen Selbstverletzung kommen, die durch keine Sicherungsmaßnahmen zu verhindern ist, nämlich das Abbeißen eines Teils der eigenen Zunge mit nachfolgendem Erstickungstod. Drittens ist auf Grund der anzunehmenden extremen psychologischen Stressreaktion das Auftreten eines Herzinfarktes eine nicht auszuschließende Komplikation. Angesichts dieser Risiken muss ich aus fachpsychiatrischer Sicht die Flugreisetauglichkeit verneinen…"

Offensichtlich war sich der Psychiater nicht sicher, ob diese massiven Argumente tatsächlich zur Vermeidung einer Abschiebung ausreichen könnten. Deshalb versuchte er noch durch zusätzliche Argumente seiner Stellungnahme mehr Gewicht zu verleihen.

„Unabhängig davon sehe ich durchaus ein erhebliches medizinisches Hindernis für die Durchführung der Abschiebung überhaupt … es ist nicht zu erwarten dass Herr A. in Tunesien angemessene Hilfe erhält. Die Gefahr, dass Herr A. sich nach seiner Rückführung nach Tunesien das Leben nimmt oder an einem ungünstigen Verlauf seiner Erkrankung stirbt, ist nach meiner Einschätzung gegeben und das Risiko dafür ist deutlich höher als bei einem Verbleib in Deutschland."

Verständlicherweise war die Ausländerbehörde von dieser Stellungnahme nicht sehr angetan. Ein zweiter Psychiater erhielt deshalb den Auftrag, sich mit dieser gutachtlichen Äußerung auseinanderzusetzen und sich zu einer abschließenden Beurteilung der Flugreisefähigkeit zu äußern. Dieser Psychiater gab dann folgende Stellungnahme ab:

Psychiatrisches Gutachten
„Zusammenfassend ist zu sagen, dass Herr A. körperlich-neurologisch und psychiatrisch gesund ist. Er bietet jedoch das typische Bild eines sog. Ganser-Syndroms, einer Pseudodemenz als Zweckreaktion, die ihn „krankmachen" bzw. krank erscheinen lassen soll, um seine Abschiebung zu verhindern...
Herr A. ist flugreisefähig. Gesundheitsbedingte Einschränkungen seiner Reisefähigkeit bestehen weder auf körperlich-neurologischem noch auf psychiatrischem Gebiet. Im Hinblick auf die bei der ersten Abschiebung gesammelten Erfahrungen halte ich eine Begleitperson für ratsam und erforderlich."

▪ Problembetrachtung

Das zweite Gutachten wurde hier nur sehr gekürzt zitiert. Zwar widerlegte es die überzogenen Argumente des erstbegutachtenden Psychiaters, war aber in seiner Ausführung und seiner fachlichen Begründung ebenfalls kritisch zu bewerten. Von der Ausländerbehörde wurde dieses Gutachten als Entscheidungsgrundlage herangezogen und nicht in seiner Argumentation hinterfragt. Von der Ausländerbehörde war auch zu erfahren, dass Herr A. ohne größere Probleme mit Sicherheits- und ärztlicher Begleitung im Einzelcharter (für ca. 17.000 €) abgeschoben werden konnte.

Solche wohlwollenden Gutachten werden nicht selten dazu genutzt, weitere gerichtliche Verfahren zu begründen. Durch die Stornierung von geplanten Flügen, Buchung von Einzelchartern (zwischen 15.000 und 45.000 €), Organisation und Bezahlung von medizinischem und Sicherheits- Begleitpersonal, entstehen erhebliche und vermeidbare Kosten. Letztendlich bewirken solche Gutachten unbegründete Hoffnungen, Enttäuschungen und viel Arbeit. Das vermeintlich Gute wird dann zum großen Ärgernis.

Fallbeispiel

Nachdem sich ein Abschiebegefangener den Mund zugenäht hatte, um seine Nahrung zu verweigern, wurde er dem Psychiater vorgestellt. Zuvor hatte man natürlich die Fäden entfernt, damit ein Gespräch möglich wurde. Mit Hilfe eines Dolmetschers war zu erfahren:

Der kleine und unscheinbare Abschiebegefangene sei während der osteuropäischen Bürgerkriegswirren durch seine Gräueltaten zu einem lokalen Helden geworden. Er schilderte emotionslos, dass er sehr viele Menschen umgebracht habe, auch Frauen und Kinder. In seiner Einheit sei er sehr angesehen gewesen. Dann hätten sich aber die Machtverhältnisse geändert und man habe ihn schließlich wie einen Verbrecher verfolgt. Er wisse, dass in seiner Heimat viele Menschen auf ihn warten würden, um Rache an ihm zu nehmen. Mit großer Wahrscheinlichkeit würde man schon bei seiner Ankunft am Flughafen versuchen, ihn umzubringen. Deshalb werde er mit allen Mitteln gegen eine Abschiebung kämpfen. Lieber wolle er sich selbst umbringen, als sich von anderen umbringen zu lassen.

Bis auf seine Gefühlskälte und seinem Unvermögen, sich mit seinen Verbrechen auseinanderzusetzen, denn er sah sich nicht als Täter, sondern als ungerecht behandeltes Opfer, zeigte der Abschiebegefangene keine psychopathologischen Auffälligkeiten. Die abnorm erscheinende Handlung, sich den Mund zuzunähen, erschien vor diesem Hintergrund durchaus sinnvoll und auch geeignet, auf die vorgesehene Abschiebung einzuwirken. Ohne seine demonstrative Handlung wäre die Abschiebung nicht erneut überprüft worden.

Für den Gutachter war es schwer, seine gutachtliche Position zu wahren und mit der Information neutral umzugehen. Tatsächlich hatte dieser Abschiebegefangene eine reale Chance in Deutschland zu verbleiben. Der Nachweis, dass einem Menschen in der Heimat die Todesstrafe droht oder eine konkrete Gefahr für Leib, Leben oder Freiheit besteht, verhindert eine Abschiebung.

Wie unser Rechtssystem dazu missbraucht werden kann, eine Abschiebung zu vermeiden, zeigt nachfolgendes Beispiel:

Fallbeispiel

Nachdem sich der montenegrinische Staatsangehörige D. seiner Abschiebung entzogen hatte, war er festgenommen und der Abschiebehaftanstalt zugewiesen worden. Dort sollte er bis zur Abschiebung medikamentös versorgt werden. Da er die Medikamenteneinnahme verweigerte, konnte die Flugreisetauglichkeit nicht attestiert werden. Herr D. wurde daraufhin aus der Abschiebehaft entlassen. Von Seiten des Innenministeriums wurde nunmehr angeregt, Herrn D. auf einer Medizinischen Abteilung im Vollzug aufzunehmen und eine Zwangsbehandlung durchzuführen. Zur Prüfung wurde der Fall der medizinischen Fachaufsicht vorgelegt.

Den ärztlichen Unterlagen war zu entnehmen, dass Herr D. schon in der Vergangenheit nur eine geringe Compliance gezeigt hatte. Entsprechend konnte seine Herz- und Blutzuckererkrankung nicht optimal behandelt werden, sodass der Gesundheitszustand im Laufe der Zeit schlechter geworden war.

Durch die Verweigerung der Medikamenteneinnahme bestand nunmehr die deutliche Gefahr einer Dekompensation dieser Erkrankungen. Eine Zwangsbehandlung wäre aber nur im Rahmen eines PsychKG möglich gewesen oder bei Strafgefangenen gemäß § 101 StVollzG. Da es sich nicht um einen Strafgefangenen handelte, fehlte es an einer Rechtsgrundlage für eine Zwangsbehandlung auf einer Krankenabteilung im Justizvollzug. Die Anregung des Innenministeriums konnte somit nicht umgesetzt werden.

Fallbeispiel

Bei einem gesunden und als flugreisefähig beurteilten Gefangenen wurde kurz vor dem Abschiebetermin von seinem Rechtsanwalt ein Antrag auf augenärztliche Untersuchung gestellt. Als Arzt fragt man sich natürlich, warum wegen banaler augenärztlicher Probleme keine Abschiebung erfolgen kann. So banal wurde der Sachverhalt

von der Ausländerbehörde aber nicht gesehen. In einem Eilantrag wurde die Anstalt aufgefordert, den Gefangenen augenärztlich untersuchen zu lassen. Daraufhin wurde der Abschiebegefangene bei einem niedergelassenen Augenarzt zur Untersuchung angemeldet. Wie bei Routineuntersuchungen üblich, erhielt der Abschiebegefangene natürlich nicht sofort einen Termin, sondern erst nach Ablauf von 2 Wochen.
Der Abschiebegefangene wurde daraufhin aus der Abschiebehaftanstalt entlassen. Über das Innenministerium beschwerte sich dann die zuständige Mitarbeiterin der Ausländerbehörde über die schleppende Bearbeitung ihres Untersuchungsantrags.
Auf diese Beschwerde wurde von Seiten der medizinischen Fachaufsicht mit folgendem Hinweis reagiert:
„Selbst Privatpatienten müssen in der Regel bei augenärztlichen Routineuntersuchungen Wartezeiten von mehreren Wochen hinnehmen. Lediglich Notfälle erhalten kurzfristig Untersuchungs- und Behandlungstermine. Ein Notfall lag aber im vorliegenden Fall nicht vor. Hätte der Anstaltsarzt den Abschiebegefangenen als Notfall deklariert, um damit einen vorzeitigen Termin zu erhalten, so wäre dieses Verhalten von der medizinischen Fachaufsicht gerügt worden".

Da in der Regel die Abschiebehaft bis zu einem Zeitraum von 3 Monaten angeordnet wird, wurde abschließend von Seiten der Fachaufsicht gefragt, warum auf die Abschiebung verzichtet und die Entlassung verfügt worden sei. Dazu wurden aber leider keine Erläuterungen gegeben, so dass die Beweggründe der Ausländerbehörde im Dunklen blieben.

Aus der Distanz erscheint es relativ leicht, eindeutige Stellungnahmen zur Flugreisefähigkeit abzugeben. Wie sieht es aber im unmittelbaren Kontakt zu einem Abschiebegefangenen aus?

Wer da eine Sekunde länger ins Nachdenken gerät, und wer täte das nicht, spürt plötzlich die Last der Entscheidung über das Schicksal eines Menschen. Der Gewissenskonflikt soll an einem Beispiel aus Sicht einer Anstaltsärztin dargestellt werden:

Fallbeispiel: Aus Sicht der subjektiven Betroffenheit

Ein junger Ägypter leidet an einer obstruktiven Kardiomyopathie, die unbehandelt über kurz oder lang zur Herzinsuffizienz und zum frühzeitigen Tod führen wird. In Deutschland wäre eine Operation grundsätzlich möglich, in Ägypten nur, wenn man eine solche Operation bezahlen kann. Zum Zeitpunkt der Untersuchung besteht (noch) Wohlbefinden, „Flugtauglichkeit" ist sicher gegeben.
Die Anstaltsärztin hatte dem jungen Mann eine Flugreisetauglichkeit attestiert und nicht weiter interveniert. Die Begründung war, dass er nun wieder sein ursprüngliches „ägyptisches" Lebensrisiko haben würde und es nicht Aufgabe der beurteilenden Ärztin ist, die ungerechte Verteilung der Optionen in dieser Welt zurechtzurücken. Der Mann war ihr sympathisch und ihre Entscheidung hinterließ ein ungutes Gefühl bis heute, obwohl sie diese Entscheidung vermutlich genauso wieder treffen würde.
Was hätten Sie gemacht?

Weiterführende Literatur

Bundesärzteordnung in der Fassung der Bekanntmachung vom 16. April (1987), BGBl. I, S 1218

Gefangenentransportvorschriften (2015) In: Handbuch Strafvollzug der Länder. Walhalla, Regenburg

Grundgesetz für die Bundesrepublik Deutschland (2007), 11. Aufl. Nomos, Baden-Baden

Keystone JS, Kozarsky PE, Stegemann S (2012) Gesundheitsempfehlungen für Fernreisende. In: Dietel M, Suttorp N, Zeitz M (Hrsg) Harrisons Innere Medizin, 18. Aufl. ABW, Berlin. S 1118–1127

Niedersächsische Verfassung vom 19. Mai (1993); Nds. GVBl., S 107

Niedersächsisches Gesetz über Hilfen und Schutzmaßnahmen für psychisch Kranke (NPsychKG) 16. Juni 1997

Siedenburg J (2010a) Kompendium Flug- und Reisemedizin. Books on Demand, Norderstedt

Siedenburg J (2010b) Infektionserkrankungen und internationaler Luftverkehr. Arbeitsmed Sozialmed Umweltmed 45, 673–677

Siedenburg J (2011) Flugreisetauglichkeit bei Repatriierungen. Arbeitsmed Sozialmed Umweltmed 46, 539–555

Siedenburg J (2013) Flugreisen mit gesundheitlichen Einschränkungen. Flug u Reisemed 20, 272–279

Strafgesetzbuch (StGB) in der Fassung der Bekanntmachung vom 13.11.1998 (BGBl. I S. 3322); zuletzt geändert durch Gesetz vom 17.08.2017 (BGBl. I S 3202) m. W. v. 24.08.2017

Strafprozeßordnung (StPO) in der Fassung der Bekanntmachung vom 07.04.1987 (BGBl. I S.1074); zuletzt geändert durch Gesetz vom 27.08.2017 (BGBl. I S 3295) m. W. v. 05.09.2017

World Health Organization (2010) Travellers with medical conditions or special needs. In: International travel and health. Geneva, S 19–21

Medizinische Tätigkeitsfelder im Justizvollzug

Georg Göttinger

G. Göttinger, M. Lütkehölter, *Medizinische Versorgung in Justizvollzugsanstalten*,
https://doi.org/10.1007/978-3-662-57432-4_4

In diesem Kapitel werden die Schwerpunkte der anstaltsärztlichen Tätigkeit vorgestellt. Die psychiatrische, psychotherapeutische und soziotherapeutische Versorgung wird anhand von Fallbeispielen praxisnah erläutert. Auch die Mindestanforderungen an psychiatrische Krankenstationen und an ein Justizvollzugskrankenhaus werden mithilfe von Fallbeispielen und einer Musterkonzeption dargestellt. Ebenfalls wird auf die besondere Problematik bei der Behandlung von Infektionskrankheiten, der Begleitung von Gefangenen, die sich im Hungerstreik befinden, und der Suizidprophylaxe anhand von Beispielen aus der Praxis eingegangen.

4.1 Aufnahmeuntersuchung

Inhaftierte sind nach ihrer Aufnahme im Gefängnis medizinisch zu untersuchen. Im Folgenden wird dargelegt, wie diese Untersuchung erfolgen sollte und wie der Aufnahmebefund zu dokumentieren ist. Wesentliche Aspekte der Aufnahmeuntersuchung werden auch ► Abschn. 3.2 „Datenschutz, Schweigepflicht und Mitteilungsbefugnis" behandelt. Insofern gibt es Überschneidungen, die sich aus Gründen des besseren Verständnisses nicht vermeiden lassen.

Durch die ärztliche Aufnahmeuntersuchung soll eine angemessene Behandlung im Justizvollzug sichergestellt werden. Zudem dient die Aufnahmeuntersuchung dem Schutz vor späteren Regressansprüchen, wegen fraglicher Haftschäden. Wie alle medizinischen Untersuchungs- und Behandlungsmaßnahmen ist auch der Aufnahmebefund zu dokumentieren. Dazu gibt es spezielle Aufnahmebefundblätter, die durch Verlaufsbögen in der Gesundheitsakte ergänzt werden. Aufnahmebefund- und Verlaufsbögen sind in der Vollzugsgeschäftsordnung (**VGO**) festgelegt.

4.1.1 Regelwerk

Aus § 5 StVollzG ergeben sich die Modalitäten zur medizinischen Aufnahmeuntersuchung.

§ 5 StVollzG:

» (3) Nach der Aufnahme wird der Gefangene alsbald ärztlich untersucht und dem Leiter der Anstalt oder der Aufnahmeabteilung vorgestellt.

Im Niedersächsischen Justizvollzugsgesetz sind die Aufnahmemodalitäten ähnlich geregelt:

§ 8 NJVollzG – Aufnahme in die Anstalt:

» (2) 1 Die oder der Gefangene und ihre oder seine Sachen werden durchsucht.
2 Mit der oder dem Gefangenen wird unverzüglich ein Zugangsgespräch geführt.
3 Sie oder er wird alsbald ärztlich untersucht.

In der Verwaltungsvorschrift (VV) zu § 5 StVollzG wird ergänzend festgehalten, dass durch die ärztliche Untersuchung der Gesundheitszustand des Gefangenen, einschließlich der Körpergröße, des Körpergewichts und des Gebisszustands, festgestellt werden soll. Zudem ist zu prüfen, ob der Gefangene vollzugstauglich, arbeitsfähig und sporttauglich (ggf. mit Einschränkungen) ist und ob er ärztlicher Behandlung bedarf. Ebenfalls zu prüfen ist, ob Bedenken gegen die Einzelunterbringung bestehen und ob eine Gesundheitsgefährdung Dritter zu befürchten ist. Das Ergebnis der Untersuchung ist schriftlich festzuhalten.

Die Formulierung im Gesetz (und in der ergänzenden VV) ist bewusst sehr offen gehalten, da sich Art und Umfang der ärztlichen Zugangsuntersuchung aus dem Erscheinungsbild und den geklagten Beschwerden und damit aus der medizinischen Notwendigkeit ergeben. Alle geklagten Beschwerden und der dazu erhobene Befund sind zu dokumentieren. Auch wenn über keinerlei Beschwerden geklagt wird, sollte zumindest ein orientierender körperlicher Befund erhoben werden. Über das jeweilige Untersuchungsprozedere entscheiden die Anstaltsärzte in eigener Zuständigkeit.

4.1.2 Das grobe Prinzip

Zur Erleichterung der Dokumentation enthalten die Aufnahmebögen (nach VGO) bereits eine Gliederung nach Körperregionen (Herz-Kreislauf-System, Thorax, Abdomen, Extremitäten etc.), die durch Befundfelder ergänzt werden (neurologischer Befund, psychischer Befund etc.). Der Aufnahmebogen dient somit einerseits der Übersichtlichkeit, zum anderen ist er ein Leitfaden für die Untersuchung. Da die jeweiligen Körperregionen bereits auf dem Aufnahmebogen benannt werden, wird die Dokumentation einfacher. Zeigen sich im erhobenen Befund keine Auffälligkeiten, genügt es diese Körperregion mit „o.B." zu kennzeichnen, wobei ergänzende Anmerkungen sehr sinnvoll sind, z. B. beim Herz-Kreislauf-Befund die Herzfrequenz und der Blutdruck. In den Befundfeldern sollte kurz dargestellt werden, welche orientierenden Untersuchungen durchgeführt wurden.

Selbstverständlich ist es bei einem gesunden Gefangenen nicht erforderlich, alle Organe eingehend zu untersuchen und dies zu dokumentieren. Aus der Dokumentation muss aber hervorgehen, was und mit welchem Ergebnis untersucht worden ist. Bei einer späteren Erkrankung dient der Aufnahmebefund der Verlaufskontrolle. Nur bei einer gewissenhaften Dokumentation kann ein Vergleich des aktuellen Krankheitsbefunds mit dem Aufnahmebefund erfolgen. Ein solcher Vergleich ist nicht möglich, wenn Art und Umfang der Aufnahmeuntersuchung nicht erkennbar werden.

Die Beurteilung der Sporttauglichkeit dürfte nicht schwierig sein, zumal das Sportangebot im Justizvollzug überschaubar ist und nicht mit hohen Leistungsanforderungen einhergeht. Schwieriger wird es bei der Beurteilung der Arbeitsfähigkeit. Hier empfiehlt es sich die Arbeitsbetriebe zu besuchen, um sich einen Eindruck über die Arbeitsabläufe und Arbeitsbelastungen zu verschaffen.

4.1.3 Aus der Praxis

Ein Anstaltsarzt hatte es sich zur Gewohnheit gemacht, bei gesunden Gefangenen auf dem Aufnahmebogen eine große Klammer zu setzen und dahinter „o.B." zu schreiben. Tatsächlich hatte er diese vermeintlich gesunden Gefangenen meistens nur grob orientierend untersucht. Ob ein sich subjektiv gesund fühlender junger Mann zum Zeitpunkt der Aufnahmeuntersuchung auch tatsächlich gesund war, kann später infolge der unzureichenden Dokumentation nicht mehr geklärt werden.

Für einen weiterbehandelnden Arzt ist es hilfreich zu wissen, ob eine bestimmte Körperregion bei der Aufnahme untersucht worden ist oder nicht und mit welchem Ergebnis. Verwirrend ist es dagegen, sich in Spekulationen über den Aufnahmebefund zu verlieren. Eine unzutreffende Befunddokumentation kann deshalb bei einer späteren Untersuchung zu einem Ärgernis werden. Zudem bietet eine solche Dokumentation keinen Schutz vor späteren Regressansprüchen, wegen fraglicher Haftschäden. Der Arzt wurde deshalb gebeten, angemessen zu dokumentieren und kenntlich zu machen, ob er bestimmte Körperregionen untersucht hatte oder nicht.

Das nachfolgende Fallbeispiel zeigt eindrucksvoll, wie hilfreich ein gut dokumentierter Aufnahmebefund sein kann:

Fallbeispiel

Nach einer körperlichen Auseinandersetzung wurde ein Gefangener der Anstaltsärztin vorgestellt. Bei der neurologischen Untersuchung zeigte sich eine Pupillendifferenz (Anisokorie). Zwangsläufig hätte die Anstaltsärztin einen raumfordernden Hemisphärenprozess ausschließen müssen, auch wenn Licht- und Konvergenzreaktion unauffällig waren. Hilfreich war in diesem Fall, dass die Pupillendifferenz bereits im Aufnahmebefund dokumentiert war. Wäre dies nicht geschehen oder hätte der aufnehmende Arzt die Dokumentation wie zuvor beschrieben durchgeführt, hätte dies eine eingehende apparative Untersuchung nach sich gezogen.

4.2 Infektionskrankheiten im Justizvollzug

Dargestellt werden die enge Verflechtung von Drogenabhängigkeit, HIV- und Hepatitis-Infektionen und der sich daraus ergebende Betreuungsansatz im Justizvollzug.[1] Da dieser Betreuungsansatz die Ergebnisse eines Modellprojekts zur AIDS-Problematik aufgreift, wird dieses Modellprojekt ebenfalls kurz dargestellt. Wegen der häufig gestellten Forderung nach einer Spritzenvergabe im Justizvollzug erfolgt zudem eine kritische Erörterung der Spritzenvergabe.

4.2.1 Zur Einstimmung

Die Problembereiche „Sucht" und „Infektionskrankheiten" sind im Justizvollzug eng miteinander verwoben. Insofern könnte man theoretisch diese Problematik in einem gemeinsamen Kapitel abhandeln. Ich habe mich für eine getrennte Darstellung entschieden. Dies führt zwangsläufig dazu, dass es in diesem und in ▶ Kap. 5 Bezüge und

1 Es ist nicht Aufgabe und Ziel dieses Buches, allgemeinmedizinische Beiträge zu Infektionskrankheiten zu liefern. Dazu gibt es hervorragende Fachbücher. Hier sollen nur die besonderen Probleme der Vollzugsmedizin dargestellt werden.

Wiederholungen gibt, die dem besseren Verständnis dienen und sich deshalb nicht vermeiden lassen. In Hinblick auf eine geschlossenere Darstellung ist diese Redundanz deshalb beabsichtigt.

Bei Infektionskrankheiten denkt man natürlich nicht nur an Hepatitiden und durch HI-Viren verursachte Krankheiten. Im Justizvollzug sind es aber primär diese viralen Erkrankungen, auf die sich die Aufmerksamkeit zentriert. Natürlich finden sich auch bei Gefangenen die üblichen bakteriellen, viralen oder Pilz-Infektionen. Gelegentlich kommt es auch zu Protozoen-verursachten Erkrankungen. Die Behandlung dieser Infektionen erfolgt aber unspektakulär, im Rahmen der üblichen medizinischen Versorgung. Ganz anders verhält es sich mit der HIV- und Hepatitis-Problematik. Diese Infektionen sind im Justizvollzug sehr eng mit der Suchtproblematik verknüpft. AIDS und Sucht sind aber Problemfelder, in denen sich viele Menschen mit den unterschiedlichsten Vorstellungen und Zielen engagieren. In der Regel sind diese engagierten Menschen in Interessengruppen gut organisiert und auch politisch effizient vernetzt und dies nicht nur national, sondern auch auf internationaler Ebene. Ein Großteil der Aktivitäten dieser Interessengruppen zentriert sich auf den Justizvollzug. Warum dies so ist, bleibt spekulativ. Möglicherweise liegt es an einem geringen Vertrauen in die fachliche Kompetenz der Justizvollzugsbediensteten.

4.2.2 Kurzer historischer Rückblick

In der Anfangszeit zeichnete sich eine Tendenz ab, HIV-Infizierte auszugrenzen. Diese Tendenz endete nicht vor den Toren der Gefängnisse. Schon frühzeitig hatte sich deshalb der Justizvollzug um eine adäquate Betreuung HIV-infizierter Gefangener bemüht. Es galt der Ausgrenzung dieser Gefangenen entgegenzuwirken und sie in den normalen Vollzugsablauf zu integrieren. Zudem waren Betreuungs- und Behandlungsansätze zu erarbeiten, da zum damaligen Zeitpunkt kaum Erfahrungen, geschweige denn solide Kenntnisse zur AIDS-Problematik im Justizvollzug vorlagen. Auch war man damals davon ausgegangen, dass der Justizvollzug von einer Welle von infizierten Gefangenen überschwemmt würde, was sich jedoch glücklicherweise nicht bewahrheitete. Es musste also dringend etwas geschehen.

In der Justizvollzugsanstalt Hannover und in der Justizvollzugsanstalt für Frauen in Vechta wurde deshalb ein Modellprojekt „AIDS und Justizvollzug" eingerichtet, das Betreuungs- und Behandlungsansätze erarbeiten sollte. Im Jahre 1994 legte diese Arbeitsgruppe ihren Abschlussbericht „Prophylaxe und Betreuungsarbeit im niedersächsischen Justizvollzug" vor. Seit der Vorlage dieses Berichts sind nunmehr über 20 Jahre vergangen, dennoch sind viele Erkenntnisse, die im Rahmen dieses Modellprojekts gewonnen wurden, unverändert aktuell geblieben.

Ursprünglich war das Modellprojekt als medizinisches Projekt geplant worden. Es zeigte sich dann aber, dass eine angemessene Betreuung und Behandlung HIV-infizierter Gefangener nur möglich ist, wenn man die Drogenproblematik im Blick behält. Deshalb betreffen die wesentlichen Erkenntnisse aus der Projektarbeit den Problembereich „Sucht". Wir haben uns dennoch dazu entschlossen, die Ergebnisse in diesem Kapitel darzustellen, um der ursprünglichen Konzeption als medizinisches

Projekt Rechnung zu tragen. Die wesentlichen Erkenntnisse aus diesem Abschlussbericht sollen deshalb nachfolgend aufgeführt werden.

4.2.3 Modellprojekt „AIDS und Justizvollzug"

Das Modellprojekt begann mit einer Bestandsaufnahme. Dazu erfolgten Erhebungen zu den Sozialdaten und zur Kriminalstatistik. Parallel dazu wurde eine Befragung der Gefangenen zum Sexualverhalten und zu ihren Einstellungen bezüglich des Suchtmittelgebrauchs und der AIDS-Problematik durchgeführt. Zudem war ursprünglich eine anonyme Fragebogenaktion in allen niedersächsischen Gefängnissen vorgesehen, bei der sowohl die Einstellungen und Haltungen der Bediensteten als auch die der Gefangenen eruiert werden sollten.

Obwohl diese Fragebogenaktion innerhalb des Justizvollzugs zunächst eine positive Resonanz fand, versuchten vollzugsexterne Interessengruppen diese Untersuchung zu unterbinden. Argumentiert wurde mit datenschutzrechtlichen Bedenken, die trotz des Hinweises, dass die Erhebung freiwillig und anonymisiert erfolgte – und zudem vom Datenschutzbeauftragten genehmigt war –, nicht auszuräumen waren. Im Rahmen dieser Auseinandersetzung ergab sich bei den Mitarbeitern des Modellprojekts der Eindruck, dass nicht allen mit der AIDS-Problematik befassten Kräften an einer größeren Transparenz und einer solideren Informationsgrundlage zur AIDS-Problematik gelegen war. Die in die Presse getragene und zum Teil erheblich entstellte Diskussion führte bei Bediensteten und Gefangenen zu einer Verunsicherung. Insbesondere wurde befürchtet, dass die Daten nicht anonymisiert verwertet würden. Die Möglichkeit, valide Daten zu erheben, schien nicht mehr gegeben zu sein. Die Fragebogenaktion wurde deshalb eingestellt. Standardisierte Interviews mit Gefangenen (auf freiwilliger Basis) wurden aber weiterhin durchgeführt.

4.2.3.1 Erhebung

Die Erhebung erfolgte in der JVA Hannover, d. h. es wurden männliche Untersuchungs- und Strafgefangene befragt sowie weibliche Untersuchungsgefangene.

Alle befragten HIV-Infizierten waren bereits mehrfach vorbestraft und wegen Beschaffungsdelikten (Diebstahl, Unterschlagung) oder Verstößen gegen das Betäubungsmittelgesetz inhaftiert bzw. verurteilt worden. Alle waren zum Zeitpunkt ihrer Inhaftierung drogenabhängig. Mit Ausnahme von zwei Infizierten, hatten alle mindestens einen, die Mehrzahl zwei oder mehrere erfolglose Therapieversuche hinter sich. Mit einer Ausnahme hatten alle HIV-Infizierten Heroin gespritzt und sich über den gemeinsamen Nadelgebrauch, eventuell auch über Sexualkontakte, angesteckt. Obwohl alle Befragten ihrem Verhalten nach eindeutig zur Risikogruppe der Fixer gehörten, hatte offensichtlich keiner von ihnen mit einer Infektion gerechnet. Die Mitteilung der Infektion hatte bei allen Befragten zu einer heftigen emotionalen Reaktion geführt. Zwei der Befragten hatten kurzschlussartig die stationäre Therapie abgebrochen.

Diejenigen, die sich noch im asymptomatischen Stadium befanden und gute Lymphozytenwerte besaßen, antworteten auf die Frage nach vorhandenen quälenden Gedanken häufig, dass das Wissen um den HIV-Status sie belaste und sie es deshalb bereuten, sich überhaupt einem Test unterzogen zu haben. Nicht selten bestand der Wunsch, das Leben nach der Haftentlassung nochmals neu zu beginnen und bewusst gesund zu leben.

Anders verhielt es sich bei denjenigen Betroffenen, die die ersten Krankheitssymptome bei sich beobachten mussten. Bei ihnen traten vermehrt Angstzustände auf. Sie klagten über Schlafstörungen und darüber, dass sie innerlich nicht zur Ruhe kämen, zur Ablenkung immer wieder ihre Zelle säuberten oder nach sonstigen Arbeiten suchten. Die Beschäftigung in den Arbeitsbetrieben wurde als entlastend empfunden. Viele verbrachten Stunden damit, über ihre Situation und insbesondere über ihre Lebenserwartung zu grübeln. Diejenigen, die sich im fortgeschrittenen Stadium befanden, quälte der Gedanke, ihr Leben „vergeudet" zu haben. Häufig bestanden Suizidphantasien.

Nur zwei der befragten Betroffenen nahmen eine Abwehrhaltung bezüglich ihrer Infizierung ein. Sie wollten nichts über die Infektion hören und lebten mit dem Gedanken, „Vielleicht habe ich es gar nicht". Sie bezweifelten, dass es das Virus gäbe und meinten, die Gerüchte seien falsch. Der männliche Infizierte wollte „noch eine richtige, ganz detaillierte Blutanalyse bei einem Spezialisten machen lassen". Die Kosten seien egal. Er wolle nur hören, dass die Diagnose HIV noch nicht ganz sicher sei. Nur unter diesen Bedingungen schien er bereit, seinen Lebenswandel nochmals zu ändern. Zu den Gesprächskontakten erschien er demonstrativ mit einem freien Oberkörper und verwies darauf, dass er gesund und „unheimlich fit" sei und nur „nervende Pickel" im Gesicht habe. Nach einer Therapievermittlung trat er diese nicht an, flüchtete für 3 Wochen und führte in dieser Zeit mit seiner sich prostituierenden Freundin „aus Liebe" den Geschlechtsverkehr ohne Kondom aus. Die weibliche Gefangene wollte nach der Haftentlassung weiterhin der Straßenprostitution nachgehen. Die Kunden wollte sie mit dem Hinweis „ich habe Einstichstellen" warnen.

4.2.3.2 Probleme und Möglichkeiten der Förderung angemessener Bewältigungsstrategien

Die Biografien der meisten infizierten Gefangenen zeigten, dass sie seit jeher über kein effektives Bewältigungskonzept verfügten und häufig gerade deshalb in Abhängigkeit von Betäubungsmitteln und mit dem Gesetz in Konflikt gerieten:

- Es fehlten zumeist die sozialen Ressourcen, also stabile Bezugspersonen, die eine emotionale und soziale Unterstützung geben könnten.
- In der Regel fehlten aber auch die psychologischen Ressourcen, Persönlichkeitsmerkmale wie Selbstachtung, ein befriedigendes Selbstbild, das Gefühl, sein eigenes Leben in den Griff zu bekommen.
- Zudem fehlten häufig die kognitiven und emotionalen Voraussetzungen für die Entwicklung spezifischer Bewältigungsreaktionen, also bestimmte Denkweisen, Wahrnehmungsformen, die helfen können, Stressphasen kognitiv zu bewältigen.

4.2.3.3 Sexuelles Risikoverhalten

Vor der Installation des Modellprojekts bestand die Befürchtung, dass HIV-infizierte Gefangene von den Mitgefangenen gemieden und damit sozial isoliert würden.

Die empirische Untersuchung zeigte jedoch, dass die Einstellungen und das Verhalten der Mitgefangenen hinsichtlich der – ohnehin verschwindend geringen (ca. 1 %) – Teilpopulation der HIV-positiven Gefangenen in der Regel unproblematisch war. Wider

Erwarten ergab die Untersuchung, dass der Großteil der Inhaftierten Verständnis und Toleranz gegenüber HIV-Infizierten aufzubringen bereit war. Besorgniserregend waren jedoch Untersuchungsergebnisse, die darauf hinwiesen, dass ein relativ hoher Prozentsatz der befragten Männer nicht innerhalb, wohl aber außerhalb der Mauern ein sexuelles Risikoverhalten zeigte. Über ein Drittel der Befragten (sowohl HIV-infizierte als auch nichtinfizierte Gefangene) hatten vor der Inhaftierung Prostituierten-Kontakte; annähernd ein Fünftel hatte Sexualkontakte mit jemandem, der Drogen spritzte. Fast die Hälfte der Prostituierten-Kunden hatte noch nie ein Kondom benutzt und über zwei Drittel der Gefangenen mit Lockerungen gaben an, dass sie Kondome beim Sexualverkehr störten.

Zur selben Zeit mussten wir feststellen, dass die Gefangenen für die herkömmlichen AIDS-Aufklärungsveranstaltungen kein Interesse mehr aufbringen konnten. Sie hatten es sehr schnell satt, immer wieder medizinisch-technische Hinweise über „Safer Sex" zu erhalten. Diese Haltung entsprach durchaus auch der Informationsübersättigung in der Gesellschaft. Vor diesem Hintergrund erschien es vielversprechender, die HIV-Problematik in ein umfassenderes Sozialisationsmodell zu integrieren, das die Interessen und Bedürfnisse der Inhaftierten anzusprechen vermag und auch soziale Kompetenzen vermittelt. Dazu bot sich das Curriculum zum sozialen Training, ein einübendes Lernprogramm, an, zumal es sinnvoll erschien, bereits etablierte Organisationsstrukturen in den Anstalten zu nutzen.

Insgesamt führte das Modellprojekt zu der Erkenntnis, dass AIDS im Justizvollzug nicht als isoliertes Problem gesehen werden kann und dass zudem das weitaus gravierendere Problem die häufigen Hepatitis-Infektionen sind. Heutzutage ist das eine triviale Aussage; im Jahre 1994 war es aber eine neue Erkenntnis. Es galt also, das Beziehungsgeflecht von i. v.-Drogenabhängigkeit und Infektionskrankheiten in den Betreuungsansätzen zu berücksichtigen. Entsprechend wurde die ursprünglich vorgesehene Funktion der „AIDS-Beauftragten" aufgegeben und deren Arbeitsfeld in die bereits bestehende Suchtarbeit integriert. Zudem wurde eine engere Zusammenarbeit mit dem medizinischen Dienst geschaffen.

4.2.4 Besonderheit Frauenvollzug

Die Arbeitsgruppe „AIDS und Justizvollzug" war zunächst davon ausgegangen, dass die Probleme im Frauenvollzug denen im Männervollzug gleichen würden. Tatsächlich mussten wir aber bald erkennen, dass für die Arbeit im Frauenvollzug andere Wege beschritten werden mussten.

Im Rahmen der Bestandsaufnahme zeigte sich, dass keine der HIV-infizierten weiblichen Gefangenen für eine Therapie zu sensibilisieren war. Obwohl nur eine der betroffenen Frauen über therapeutische Vorerfahrungen verfügte, lehnten alle Frauen Therapiemaßnahmen ab. Die vorhandenen Betreuungsangebote, sowohl zur Therapievermittlung, als auch zur Therapiemotivation, griffen ins Leere. Vor dem Hintergrund dieser geringen Ansprechbarkeit der HIV-infizierten weiblichen Gefangenen erschien es uns sinnvoller, von der üblichen Betreuungsarbeit abzuweichen und das Augenmerk auf die Strukturierung des Alltags zu richten.

Drogenabhängige sind daran gewöhnt, von heute auf morgen zu leben, oder von der Hand in den Mund (hier: in die Vene). Ihr Tagesablauf innerhalb des Vollzuges gestaltet sich ähnlich dem außerhalb; es geht „nur" darum zu wissen, wer wann und wo über Drogen verfügt und wie der Handel organisiert und abgeschlossen werden kann.

Die meisten der drogenabhängigen inhaftierten Frauen stehen um die Mittagszeit auf, um pünktlich für den ab ca. 14.00 Uhr stattfindenden Umschluss mit anderen Frauen fertig zu sein; danach nehmen sie das Angebot der „offenen Tür" wahr, d. h. 2 Stunden, an denen sie sich frei auf den Fluren von Haftraum zu Haftraum bewegen können. Es folgt eventuell eine Teilnahme am gemeinsamen Fernsehangebot. Irgendwann in dieser Zeit – vielleicht auch erst zum Nachteinschluss ab 21.00 Uhr – erfolgt dann der Konsum der erworbenen Drogen, deren Wirkung bis in die späte Nacht hinein anhält und am nächsten Tag dazu führt, bis mittags zu schlafen.

Im Justizvollzug zeigt sich damit der bereits vor der Inhaftierung praktizierte unstrukturierte Tagesablauf. Die meisten Drogenabhängigen nehmen nicht oder nur vereinzelt – und dann unregelmäßig – an Freizeitangeboten teil. Die Gründe dafür sind vielschichtig. Zum einen sind viele dieser Angebote für Drogenabhängige nicht geeignet, weil sie die dafür erforderlichen Freigaben noch nicht erlangt haben oder weil sie wegen der Möglichkeit des Missbrauchs solcher Angebote zur Teilnahme nicht geeignet sind. Andererseits sind die innervollzuglichen Arbeitsangebote und insbesondere das Arbeitsklima (repetitive monotone Teilarbeit, Rauchverbot am Arbeitsplatz) abschreckend. Hinzu kommt eine oft psychisch und physisch schlechte Verfassung, die es kaum möglich macht, über einen längeren Zeitraum hinweg konstant zu arbeiten.

Die Ergebnisse der Ist-Analyse und die Erfahrungen vor Ort zeigten deutlich, dass das Therapie-Vermittlungs-Angebot erweitert und modifiziert werden musste.

4.2.4.1 Modell zur Entwicklung und Stabilisierung von Arbeitsmotivation und Arbeitsverhalten inhaftierter Frauen

Unter Berücksichtigung der eingeschränkten physischen und psychischen Belastbarkeit der drogenabhängigen Inhaftierten musste das Angebot so gestaltet sein, dass die Teilnehmerinnen im Rahmen ihrer Möglichkeiten gefordert, aber nicht überfordert wurden. Dabei war insbesondere zu berücksichtigen, dass die Langeweile im Vollzug und der Drang nach Drogen – mit deren Hilfe die Zeit dann totgeschlagen und erträglich wird – zentrale Probleme darstellen. Eine große Zahl von Drogenabhängigen arbeitet aus den zuvor genannten Gründen nicht. Man kann aber beobachten, dass viele von ihnen mit Ausdauer, Erfindungsgabe, Geschicklichkeit und manchmal sogar Kunstfertigkeit aus z. T. primitiven und zweckentfremdeten Materialien Dinge für die Verschönerung ihres Haftraumes oder zum Verschenken fertigen. An diesem Punkt setzte das Aktivierungsprogramm an.

Den meisten Drogenabhängigen mangelt es an Durchhaltevermögen: Sie zeigen ein aufflammendes Interesse an für sie reizvollen Angeboten, das aber genauso schnell wieder abstirbt, wenn diese zur Regel werden oder an Attraktivität verlieren. Um dem vorgegebenen Anspruch gerecht werden zu können, war deshalb eine verbindliche Teilnahme unerlässlich.

Damit dieses Angebot nicht in Konkurrenz zu den typischen Arbeitsangeboten des Vollzuges geriet, wurde es in den Gesamtkomplex Arbeit, Aus- und Fortbildung integriert und der Zugang allen Inhaftierten mit entsprechenden Defiziten eröffnet. Als integrativer Bestandteil des gesamten Arbeits- und Beschäftigungsangebots der Anstalt gewährleistete diese Maßnahme, dass allen, die das Aktivierungsprogramm erfolgreich durchlaufen hatten, ein Arbeits- oder Ausbildungsplatz vermittelt werden konnte. Das eigentliche Ziel dieses Aktivierungsprogrammes lag aber in der Sensibilisierung für eine Suchttherapie. Es sollte versucht werden, über praktizierte neue Verhaltensmuster (Strukturierung des Alltags) und die damit einhergehenden Einstellungsänderungen, die offensichtlich hohe Therapiehemmschwelle zu umgehen und damit möglicherweise eine Therapiebereitschaft zu erzielen. Gleichzeitig sollte die betroffene Klientel aus ihrem Randgruppendasein, auch innerhalb des Justizvollzuges, herausgelöst werden. Zur Durchführung dieser Betreuungsmaßnahme (Aktivierungsprogramm) wurde ein externer Träger mit eingebunden (Bildungswerk Vechta).

▪ Aktivierungsprogramm

Nachfolgend wird der Ablauf der erstmals durchgeführten Gruppe dargestellt. Um die Auswahlkriterien für die Teilnehmerinnen am Aktivierungsprogramm transparent zu halten und keine Unstimmigkeiten zwischen den Inhaftierten aufkommen zu lassen, wurden die Aufnahmebedingungen am „Schwarzen Brett" veröffentlicht und die Interessentinnen gebeten, sich per Antrag anzumelden. Als Aufnahmekriterien galten in Absprache mit den Vollzugsabteilungsleiterinnen:

- Massive Drogenabhängigkeit
- HIV-Infektion oder AIDS-Erkrankung
- Inhaftierungsdauer von mindestens 3 Monaten
- Arbeitsunfähigkeit
- Arbeitsverweigerung
- Keine Möglichkeit zur Vermittlung in Arbeitsbetriebe

Von 21 interessierten Frauen wurden 12, die den Auswahlkriterien entsprachen, in das Aktivierungsprogramm aufgenommen. Insgesamt bestand der Kurs aus Teilnehmerinnen, die bis zum Beginn dieser Maßnahme überwiegend „einen Liegevollzug geschoben" hatten und immer wieder durch Vollzugsverstöße, insbesondere Drogenkonsum, aufgefallen waren. Zwei Frauen waren HIV-positiv, 7 Frauen galten als Arbeitsverweigerinnen und 3 Frauen war eine Arbeitsunfähigkeit ärztlich attestiert worden.

Das Aktivierungsprogramm bestand aus einem **Arbeitsteil** (kreatives Gestalten) und einem **Sportangebot**.

Das Sportangebot – als leichteste Unterrichtseinheit eingestuft – entlarvte sich als schwierigster Teil des Gesamtprogramms. Angelegt als Möglichkeit zur „neuen" Körpererfahrung und Körperreaktivierung (Bewegungen zur Musik, gymnastische Lockerungs- und Streckübungen, Yoga, das Einüben von Volks- und Jazztanzsequenzen, Tischtennis, Ball- und Wettspiele) stieß es bei einer überwiegenden Zahl der Teilnehmerinnen auf erhebliche Widerstände und teilweise Ablehnung.

Nach der vierten Unterrichtseinheit arbeiteten nur noch 4 Frauen aktiv und regelmäßig mit; andere meldeten sich krank, waren gerade unpässlich oder hatten ganz wichtige Termine auf diese Zeit gelegt. Trotz mehrfacher Erörterungen und Gespräche mit der Dozentin, veränderte sich das Bild bis zum Ende der Maßnahme nicht. Die Frauen bewunderten und beneideten die Sportlehrerin um ihren durchtrainierten Körper, ihre gute Kondition und bemitleideten sich selbst, weil ihnen all das Bewundernswerte fehlte, sie sich aber nicht überwinden wollten oder konnten, erste Schritte zur Reaktivierung zu versuchen.

Beim Sportangebot wurde deutlich, wie gestört das Körperbild und wie gering das Durchhaltevermögen bei Drogenabhängigen entwickelt ist, wie leicht sie zu entmutigen sind, alle guten Vorsätze fallen lassen und welche Diskrepanz zwischen Anspruchsniveau und Realität besteht. Besonders Frauen mit langer Drogenanamnese zeigten gestörte Bewegungsmuster. Auch die zumeist unfreiwillige Arbeit als Prostituierte hatte ihre Spuren hinterlassen, die verstärkt sichtbar wurden, so als Verspannungen im Hüft- und Lendenwirbelbereich. Spezielle Übungen zur Lockerung und Entspannung gerade dieser Körperregionen stießen auf heftige Ablehnung: „Ich produziere mich doch hier nicht so!" und „Ich bin doch nicht auf dem Strich, das mache ich nicht mit!"

▪ Erkenntnisse und Ergebnisse

Obwohl eine erfolgreiche Therapie im Strafvollzug selbst nicht möglich ist, können doch bestimmte therapiefördernde Verhaltensweisen geübt werden. Dabei steht an vorderster Stelle ein geregelter Tagesablauf, um eine äußere Ordnung zu trainieren. Praktizierte neue Verhaltensmuster (hier: Strukturierung des Alltags) und damit einhergehende Einstellungsänderungen können sich dann möglicherweise therapiemotivierend auswirken. Mit Hilfe der durchgeführten Maßnahme wurden Drogenabhängige erreicht, die zuvor als „renitent" und auch „therapieresistent" angesehen wurden. Für die Mehrzahl der Teilnehmerinnen stellte sich während dieser Zeit der Vollzug nicht als Endstation und Elendsverwalter dar; sie konnten sich dazu entschließen einen Versuch zu wagen, ihre persönliche Situation zu verändern.

Angebote für Drogenabhängige müssen klare Strukturen zeigen; nur wo diese für alle Teilnehmerinnen erkennbar sind, können auch (wenn nötig) Konsequenzen gezogen werden. So kann der typische Versuch der Delegation von Eigenverantwortlichkeit dadurch vereitelt werden, dass dieses Verhalten aufgezeigt und dadurch wahrgenommen werden kann. Den Verwöhnungsansprüchen der Drogenabhängigen und dem Rückzug in ihre „Krankheit" kann somit entgegengewirkt werden. Dies bietet den Betroffenen die Möglichkeit zur Selbstreflexion.

Besonders deutlich wurde dieser Sachverhalt im Bereich des Sportangebotes. Die erheblichen Widerstände bei einem Großteil der Frauen resultierten mit großer Wahrscheinlichkeit aus der direkten Konfrontation mit den eigenen körperlichen Unzulänglichkeiten. Das Medium Sport bot ihnen keine Möglichkeit, sich der Realität zu entziehen. Unbeweglichkeit, Steifheit und fehlende Kondition wurden sofort allen Teilnehmerinnen sichtbar. Wegen des häufig überhöhten und unangemessenen Anspruchsdenkens konnten jedoch die Betroffenen nicht zu ihren körperlichen Schwächen stehen. Als Ausweg wurde das bewährte Muster der Schuldzuweisung genutzt: zu langweilig, zu anstrengend, zu kindisch. Zu einer wirklichen und effektiven Auseinandersetzung fehlte häufig das Durchhaltevermögen.

Auffällig war auch die Suche der Drogenabhängigen nach „Elternersatz". Die Mitarbeiterin des Modellprojekts geriet als Gruppenleiterin bei einer großen Zahl der

Teilnehmerinnen in eine Art Mutterrolle. Dies wurde besonders deutlich in zwei Bereichen: Ihr wurden persönliche und intimste Probleme anvertraut, in der Hoffnung, sie wüsste schon, was in den jeweiligen Fällen zu tun sei. Zum anderen wurde sie von den einzelnen Teilnehmerinnen für deren pünktliches Erscheinen zum Arbeitsbeginn „verantwortlich" gemacht. „Wenn du mich weckst, stehe ich ja auch sofort auf."

4.2.5 Individuelle Therapievermittlungen

Einen Schwerpunkt der Projektarbeit stellte die sozialarbeiterische Betreuung und Beratung von HIV-infizierten und drogenabhängigen Gefangenen dar und deren Vermittlung an Hilfsorganisationen, die die psychosoziale Versorgung der Betroffenen nach ihrer Haftentlassung sicherstellen sollten. Entsprechend lag das Ziel dieser Betreuungsarbeit im Wesentlichen darin, in Zusammenarbeit mit Suchtberatungsstellen und Therapieeinrichtungen, die betroffenen Gefangenen auf eine Therapie oder andere Hilfen vorzubereiten und die Voraussetzungen dafür zu schaffen, dass mit Rücksicht auf therapeutische Maßnahmen die Strafvollstreckung zur Bewährung ausgesetzt werden konnte.

Die Erfahrung zeigt, dass sich Drogenabhängige im Justizvollzug eher für eine stationäre Therapie entscheiden, als in Freiheit, jedoch nicht immer mit dem Ziel, künftig drogenfrei zu leben, sondern häufig nur, um dem „Knast" zu entfliehen. Hat sich ein Drogenabhängiger für eine Therapie entschieden, so ist schnelles Handeln erforderlich, da die Motivation erfahrungsgemäß rapide sinkt, wenn sich der Drogenabhängige an den Vollzugsalltag gewöhnt hat. Die gelegentlich sehr zeitaufwändige Suche nach einem Kostenträger für eine Rehabilitationsmaßnahme kann zu einem deutlichen Hindernis werden. Zudem ist der Drogenabhängige in die Therapieeinrichtung zu begleiten. Gerade bei Jugendlichen ist die Gefahr besonders groß, unbegleitet die Therapieeinrichtung nicht zu erreichen. Die Drogenszene befindet sich häufig in Bahnhofsnähe; der Sog in diese Szene ist enorm groß. So mancher guter Vorsatz geht verloren, wenn man „alte Kumpel" aus der Szene trifft.

Erschwerend für die Therapiebemühungen sind auch die häufig sehr undifferenzierten Betreuungsangebote externer Beratungsstellen. Mehrfach mussten wir beobachten, dass um Abstinenz bemühte Inhaftierte, nach gewährten Ausgängen zu externen Betreuungseinrichtungen, wieder vermehrt Drogen konsumierten. Von den Betroffenen wurde dies im Wesentlichen darauf zurückgeführt, dass in diesen Einrichtungen keine Trennung zwischen drogenfreien und drogenkonsumierenden Klienten erfolge. Die Abstinenzbemühungen würden erschwert, wenn „um einen herum alle breit sind". In einem Extremfall wurde beobachtet, dass ein um Abstinenz bemühter Inhaftierter von seinen Lockerungen keinen Gebrauch machte. Es stellte sich dann heraus, dass die durch das vorgenannte Phänomen erzeugte „suchtforcierende Wirkung" des externen Betreuungsangebotes dafür verantwortlich war. Die Erfahrungen während der Betreuungsarbeit sprechen dafür, dass niedrig- und hochschwellige Angebote strikt getrennt werden müssen. Eine Vermischung der Angebote nivelliert den therapeutischen Wert.

4.2.6 Ärztliche Betreuungs- und Behandlungsansätze

Es ist die extreme Ausnahme, dass ein HIV-infizierter Gefangener kein Suchtproblem hat. Somit muss die Behandlung im Justizvollzug zweigleisig angelegt werden: Neben der medizinischen Verlaufsdiagnostik und der sich daraus ergebenden medikamentösen Therapie, müssen auch angemessene Strategien zur Suchtbehandlung eingeplant werden.

Auch wenn der Justizvollzug nicht ein Ersatz für eine Suchtbehandlung sein kann, so sind ihm dennoch Hilfen zur Problembewältigung möglich. Für entzugswillige Inhaftierte sind wirksame Rahmenbedingungen vorzuhalten, z. B. Herauslösung aus dem Drogenmilieu, Einbindung in Abstinenz- bzw. Substitutionsmaßnahmen, Vermittlung in externe Therapieeinrichtungen.

Im Zentrum der Bemühungen dürfen aber nicht nur die drogenkonsumierenden Gefangenen stehen, von ganz zentraler Bedeutung ist der Schutz nichtabhängiger Inhaftierter vor der Sucht und vor Infektionen. Zudem sind Gefangene vor psychischen und physischen Bedrohungen durch drogenabhängige Mitgefangene zu schützen.

4.2.6.1 Medikamentöse Behandlungsansätze bei HIV- und Hepatitis-Infektionen

Die Medizin befindet sich in einem kontinuierlichen Wandel. Dies betrifft auch die Behandlungsansätze mit antiretroviralen Substanzen. Die medikamentöse Therapie von HIV-infizierten Gefangenen sollte deshalb unter der Supervision entsprechend spezialisierter Einrichtungen erfolgen. Jede medikamentöse Behandlung sollte zudem von Maßnahmen begleitet sein, die das Abstinenzbemühen unterstützen. Hepatitis-C-infizierte Gefangene können ohnehin nur dann mit nachhaltigem Erfolg medikamentös behandelt werden, wenn der i. v.-Drogenkonsum und das ihn begleitende Risikoverhalten aufgegeben wurden.

Vor jeder medikamentösen Hepatitis-C-Behandlung sollte deshalb eine Suchttherapie abgeschlossen sein oder eine tragfähige Substitutionsbehandlung bestehen, da jedes Risikoverhalten zu einer Neuinfektion führen kann.

4.2.7 Haftaussetzung und Gnadenerweise

Bei schweren Erkrankungen ist grundsätzlich die Haftfähigkeit gemäß § 455 Abs. 4 StPO zu prüfen. Bei dringenden ärztlich indizierten Behandlungsmaßnahmen ist davon unabhängig eine Überweisung gemäß § 65 StVollzG (§ 63 NJVollzG) in eine externe stationäre Heilbehandlung möglich. Akute stationäre Behandlungen sind relativ schnell und problemlos umzusetzen. Weitaus schwieriger gestalten sich Bemühungen um die Aussetzung einer Freiheitsstrafe oder von Restfreiheitsstrafen zur Bewährung bei (noch) nicht stationär behandlungsbedürftigen HIV-infizierten drogenabhängigen Gefangenen.

Ein relativ großer Anteil der infizierten Gefangenen im Justizvollzug ist um eine abstinente Lebensführung bemüht und somit sozial integrierbar. Es gibt aber auch Gefangene, die nicht abstinenzfähig oder -willig sind und den Betreuungsmöglichkeiten damit deutliche Grenzen setzen. Bemühungen, um die Aussetzung einer Freiheitsstrafe oder von Reststrafzeiten zur Bewährung, scheitern dann häufig daran, dass es sich bei diesen Gefangenen um (oftmals mehrfache) Therapieabbrecher und um Gefangene mit ungünstiger Kriminal- und Sozialprognose handelt. Um bei fortgeschrittener Erkrankung – zumindest auf dem Gnadenweg – überhaupt eine Haftentlassung zu ermöglichen, sind externe Betreuungsangebote (z. B. betreutes Wohnen) unverzichtbar. Aber auch diese greifen nicht immer. Welche Schwierigkeiten sich bei dem Bemühen um eine Haftentlassung ergeben können, soll in den nachfolgenden Fallbeispielen dargestellt werden.

Fallbeispiel

Eine junge drogenabhängige Frau hat mehrere Therapieabbrüche hinter sich. Bei eingehender Exploration zeigt sich auch weiterhin keine Therapiebereitschaft. Die HIV-Infektion hat bereits zu ersten Krankheitssymptomen geführt. Die Betreuung im Justizvollzug gestaltet sich schwierig, da die Gefangene zunehmend in eine soziale Isolierung geraten ist. Dies ist darauf zurückzuführen, dass sie von mehreren Mitgefangenen Geld veruntreut und mehrfach auch Mitgefangene bestohlen hat. Sie wird deshalb auch von den Gefangenen auf der medizinischen Abteilung gemieden. Nach einer Verlegung in ein öffentliches Krankenhaus, kommt es auch dort zu Schwierigkeiten. Der Stationsablauf in der Klinik wird durch die Gefangene sehr gestört. Mitpatienten beschweren sich, so dass nach Akutbehandlung die Weiterbehandlung im Vollzug erfolgen muss. Wegen der kritischen Kriminal- und Sozialprognose wird es schwierig einen Gnadenerweis zu erwirken. Schließlich gelingt dies aber doch und es wird auch ein Platz in einer Einrichtung des betreuten Wohnens gefunden. Dort hält sich die junge Frau nur kurz auf; dann verliert sich ihre Spur. Wir wissen nicht, was aus ihr geworden ist.

Fallbeispiel: Dokumentation des Niedersächsischen Frauenministeriums, Abschlussbericht Modellprojekt: AIDS und Justizvollzug (1994)

„Frau X wurde am 14.05. … entlassen, weil sie eine Therapie antreten wollte. Zur Entgiftung war sie eine Woche im Landeskrankenhaus Y. Danach verließ sie das Krankenhaus. Mit Bekannten hielt sie sich anschließend in verschiedenen Städten auf, sie konsumierte regelmäßig Drogen und Medikamente. In Holland wäre sie an einer Überdosis fast gestorben. Sie sagt, danach habe sie einige Zeit im Koma gelegen und sie könne sich an nichts erinnern. Danach ging sie zu ihren Eltern nach … Diese waren entsetzt über ihren Zustand, nahmen sie aber auf. Von dort aus setzte sie sich mit der Justizvollzugsanstalt in Vechta in Verbindung und erklärte, sie werde sich stellen. Am 12.06., also noch nicht einmal einen Monat nach ihrer Entlassung in die Therapie, kam Frau X total heruntergekommen hier an. Sie wurde zunächst auf der Krankenstation untergebracht, dann nach A 2 verlegt. Die Gefangene leidet erheblich unter Entzugserscheinungen. Während des Gesprächs erklärt sie, zu einer nochmaligen Therapie habe sie keine Beziehung."

Nicht nur die psychosoziale Ebene stellt den Justizvollzug vor große Probleme, häufig beschränken sich die vielzitierten „niedrigschwelligen“ Angebote in der Szene auf Druckräume und die Möglichkeit, sich bei einer Tasse Kaffee aufzuwärmen. Wenn medizinische Angebote bestehen, so werden diese entweder gar nicht oder unzureichend angenommen. Bei der Aufnahme in den Justizvollzug findet häufig erstmals nach langer Zeit ein medizinischer Kontakt statt. Der Justizvollzug ist damit hauptsächlich mit einer Klientel konfrontiert, die gesundheitlich beeinträchtigt und häufig in einem desolaten Zustand zur Aufnahme kommt. Gelegentlich ist der Krankheitsverlauf bei der Aufnahme bereits so fortgeschritten, dass auch intensive Bemühungen kaum mehr greifen können. Nachfolgend ein Fallbeispiel aus der Frauenvollzugsanstalt in Vechta:

Fallbeispiel

„Die Patientin ... wird am... zunächst in Bremen inhaftiert. Am 4. August ... wird die 27-jährige nach Vechta verlegt. Bei der Aufnahme besteht bereits eine Gelbsucht. Die entsprechenden Untersuchungen erbringen den Befund: Hepatitis A und B. Die Patientin wird auf der Krankenabteilung aufgenommen. Nach ca. 3 Wochen verschlechtern sich die entsprechenden Werte weiter (gemeint sind die Leberwerte). Am 5. September ... verlegen wir die Patientin mit der Diagnose „komplizierter Verlauf einer Hepatitis" ins öffentliche Sankt Marien-Hospital in Vechta. Dort halten sich die Laborwerte zunächst, bis 10 Tage später eine Verschlechterung eintritt. Die Patientin kommt zunehmend ins Leberversagen und entwickelt komatöse Zustände. Am 22. September wird sie in die Medizinische Hochschule Hannover verlegt; trotz aller Bemühungen stirbt sie dort am 2. Oktober ... im Leberzerfallskoma."

4.2.8 Spritzenprojekte

Kein Bereich der medizinischen Versorgung im Justizvollzug wird so kontrovers und leider zum Teil auch so unseriös diskutiert wie Ansätze zur Prophylaxe von Hepatitis- und HIV-Infektionen. Eng gekoppelt an diesen Problembereich ist die Frage einer Spritzenvergabe im Justizvollzug. Die unseriöse Diskussion zu dieser Problematik verleitet dazu, ebenfalls polemisch zu werden. Deshalb erlauben wir uns das Thema provokant, aber sachlich korrekt anzugehen.

Die Erkenntnis, dass durch sterile Injektionsbestecke die Übertragung von Krankheiten deutlich reduziert – streng genommen sogar vermieden – werden kann, hat dazu geführt, diese einfache monokausale Verknüpfung auch auf den Justizvollzug zu übertragen. Mit der Vergabe von sterilen Injektionsbestecken im Justizvollzug, verbindet sich somit die Hoffnung, Infektionen einzudämmen. Entsprechend findet sich in der Literatur eine Vielzahl von Empfehlungen zur Spritzenvergabe im Justizvollzug. Um dem Anliegen mehr Nachdruck zu verleihen, werden diese Empfehlungen durch theoretische Hochrechnungen der Infektionsraten im Justizvollzug untermauert, die in keiner Relation zu den tatsächlichen Gegebenheiten stehen. Übersehen wird dabei auch, dass eine grundlegende Diskussion die Gesetzgebung mit einbeziehen müsste, da es wenig Sinn ergibt, einen Drogenabhängigen zu inhaftieren und ihn dann im Gefängnis in seiner Drogenabhängigkeit zu belassen oder diese sogar zu verstärken.

Tatsächlich ergibt sich sogar die Frage, ob eine solche Spritzenvergabe in den Gefängnissen rechtlich überhaupt statthaft ist, auch wenn entsprechende Modellprojekte in der Vergangenheit bereits durchgeführt wurden. Von Seiten des Betäubungsmittelgesetzes (BtMG) bestehen keine Bedenken, wie aber verhält es sich mit den Vorgaben des Strafvollzugsgesetzes (StVollzG) bzw. Niedersächsischen Justizvollzugsgesetz (NJVollzG)?

Das Vollzugziel wird in **§ 2 StVollzG** bzw. in **§ 5 NJVollzG** formuliert. Inhaltlich entsprechen sich diese beiden Paragraphen, deshalb soll hier nur § 5 NJVollzG zitiert werden.

§ 5 NJVollzG:

» Im Vollzug der Freiheitsstrafe sollen die Gefangenen fähig werden, künftig in sozialer Verantwortung ein Leben ohne Straftaten zu führen. Zugleich dient der Vollzug der Freiheitsstrafe dem Schutz der Allgemeinheit vor weiteren Straftaten.

Im Justizvollzug soll demnach eine Behandlung im Sinne einer Resozialisierung erfolgen. Gleichzeitig soll die Allgemeinheit vor weiteren Straftaten geschützt werden, wobei bei einer erfolgreichen Resozialisierung dieser Schutz in der Regel gegeben wäre. Nun sind die meisten drogenabhängigen Gefangenen wegen Delikten inhaftiert worden, die in sehr engem Zusammenhang mit der Drogenproblematik stehen. Das Vollzugsziel wird bei dieser Klientel nur dann zu erreichen sein, wenn es während des Vollzuges gelingt – ggf. im Rahmen einer Therapievermittlung –, eine Drogenfreiheit zu erreichen oder die Gefangenen einer geordneten Substitution zuzuführen. Schafft man nun in den Anstalten eine Infrastruktur, die den i. v.-Drogenkonsum erleichtert, so besteht die Gefahr, dass das bisher zur Delinquenz führende Verhalten nicht aufgegeben wird. Mit großer Wahrscheinlichkeit wird sogar die Gefahr, „angefixt" zu werden, verstärkt. Praktisch würden bei der Entlassung aus dem Gefängnis „die Tore geöffnet bleiben", da die Rückkehr vorprogrammiert wäre. Unter diesem Aspekt wäre der Sinn einer Haftstrafe neu zu diskutieren. Wenn ein konsequenter Schritt gewollt ist, müsste er nicht im Justizvollzug, sondern in der Rechtsprechung erfolgen.

Wie aber sehen die tatsächlichen Gegebenheiten im Gefängnis aus?

In der Literatur finden sich mehrere Studien, die bedauerlicherweise außerhalb der Fachwelt wenig Resonanz finden. So berichtet Sigel (1993), dass bei intensiver Überwachung einer Justizvollzugspopulation – durchschnittlich waren 84 % aller Inhaftierten auf HIV-Antikörper untersucht worden; die Risikoklientel sogar zu annähernd 100 % – keine einzige Serokonversion während der Haftzeit festgestellt wurde.

» Um diese Prima-Facies-Erkenntnis zu erhärten, haben wir unseren Anstalten vor einem Jahr vorgegeben, speziell bei den ‚drogengefährdeten' Gefangenen auch Wiederholungsuntersuchungen konsequent – systematisch viertel- bis halbjährig – durchzuführen. Diese Aktion ist im Frühjahr 1992 angelaufen und bringt uns bislang folgendes Ergebnis: Bis 30. September 1992 sind von 2.383 Untersuchungen drogengefährdeter Gefangener 763 (fast 1/3) Wiederholungsuntersuchungen. Und auch hier ist in keinem einzigen Fall eine Serokonversion festgestellt worden.
(Sigel 1993, S. 218)

Bornemann (1993) weist darauf hin, dass die Vorstellungen von „Needle-sharing" häufig sehr undifferenziert sind. Es gebe eine Reihe von Mustern des gemeinsamen Drogenkonsums, deren Risiken den Konsumenten und ihren Betreuern verborgen blieben. Der in Analogie zum „Safer Sex" propagierte „Safer Use" sei keinesfalls ein Garant gegen Infektionsrisiken.[2]

Nun würde man erwarten, dass die simple monokausale Erkenntnis, dass man mit einer sterilen Nadel keine Infektion erzeugt, bei der Übertragung auf das sehr komplexe Geschehen in den Gefängnissen differenzierter gesehen wird. Tatsächlich bleibt es aber häufig bei dieser monokausalen Erkenntnis und der vehementen Forderung nach Injektionsbestecken in den Gefängnissen. Es ist schon erstaunlich, wie intensiv diese Forderungen gestellt werden und vor welchem Hintergrund.[3]

Mit welchen Argumenten und mit welcher Vehemenz sich einige Menschen für die Spritzenvergabe im Justizvollzug einsetzten und weiterhin einsetzen, soll hier beispielhaft anhand eines Beitrags aus dem Internet dargelegt werden. Es handelt sich dabei um ein Referat „Zur Situation von Spritzenvergabeprojekten in deutschen Gefängnissen", das im Rahmen einer Tagung vom 14. bis 16. Januar 2005 in der Evangelischen Akademie Bad Boll gehalten wurde (Keppler 2005).

Der Referent legte dar, dass sich in der Literatur vielfach Hinweise auf HIV- oder Hepatitis-Infektionen fänden, die auf eine gemeinsame Benutzung von Spritzen während der Inhaftierung zurückzuführen seien. In mehreren Gefängnissen habe man solche Infektionen nachgewiesen, so auch in der JVA für Frauen in Vechta und in der JVA Celle, einem Hochsicherheitsgefängnis.

Für sich genommen sind diese Aussagen nicht falsch. Tatsächlich kam es z. B. in Niedersachsen, bei einer Durchschnittsbelegung von über 6000 Gefangenen, innerhalb eines Zeitraums von 15 Jahren zu einem HIV-Infektionsfall in der JVA Celle, einem Gefängnis der höchsten Sicherheitsstufe. Dieser Fall wäre eine eigene Analyse wert, zeigt er doch psychische Besonderheiten, die sich auch eignen würden, eingehender dargestellt zu werden. Zu weiteren HIV-Infektionsfällen innerhalb der niedersächsischen Gefängnisse kam es in diesem Zeitraum jedoch nicht.

Im Frauengefängnis Vechta kam es zu Infektionskrankheiten, die sich offensichtlich während der Inhaftierung ereignet hatten. Dabei handelte es sich um mehrere Hepatitis-C-Infektionen. Was vom Referenten in seinem Beitrag allerdings verschwiegen wurde, ist, dass auch bei Teilnehmerinnen seines inzwischen eingestellten Spritzenprojekts Hepatitis-Infektionen festgestellt wurden. In allen anderen Anstalten wurden zwar wiederholt ebenfalls Hepatitis-Infektionen festgestellt; in der Regel hatten sich die Inhaftierten aber außerhalb des Justizvollzugs infiziert.

---

2 Diese Sichtweise bestätigte sich später im Rahmen einer wissenschaftlichen Begleitstudie zu einem Spritzenprojekt im Jugendvollzug.

3 Ich habe mich häufig gefragt, warum sich manche „Fachleute" vehement für Spritzenprojekte einsetzten und im Auftrag verschiedener Institutionen mit entsprechenden Vorträgen unterwegs sind. Vor allem habe ich mich gefragt, welchen Zielen diese Forderungen eigentlich dienen.

Aber zurück zur Argumentation des Referenten:

Mit dem Hinweis, dass außerhalb des Justizvollzuges solche Projekte schon lange existierten und es Empfehlungen zur Vergabe von Spritzen an Drogen konsumierende Gefangene gäbe, kommt der Referent zur Überzeugung, dass die Diskussion zur Spritzenvergabe im Gefängnis schon längst abgeschlossen sein sollte.

Natürlich sind Spritzenvergaben außerhalb des Justizvollzuges – als sogenannte niedrigschwellige Angebote – sinnvoll, da außerhalb des Gefängnisses eine Einflussnahme auf das Konsumverhalten nur sehr begrenzt möglich ist. Wer sollte Drogenkonsumenten schon die gebrauchte Spritze wegnehmen? Was aber außerhalb der Gefängnismauern sinnvoll erscheint, muss nicht unbedingt auch hinter den Mauern sinnvoll sein. Die höherschwelligen Angebote des Justizvollzugs auf ein niedrigschwelliges Niveau herunterzufahren, wäre sicher keine gute Lösung.

Gibt es stichhaltige Argumente für eine Spritzenvergabe im Gefängnis?

Als Beleg dafür, dass eine Spritzenvergabe im Gefängnis sehr sinnvoll ist, verweist der Referent auf eine wissenschaftliche Studie der JVA für Frauen in Vechta, die gezeigt habe, dass die Spritzenvergabe die Rate der Übertragungen von Hepatitiden auf nahezu Null gesenkt habe.

Hier scheint eine erläuternde Anmerkung wichtig zu sein. Bei der „wissenschaftlichen Begleitung" in der Frauenanstalt handelte es sich um eine Studie, bei der ursprünglich die Teilnehmerinnen am Spritzenprojekt und eine Kontrollgruppe vergleichend untersucht werden sollten. Aus unerfindlichen Gründen untersuchte der Anstaltsarzt dann aber nur die Teilnehmerinnen des Spritzenprojekts und benutzte diese Untersuchung als Dissertation. Rätselhaft bleibt, wie er dabei zur Erkenntnis kam, dass eine konsequente Teilnahme am Spritzenvergabeprojekt die Infektionsrate auf nahezu Null senkte, zumal dies suggeriert, dass bei allen anderen Inhaftierten eine höhere Infektionsrate vorläge und zwar an Infektionen, die sich während der Inhaftierung ereigneten. Dies war und ist natürlich nicht der Fall.

Das Referat schließt mit der Erkenntnis, dass Spritzenaustauschprojekte im Gefängnis nicht nur ethisch gewünscht und erfolgreich seien, sondern auch gesetzlich geboten. Würde die Justizverwaltung die vom Gesetz geforderten Vorgaben nicht umsetzen, nähme sie Neuerkrankungen von Inhaftierten während der Haftzeit billigend in Kauf.

Dass die Justizvollzugsverwaltung Neuerkrankungen von Inhaftierten billigend in Kauf nähme, wenn sie keine Spritzen im Gefängnis verteile, ist natürlich eine Aussage, die durch nichts belegt ist; ganz im Gegenteil sprechen die Erfahrungen in der Frauenvollzugsanstalt eher gegen ein Spritzenprojekt. Man fragt sich ohnehin, auf welche Gesetze sich der Autor bezieht, wenn er darauf hinweist, dass die Spritzenvergabe im Justizvollzug gesetzlich geboten sei.

Solche Referate können Menschen, die mit der Materie nicht unmittelbar vertraut sind, beeindrucken. Es ist ein Leichtes an Abgeordnete heranzutreten und diese zu bitten, sich für bestimmte Maßnahmen einzusetzen. In der Regel reagieren Abgeordnete dann mit Landtagsanfragen. Nachfolgend soll aus einem Antwortentwurf zu solch einer Landtagsanfrage zitiert werden:

Fallbeispiel: Landtagsanfrage zu Spritzenvergabe
„Die wiederholt geäußerte Behauptung, dass es der Spritzenvergabe zu verdanken sei, wenn der Gesundheitszustand der Gefangenen nach Inhaftierung deutlich besser wird, ist unseriös, da jeder Anstaltsarzt weiß, dass dies für alle Inhaftierten zutrifft und in keinem Zusammenhang mit dem Spritzenprojekt steht.
Parallel zum Spritzenprojekt im Frauengefängnis in Hindelbank (ein Gefängnis in der Schweiz) erfolgte im Jahre 1995 über das Gerichtsmedizinische Institut der Universität Basel eine Untersuchung in 39 Gefängnissen. In diesen Gefängnissen erfolgte keine Spritzenvergabe. Es sollte überprüft werden, ob, wie häufig behauptet, die medizinische Versorgung im Justizvollzug unzureichend ist und sich die Gefangenen Abszesse und Infektionen zuziehen.
Im Rahmen der Aufnahmeuntersuchung waren bei 302 drogenabhängigen Inhaftierten in 39 Fällen (13 %) Komplikationen (Abszesse usw.) festzustellen. Dagegen waren im weiteren Verlauf während der Inhaftierung (Beobachtungszeitraum 1 Jahr) keine dieser Komplikationen zu beobachten. Somit lagen die Erkrankungsrisiken eindeutig außerhalb des Justizvollzuges.
Diese Untersuchung deckt sich mit den Erfahrungen im niedersächsischen Justizvollzug. In den Vergleichsanstalten Bückeburg und Uelzen fanden sich nur im Rahmen der Aufnahmeuntersuchungen, nicht aber während der Inhaftierung Spritzenabszesse…
Der Krankenhaus-Einweisungs-Statistik … des Justizvollzugskrankenhauses Lingen sind 10 Abszess-Behandlungen zu entnehmen. Alle Einweisungen erfolgten innerhalb der ersten Inhaftierungs-Woche. Wegen einer akuten Hepatitis mussten 3 Gefangene behandelt werden (alle Infektionen waren bei der Aufnahme festgestellt worden, d.h., die Gefangenen hatten sich vor der Inhaftierung infiziert)…"

Wie verzerrt die Vorstellungen zur Infektionsprophylaxe im Justizvollzug sein können, ist einem Änderungsantrag des Landtags zur „Zukunft der AIDS-Prävention" vom 20.02.2004 zu entnehmen. Da man offensichtlich davon überzeugt war, in den Gefängnissen werde nichts getan, erfolgte die Aufforderung, „zusammen mit geeigneten Trägern Konzepte zur Betreuung von Risikogruppen in niedersächsischen Haftanstalten zu entwickeln" (Änderungsantrag der CDU und FDP-Fraktion „Zukunft der AIDS-Prävention" vom 20.02.2004).

Dazu gab die medizinische Fachaufsicht folgende Stellungnahme ab:

Fallbeispiel: Stellungnahme der medizinischen Fachaufsicht
„Arbeitskonzepte zur Betreuung von Risikogruppen in niedersächsischen Haftanstalten wurden bereits im Rahmen eines mit Bundesmitteln geförderten Modellprojekts „Prophylaxe und Betreuungsarbeit im niedersächsischen Justizvollzug" erstellt. Obwohl dieses Modellprojekt im Zeitraum von Juni 1989 bis Dezember 1991 durchgeführt wurde, sind die Ergebnisse immer noch aktuell und damit weiterhin Arbeitsgrundlage für den niedersächsischen Justizvollzug.
Das Modellprojekt führte zur Erkenntnis, dass AIDS im Justizvollzug nicht als isoliertes Problem gesehen werden kann. Betreuungsansätze müssen das

Beziehungsgeflecht von i.v.-Drogenabhängigkeit und Infektionskrankheiten als Einheit erfassen. Eine sinnvolle Prophylaxe kann sich somit nicht nur auf die HIV-Infektion begrenzen, sondern muss insbesondere Hepatitis-Infektionen mit berücksichtigen. Im Problemzentrum steht die Drogenproblematik, der in den Betreuungsansätzen das größte Gewicht zukommt.
Eine empirische Untersuchung, die im Rahmen des Modellprojekts durchgeführt wurde, zeigte, dass nicht innerhalb, wohl aber außerhalb des Justizvollzuges bei der untersuchten Klientel ein Risikoverhalten zu erkennen ist. Diese Erkenntnis bestätigte sich jetzt erneut in einer klinischen Studie der Jugendanstalt Hameln. Vor diesem Hintergrund erschien es sinnvoll, die HIV-Problematik in ein umfassendes Sozialisationsmodell zu integrieren, das die Interessen und Bedürfnisse der Inhaftierten anzusprechen vermag und soziale Kompetenz vermittelt.
Für entzugswillige Gefangene wurden wirksame Rahmenbedingungen geschaffen (Herauslösung aus dem Drogenmilieu, Einbindung in Abstinenz- bzw. Substitutionsmaßnahmen, Vermittlung in externe Therapieeinrichtungen). Für die medizinische Betreuung wurden Behandlungsstandards vorgegeben, da die Lebensqualität der Betroffenen maßgeblich von einer angemessenen Verlaufsdiagnostik und Therapie abhängt. Bei Infektionskrankheiten, die einer kausalen Therapie zugänglich sind (Hepatitis B), wurden Impfangebote installiert. Zur Bewältigung sozialer Probleme wurde das Curriculum zum Sozialen Training erweitert und adaptiert."

Abschließend soll hier noch ein aufschlussreicher Vermerk genannt werden, der dem Ministerbüro zur Vorbereitung eines Besuchs bei der AIDS-Hilfe zugeleitet wurde:

Fallbeispiel: Informationsvermerk für Ministerium
„Seit über 10 Jahren ist keine Zunahme der HIV-Infektionsraten im Vollzug zu erkennen… In einem Zeitraum von über 15 Jahren wurde nur eine HIV-Infektion während der Inhaftierung im niedersächsischen Justizvollzug beobachtet. Alle erhobenen Infektionen waren vor der Inhaftierung erfolgt. Ähnlich verhält es sich auch in den anderen Bundesländern. Durchschnittlich liegt der Anteil an HIV-infizierten Gefangenen konstant bei ca. 0,5 %.
Da man Ende der 80er Jahre mit einer hohen HIV-Infektionsrate im Justizvollzug gerechnet hatte, wurden in der Folgezeit engmaschige Untersuchungen zum Infektionsstatus durchgeführt. In den ersten Jahren erfolgten die Erhebungen quartalsmäßig. Die Infektionsraten wurden zwischen den Bundesländern ausgetauscht und in Niedersachsen auch dem Sozialministerium mitgeteilt. Nachdem sich dann zeigte, dass der befürchtete Anstieg der Infektionen ausblieb, wurde die Erhebungsfrequenz auf 1-mal jährlich reduziert. Wegen der auch weiterhin unverändert niedrigen Infektionsraten hat man dann 2003 im Strafvollzugsausschuss der Länder beschlossen, die Erhebung einzustellen. Trotz der bekannt geringen Infektionsraten, wird von der Deutschen AIDS-Hilfe aber weiterhin behauptet, dass im Justizvollzug eine hohe Durchseuchung herrsche und sich die Gefangenen primär während der Inhaftierung infizierten."

4.3 Aufgaben und Leistungsspektrum eines Justizvollzugskrankenhauses

Wie ist ein Justizvollzugskrankenhaus sinnvoll zu betreiben? Und welche Aufgaben sollte solch ein Krankenhaus erfüllen?

Auf den ersten Blick lässt sich ein Justizvollzugskrankenhaus kaum ökonomisch betreiben. Würde man zur Leistungs- und Kostenbeurteilung die Gebührensätze nach GOÄ oder DRG zugrunde legen, so würde sofort deutlich werden, dass die Behandlungskosten in einem Justizvollzugskrankenhaus deutlich höher liegen als in einem Krankenhaus mit analoger Versorgungsstruktur. Und zwar nicht nur etwas höher, sondern erheblich höher. Dass sich ein Justizvollzugskrankenhaus trotzdem rechnen kann, liegt an den Personalkosten, die bei einer Bewachung in öffentlichen Krankenhäusern anfallen würden. Eine Bewachung rund um die Uhr mit einem Bediensteten beansprucht bereits 5,6 Vollzeitstellen. Tatsächlich müssen nicht selten zwei Bedienstete zur Bewachung abgestellt werden. Berücksichtigt man, dass z. B. in Niedersachsen jährlich im Justizvollzugskrankenhaus ca. 15.000 Behandlungstage anfallen, kann man sich leicht ausrechnen, dass die erforderliche Bewachung einen erheblichen Teil des Allgemeinen Vollzugsdienstes binden würde.

Es sind aber nicht nur diese Kosten der Bewachung, die für ein Justizvollzugskrankenhaus sprechen, zu berücksichtigen sind auch die Bedingungen, unter denen die Bediensteten die Bewachung in einem öffentlichen Krankenhaus gewährleisten müssen. Die Bediensteten sind ja nicht in eine aktive Tätigkeit eingebunden; sie verharren wartend neben dem Bett eines Gefangenen und das über Stunden und ggf. Tage. Es verwundert dann nicht, wenn es bei längeren Bewachungen gelegentlich zu einer Unruhe in den betroffenen Anstalten kommt.

Zu einer Unruhe kommt es gelegentlich aber auch in den öffentlichen Krankenhäusern, insbesondere dann, wenn die Funktionsabläufe auf den Stationen durch das Bewachungspersonal gestört werden. Zudem ist das Sicherheitsrisiko in einem öffentlichen Krankenhaus zwangsläufig größer als in einem gesicherten Haftkrankenhaus; und zwar sowohl in Hinblick auf eine mögliche Entweichung, als auch bezüglich einer möglichen Gefährdung des Personals.

Das nachfolgende Argument ist etwas heikel und könnte missverstanden werden. Gleichwohl hat es einen nicht zu unterschätzenden Einfluss auf die Ausführungsfrequenz und damit auf den Bewachungsaufwand.

Für einen Gefangenen ist die Behandlung in einem öffentlichen Krankenhaus, mit weiblichem Pflegepersonal, zivilen Mitpatienten, dem freien Blick aus dem Fenster, dem Gefühl also, der Normalität nahe und dem Gefängnis fern zu sein, sehr erstrebenswert. So manches Drängen nach stationärer Behandlung verflüchtigt sich relativ schnell, wenn diese stationäre Behandlung im Justizvollzugskrankenhaus stattfinden soll. Im grauen Vollzugsalltag ist jede Ausführung eine willkommene Abwechslung. Die Behandlung im Justizvollzugskrankenhaus zählt nicht unbedingt dazu. Entsprechend hoch ist die Verweigerungsrate bei einer Einweisungsempfehlung in das Haftkrankenhaus. Gäbe es diese alternative Justizvollzugskrankenhausbehandlung nicht, läge die Überweisungsfrequenz mit großer Wahrscheinlichkeit deutlich höher.

Sinnvoll konzipiert ist deshalb ein justizeigenes Krankenhaus eine sinnvolle Sache.

4.3.1 Rechtliche Grundlagen

Die rechtlichen Grundlagen, zur Verlegung in das Justizvollzugskrankenhaus oder in ein Krankenhaus außerhalb des Justizvollzuges, wurden bereits in ▶ Abschn. 3.7 „Überstellung und Verlegung“ dargelegt. Zur Übersichtlichkeit sollen sie hier noch einmal erwähnt werden:

Aus dem Strafvollzugsgesetz (und Niedersächsischen Justizvollzugsgesetz) ergibt sich, dass den Gefangenen eine freie Heilfürsorge durch den Justizvollzug zuteil wird. Diese Heilfürsorge orientiert sich an den Leistungen des Sozialgesetzbuches 5. Demnach erhält der Gefangene im Justizvollzug eine gleichwertige medizinische Versorgung, wie sie jedem Krankenkassenpatienten außerhalb des Justizvollzuges zuteil wird. Da das medizinische Versorgungsspektrum nicht in allen Anstalten gleich ist, besteht die Möglichkeit, erkrankte Gefangene in eine Anstalt mit einer leistungsfähigeren medizinischen Abteilung oder in ein Krankenhaus zu verlegen.

§ 63 NJVollzG:

» (1) Eine kranke Gefangene oder ein kranker Gefangener kann in ein Anstaltskrankenhaus oder in eine für die Behandlung der Krankheit besser geeignete Anstalt überstellt oder verlegt werden.
(2) Kann eine Krankheit in einer Anstalt oder einem Anstaltskrankenhaus nicht erkannt oder behandelt werden oder ist es nicht möglich, die Gefangene oder den Gefangenen rechtzeitig in ein Anstaltskrankenhaus zu überstellen oder zu verlegen, so ist sie oder er in ein Krankenhaus außerhalb des Vollzuges zu bringen.

Die Regelung im Niedersächsischen Justizvollzugsgesetz entspricht im Wesentlichen der Regelung im Strafvollzugsgesetz.

§ 65 StVollzG:

» (1) Ein kranker Gefangener kann in ein Anstaltskrankenhaus oder in eine für die Behandlung seiner Krankheit besser geeignete Vollzugsanstalt verlegt werden.
(2) Kann die Krankheit eines Gefangenen in einer Vollzugsanstalt oder einem Anstaltskrankenhaus nicht erkannt oder behandelt werden oder ist es nicht möglich, den Gefangenen rechtzeitig in ein Anstaltskrankenhaus zu verlegen, ist dieser in ein Krankenhaus außerhalb des Vollzuges zu bringen.

Auch wenn die Verlegung eines kranken Gefangenen gemäß § 63 NJVollzG oder § 65 StVollzG medizinisch begründet sein muss, begründet die Krankheit nicht zwangsläufig eine Verlegung (oder Überstellung). Die Formulierung „kann“ in beiden Gesetzestexten lässt erkennen, dass es sich lediglich um eine Option handelt. Keine Option gibt es allerdings bezüglich der adäquaten Behandlung des kranken Gefangenen.

Die adäquate Behandlung des Gefangenen ist eine rechtlich verbindliche Aufgabe. Diese Behandlung muss zudem dem medizinischen Standard entsprechen. Es wäre also grundsätzlich möglich, einen stationär behandlungsbedürftigen Gefangenen weiterhin in der Anstalt zu belassen und stattdessen den medizinischen Standard in der Anstalt entsprechend anzuheben. Das wäre zwar auf den ersten Blick ein unökonomisches Vorgehen, tatsächlich wurde es aber in der Vergangenheit in Einzelfällen praktiziert, z. B. bei der Versorgung von Gefangenen, die sich im Hungerstreik befanden. Sind nämlich gravierende Sicherheitsaspekte zu berücksichtigen, so kann die Bewachung in einem öffentlichen Krankenhaus u. U. deutlich teurer sein, als eine vorübergehende apparative Aufrüstung der Anstalt, einschließlich einer zeitlich befristeten Verpflichtung von medizinischen Fachkräften. Diese Besonderheiten werden in ▶ Abschn. 4.6 „Hungerstreik" eingehender behandelt.

4.3.2 Leistungsspektrum und Einweisungsmodalitäten

Stationär pflegebedürftige Gefangene können nur dann auf einer medizinischen Abteilung einer Justizvollzugsanstalt behandelt werden, wenn diese über den Mindeststandard einer 24-stündigen Pflegepräsenz und über eine angemessene ärztliche Regelversorgung verfügt. In der Regel sind diese Möglichkeiten in einer normalen Justizvollzugsanstalt nicht gegeben, so dass der pflegebedürftige Gefangene dann in eine Anstalt mit einer entsprechenden Krankenabteilung oder ein Justizvollzugskrankenhaus verlegt werden muss.

Was sollte ein Justizvollzugskrankenhaus aus Sicht der Anstalten leisten?

Die Idealvorstellung ist natürlich: „Alles!" Zwangsläufig wird das nicht möglich sein. Selbst bei einem „bestausgestatteten" Justizvollzugskrankenhaus würde man die meisten Akutfälle in ein örtliches Krankenhaus einweisen müssen, da die langen Transportwege nicht zu verantworten wären. Tatsächlich sind aber solche lebensbedrohlichen Akutfälle eher die Ausnahme als die Regel. Zudem können die Liegezeiten in der Akutklinik durch eine frühe Übernahme in das Justizvollzugskrankenhaus deutlich verkürzt werden. Aufzunehmen wären deshalb:
- Alle stationär behandlungsbedürftigen Patienten, deren Behandlung im Justizvollzugskrankenhaus möglich ist.
- Alle Patienten aus Akutkliniken, wenn die Transportfähigkeit gegeben und die stationäre Weiterbehandlung im Justizvollzugskrankenhaus möglich ist.
- Patienten mit unklaren Beschwerden, die voraussichtlich einer Vielzahl von Untersuchungen bedürfen.
- Patienten, die einer intensiven physikalischen Therapie bedürfen, die in der Anstalt nicht geleistet werden kann.

Sofern die Kapazitäten des Krankenhauses es erlauben, sollte eine Behandlungsverweigerung nicht unmittelbar zu einer Rückverlegung führen. Zudem sollte jede Rückverlegung – wie auch die Einweisung – mit der Anstalt, das heißt mit Arzt oder Sanitätsdienst, abgestimmt werden.

Die Rückverlegung sollte grundsätzlich erst dann erfolgen, wenn die Weiterbehandlung in der Heimatanstalt problemlos möglich ist.

4.3.3 Krankenhauseinweisung und Rückverlegung

Voraussetzung für einen reibungslosen Organisationsablauf im Krankenhaus ist eine adäquate Kommunikationsstruktur innerhalb des Krankenhauses, aber insbesondere auch zwischen Krankenhaus und Justizvollzugsanstalt.

- Grundsätzlich ist vor jeder Einweisung eine telefonische Rücksprache zwischen Anstaltsarzt und aufnehmendem Arzt im Justizvollzugskrankenhaus erforderlich. Dadurch lassen sich Fehleinweisungen vermeiden.
- Im Rahmen dieser Rücksprache können auch behandlungsspezifische Aspekte erörtert und das Leistungsspektrum der einweisenden Anstalt abgeklärt werden. Damit können bereits bei der Aufnahme die Modalitäten für die Rückverlegung abgesprochen werden.
- Wurde ein Patient in eine Akutklinik eingewiesen, so ist das Justizvollzugskrankenhaus darüber zu informieren. Zwischen Akutklinik und Justizvollzugskrankenhaus können die Modalitäten zur Übernahme und Weiterbehandlung des Patienten abgeklärt werden.
- Die Rückverlegung eines Gefangenen aus dem Krankenhaus sollte erst dann erfolgen, wenn eine Weiterversorgung in der aufnehmenden Anstalt tatsächlich auch leistbar ist.
- Erfolgen von Seiten des Justizvollzugskrankenhauses Behandlungsempfehlungen, ist vor einer Rückverlegung zudem zu prüfen, ob diese Empfehlungen intramural in der Justizvollzugsanstalt umgesetzt werden können oder ob dazu aufwändige Ausführungen erforderlich werden.

Erhebliche Schwierigkeiten entstehen immer dann, wenn nach einer Rückverlegung aus dem Krankenhaus eine angemessene Weiterbetreuung in der Anstalt nicht möglich ist oder aber die vom Krankenhaus empfohlene Zusatzdiagnostik oder Therapie nur im Rahmen begleiteter Ausführungen erfolgen kann. Werden dann auch noch behandlungsunwillige Patienten unvermittelt zurückverlegt, obwohl sie einer stationären Betreuung bedürfen, kommt sehr schnell die Frage auf, „wofür haben wir eigentlich ein Justizvollzugskrankenhaus?". Wenn die Rückverlegung auch noch ohne Vorankündigung erfolgt, ist die Begeisterung vor Ort, ironisch betrachtet, besonders groß.

4.3.4 Budgetzuweisung

Budgets und Budgetzuweisung sind Themen, die ▶ Kap. 6 abgehandelt werden. Da die Aufgaben eines Justizvollzugskrankenhauses und dessen Leistungsspektrum aber ganz wesentlich durch das zugewiesene Budget bestimmt werden, sind Hinweise auf die Budgetzuweisung auch hier hilfreich.

Budgets für die Anstalten und das Justizvollzugskrankenhaus festzulegen, ist sicher sinnvoll; an das Budget muss dann aber auch das vorzusehende Leistungsspektrum gekoppelt sein. Eine Verwaltung, die das zu leistende Arbeitsspektrum einer Anstalt oder eines Justizvollzugskrankenhauses nicht detailliert festlegt, gleichwohl aber ein umschriebenes Budget zuweist, bewirkt das Gegenteil dessen, was sie offensichtlich intendiert und fleißig propagiert. Da sich Justizvollzugskrankenhäuser aus der reinen Behandlungsperspektive kaum rechtfertigen lassen und sich nur wegen der Sicherheitsaspekte und der damit zu leistenden Bewachung begründen, sind diese Sicherheitsaspekte und die Bewachung ein ganz zentrales Kriterium für das zuzuweisende Budget. Im folgenden Beispiel soll dargelegt werden, wie eine unreflektierte Bewachungsregelung des Justizvollzugskrankenhauses einweisende Anstalten an die Grenzen ihrer Möglichkeiten bringen kann.

- **Vorbemerkung**

Für das Justizvollzugskrankenhaus im nächsten Fallbeispiel war folgende Regelung getroffen worden: Waren kranke Gefangene aus dem Justizvollzugskrankenhaus in ein öffentliches Krankenhaus vor Ort zu verlegen, so war die Bewachung durch das Justizvollzugskrankenhaus zu leisten. Wurden die Gefangenen allerdings in ein Krankenhaus an einem weiter entfernten Ort überwiesen, war die Bewachung von der zuständigen Anstalt zu leisten, egal wie groß oder wie klein diese Anstalt war. Bedenkt man dabei, dass eine einfache Bewachung rund um die Uhr fast sechs Vollzeitstellen bindet, kann man sich leicht vorstellen, wie schnell eine kleine Anstalt bei solch einer Bewachung an ihre Grenzen stößt. Die Schwierigkeiten, die dabei entstehen, sind dem Beispiel zu entnehmen:

Fallbeispiel: Budgetzuweisung

Eine mittelgroße Justizvollzugsanstalt hatte einen Gefangenen zur Behandlung in das Justizvollzugskrankenhaus überwiesen. Dort zeigte sich dann, dass eine Operation erforderlich wurde, die das Justizvollzugskrankenhaus nicht leisten konnte. Entsprechend erfolgte eine Überweisung in ein öffentliches Krankenhaus, allerdings nicht in ein Krankenhaus vor Ort, sondern in ein etwas entfernter gelegenes Krankenhaus. Die einweisende Anstalt wurde gebeten, die erforderliche Bewachung dieses Gefangenen im öffentlichen Krankenhaus sicherzustellen.

Daraufhin erging folgendes Schreiben an das Justizministerium:

„Aus gegebenem Anlass möchte ich darauf aufmerksam machen, dass o. g. Verfügung problematisch ist… Am Montagnachmittag … wurden wir durch das Justizvollzugskrankenhaus davon unterrichtet, dass einer unserer Gefangenen am Mittwoch in das Kreiskrankenhaus … verlegt werden soll und wir die Überwachung zu stellen haben.

Dies entspricht Ihrer Regelung vom 24. Mai 2000 und hätte zur Folge, dass Beamte von … quer durch Niedersachsen (ca. 230 km ein Weg) unterwegs wären (ggf. mit Übernachtung vor Ort?). Das halte ich für eine unglückliche Regelung und Verschwendung von Arbeitsstunden. Das Problem ließe sich in diesem Fall durch eine Verlegung lösen, da das Krankenhaus in … den geplanten Eingriff ebenfalls durchführen kann und die JVA … freundlicherweise die Bewachung stellen könnte.

Wenn schon eine relativ große Anstalt wie … bei dieser Regelung an ihre personellen Grenzen stößt, wird eine kleine Anstalt von vornherein über ihre Möglichkeiten der Bewachung gar nicht erst nachzudenken brauchen – sie hat sie nicht…

Dies vorausgesetzt halte ich es für angemessen und auch angebracht, die Regelung aufzuheben. Sollte es tatsächlich Regelungsbedarf geben, könnte dies im Einzelfall über das Justizministerium erfolgen. Andernfalls müsste sich jemand die Mühe machen, eine Regelung zu formulieren, die differenziert die Interessen und Möglichkeiten aller Beteiligten berücksichtigt.

Mit freundlichen Grüßen"

- **Problemerörterung**

Die Dezentralisierung der Verwaltung ist sicher sinnvoll. Der Grundsatz dabei ist aber, dass die Verantwortung dort angesiedelt sein muss, wo auch die Kompetenz angesiedelt ist. Eine Anstalt hat aber keinen Einfluss auf den Personaleinsatz in anderen Anstalten; über diese Kompetenz verfügt lediglich die Aufsichtsbehörde. Es wäre deshalb sinnvoll, dass bei personellen Engpässen in den Anstalten die Aufsichtsbehörde tätig wird. Dies ist natürlich keine dankbare Aufgabe, da bei Abordnungen das Lamento in den Anstalten erfahrungsgemäß groß ist. Tatsächlich konnte sich die Aufsichtsbehörde dann auch nicht zu einer Änderung der Verfügung durchringen. Sie verwies stattdessen auf die ausgeprägte Unterstützungshaltung unter den Anstaltsleitungen, die in Einzelfällen tatsächlich auch gegeben war, allerdings nicht bei allen Anstaltsleitungen.

4.3.5 Behandlungsfälle

Die nächsten Beispiele sollen zeigen, wie die Behandlungen und Abläufe möglichst nicht sein sollten.

Fallbeispiel

Ein Justizvollzugskrankenhaus verfügte über

- 6 Vollzeitstellen für Ärztinnen und Ärzte,
- 6 fest zugeordnete Vertragsärzte und
- 52 Pflegekräfte.

Beim Patienten handelt es sich um einen Sicherungsverwahrten mit den Diagnosen:

- Epilepsie
- Nicht-insulinpflichtiger Diabetes mellitus
- Adipositas
- Fragliche hirnorganische Störungen
- Trachealstenose (Z. n. Langzeitintubation bei Legionellenpneumonie)

Während der Inhaftierung drängte der Patient auf eine Operation seiner Trachealstenose. Zur Indikationsprüfung wurde er in einer HNO-Klinik vorgestellt. Dort wurde eine Revisions-Operation empfohlen, die auch erfolgte. Während der Operation kam es zu einer ausgeprägten Hypoxie. Diese führte zu einer gravierenden neurologischen Symptomatik, die eine Verlegung in eine Universitätsklinik erforderlich machte. Nach der Akutbehandlung wurde die Rückverlegung des pflegebedürftigen Gefangenen in das

Justizvollzugskrankenhaus versucht. Das Justizvollzugskrankenhaus sah sich wegen der Schwere der Erkrankung des Gefangenen aber nicht in der Lage, ihn aufzunehmen. Daraufhin erfolgte die Verlegung des Gefangenen auf eine Pflegeabteilung einer Justizvollzugsanstalt in einem anderen Bundesland. Dort verblieb der Gefangene für die nächsten Monate.

Im Rahmen einer Überprüfung der stationären Behandlungsfälle erkundigte sich die Medizinische Fachaufsicht auf der betreffenden Pflegeabteilung über den bisherigen Behandlungsverlauf. Dabei war zu erfahren, dass sich die Betreuung des Gefangenen recht pflegeleicht gestaltete. Intensiver medizinischer Maßnahmen bedurfte es nicht. Der Gefangene verfügte über einen Rollstuhl und einen Rollator, mit dem er sich autark bewegen konnte.
Bei der Nachbefragung war auch noch zu erfahren, dass der Pflegeabteilung 16 Bedienstete zur Verfügung standen, bei einer Belegungsgröße von 30 Betten. Der ärztliche Dienst wurde von einem Anstaltsarzt in Teilzeittätigkeit wahrgenommen (3-mal in der Woche war dieser für mehrere Stunden auf der Pflegeabteilung tätig).
Das Justizvollzugskrankenhaus wurde daraufhin angewiesen, den Patienten umgehend aufzunehmen.

▪ Problemerörterung

Kommunikationsstörungen führen recht häufig zu atmosphärischen Störungen. Verantwortliches Handeln verträgt sich mit solchen Störungen nicht. Verantwortliches Handeln ist aber die Voraussetzung, um Schwierigkeiten zu meistern. Wird bei jeder Krankenhauseinweisung vermutet, dass man dem Krankenhaus wieder einmal ein „faules Ei ins Nest legen will", ist zwangsläufig die Tendenz groß, diese vermeintlich „faulen Eier" möglichst nicht aufzunehmen. In den Anstalten wiederum entsteht dann der Eindruck, dass wirklich behandlungsbedürftige Gefangene grundsätzlich vom Vollzugskrankenhaus abgewiesen würden, mit dem fadenscheinigen Hinweis auf die begrenzten therapeutischen Möglichkeiten. Wobei es diese „faulen Eier" gelegentlich natürlich tatsächlich gibt.

Gerade in einem geschlossenen System, wie es der Justizvollzug darstellt, ist die Kommunikation von ganz zentraler Bedeutung. Tatsächlich zeigten sich im vorliegenden Fall ganz gravierende Kommunikationsstörungen und große Ängste vor einem möglichen Übernahmeverschulden. Das Krankenhaus hatte den Fokus auf die vermeintlich intensivpflichtige Behandlung gerichtet und den tatsächlichen aktuellen Befund gar nicht erst abgeklärt. Vielmehr wurde sogleich unterstellt, man wolle ihnen einen Intensiv-Pflegefall „unterschieben". Die Anstalt wiederum hatte vermutet, dass das Krankenhaus sich wieder einmal vor seiner Aufgabe drückte und resigniert nach einer alternativen Betreuung gesucht – und diese dann ja auch gefunden.

Zur gleichen Problematik hier noch ein weiterer Fall:

Fallbeispiel

Ein relativ junger Gefangener wurde wegen eines fraglichen zerebralen Insults nachts als Notfall in eine neurologische Klinik eingewiesen. Am Folgetag fand sich kein Residualbefund mehr, so dass diagnostisch ein PRIND anzunehmen war. Therapeutisch wurde lediglich eine Heparinisierung durchgeführt. Die Anstaltsärztin versuchte daraufhin den Gefangenen zur Infusionsbehandlung in das Justizvollzugskrankenhaus zu verlegen. Die Aufnahme wurde mit dem Hinweis abgelehnt, dass dieser Patient dringend auf einer Stroke-Unit mit multiprofessionellem Team behandelt werden müsste. Völlig ausgeblendet wurde, dass dieser Patient lediglich eine Infusionsbehandlung benötigte. Nach Intervention durch die medizinische Fachaufsicht, erfolgte dann die Aufnahme.

■ **Problemerörterung**

Wie im vorherigen Fall, wurde auch hier der einweisenden Anstaltsärztin unterstellt, sie wolle einen intensivpflichtigen Patienten in das Krankenhaus einweisen, obwohl dieser auf einer Stroke-Unit behandelt werden müsste. Die tatsächlichen Gegebenheiten wurden nicht wahrgenommen oder nicht geglaubt. Offensichtlich fehlte das Vertrauen in die kollegiale ärztliche Zusammenarbeit zwischen der Anstalt und dem Krankenhaus.

Im nachfolgenden Fallbeispiel geht es um die Überprüfung eines möglichen Organisationsverschuldens. Es handelt sich um einen sehr dramatischen Fall mit tödlichem Ausgang.

Fallbeispiel

Bei einem Gefangenen sollten die Mandeln entfernt werden. Die Operation sollte auf der HNO-Abteilung einer Medizinischen Hochschule erfolgen. Zur Weiterbehandlung war eine Verlegung des Gefangenen in das Justizvollzugskrankenhaus vorgesehen. Die Modalitäten wurden zwischen der Medizinischen Hochschule und dem Justizvollzugskrankenhaus abgesprochen. Nach einer komplikationslos verlaufenen Tonsillektomie wurde der Patient zur Weiterbehandlung von der HNO-Abteilung in das Justizvollzugskrankenhaus verlegt. Sowohl mündlich als auch schriftlich wurde auf mögliche Komplikationen hingewiesen und erläutert, was im Notfall zu veranlassen sei.
Zunächst war der Behandlungsverlauf auch im Justizvollzugskrankenhaus weiterhin komplikationslos. Dann kam es nachts plötzlich zu einer heftigen Nachblutung, so dass der Rettungsdienst angefordert werden musste. Gleichzeitig wurde mit dem örtlichen Krankenhaus eine Verlegung auf die dortige Intensivstation vereinbart. Innerhalb kürzester Zeit erschein der Notarzt mit Rettungswagen in der Anstalt. Vor Ort erfolgten kreislaufstabilisierende Maßnahmen. Dann fuhr der Rettungswagen in die Gefängnisschleuse. Das Einfahrtstor schloss sich hinter dem Fahrzeug und das Ausfahrtstor blieb verschlossen. Da auch nach geraumer Zeit das Ausfahrtstor nicht geöffnet wurde, machte der Fahrer des Rettungswagens mit dem Martinshorn auf sich aufmerksam. Allerdings öffnete sich auch jetzt nicht das Ausfahrtstor, so dass der Rettungswagen mit Patient und Notarzt in der Schleuse eingeschlossen blieb.

Grund für diese Reaktion war eine Anstaltsverfügung. Nach dieser Verfügung durften Gefangene nur unter Begleitung von Vollzugspersonal das Gefängnis verlassen. Offensichtlich war es in der Eile nicht gelungen, das erforderliche Begleitpersonal bereitzustellen. Als schließlich der Rettungswagen die Schleuse passieren konnte und im Krankenhaus eintraf, war es zu spät für den Patienten. Er verstarb kurze Zeit nach der Einlieferung.

Da es sich um einen Todesfall durch Fremdverschulden handelte, ermittelte die Staatsanwaltschaft. Es war zu prüfen, gegen wen zu ermitteln war. Im Fokus stand zunächst die Medizinische Hochschule, da hier die Operation durchgeführt worden war. Es ergab sich somit die Frage: Erfolgte die Tonsillektomie angemessen nach den Regeln der ärztlichen Kunst und war die Verlegung in das Justizvollzugskrankenhaus angemessen und verantwortbar?
In einem zweiten Schritt wurde auch das Justizvollzugskrankenhaus in die Ermittlungen mit einbezogen. Hier war die Frage, ob die Weiterbehandlung angemessen durchgeführt worden war oder ob es wegen einer falschen oder unterlassenen Behandlung zu der Blutung gekommen war. Zudem war zu prüfen, ob das Justizvollzugskrankenhaus auf diese massive Blutung angemessen reagiert hatte. Die verschlossenen Tore der Gefängnisschleuse waren nicht Gegenstand der staatsanwaltschaftlichen Ermittlungen.

■ Beurteilung aus medizinischer Sicht

Nachblutungen sind eine typische, wenn auch seltene Komplikation nach HNO-Eingriffen (Tonsillektomien). Deshalb verbleiben die Patienten postoperativ im Krankenhaus, obwohl es sich um einen relativ kleinen Eingriff handelt. In Einzelfällen kann auch noch 14 Tage nach einer Tonsillektomie eine Nachblutung auftreten. In der Regel ist der postoperative Verlauf aber komplikationslos.

Da der Gefangene mit zwei Bediensteten im Krankenhaus bewacht werden musste, war die Verlegung in das Justizvollzugskrankenhaus sinnvoll, zumal bei Komplikationen eine Verlegung aus dem Justizvollzugskrankenhaus auf die Intensivstation des örtlichen Krankenhauses jederzeit möglich war. Zudem standen die Patienten des Justizvollzugskrankenhauses unter ständiger fachlicher Aufsicht. Bei dem Ermittlungsverfahren gegen die Ärzte der Medizinischen Hochschule dürfte es deshalb primär um die Abklärung des angemessenen Operationsverfahrens gegangen sein. Die Zustimmung zur Verlegung in das Justizvollzugskrankenhaus war nicht zu beanstanden, erfolgte sie doch mit den entsprechenden Vorgaben zur Weiterbehandlung. Zwangsläufig mussten die Ärzte der Medizinnischen Hochschule davon ausgehen, dass diese Empfehlungen im Justizvollzugskrankenhaus auch berücksichtigt werden würden. Schließlich verfügte das Justizvollzugskrankenhaus ja über einen Krankenhausstandard der Basisversorgung.

Aus dem Bericht der Anstalt ging hervor, dass der Notarzt innerhalb kürzester Zeit in die Anstalt gekommen war und auch problemlos die erforderlichen kreislaufstabilisierenden Maßnahmen am Patienten durchführen konnte. Die zusätzlich erforderliche Operation und die Verabreichung von Blutkonserven wären erst im örtlichen Krankenhaus möglich gewesen, insofern war eine zügige Verlegung nach Kreislaufstabilisierung dringend erforderlich. Diese aber wurde durch die verschlossene Gefängnisschleuse verhindert. Auf den ersten Blick ergaben sich somit bezüglich der medizinischen Behandlung keine gravierenden Beanstandungen. Wie aber sah es mit der Organisation in der Anstalt und in dem angegliederten Justizvollzugskrankenhaus aus?

■ Problemerörterung

Die Anstaltsverfügung, wonach Gefangene nur in Begleitung von Bediensteten das Justizvollzugskrankenhaus verlassen dürfen, ist sinnvoll und auch geboten.

Andernfalls wären Entweichungen Tür und Tor geöffnet. In einem Justizvollzugskrankenhaus muss folglich eine Bewachung bei Notfallverlegungen fest eingeplant sein. Im vorliegenden Fall war bei der Übernahme des Patienten aus der HNO-Klinik ein solcher Notfall als Behandlungsrisiko bekannt. Parallel zum Notarzteinsatz hätte somit auch die Bewachung des Gefangenen organisiert werden müssen. Zudem wäre der Bedienstete am Schleusentor entsprechend zu unterrichten gewesen, um eine ungehinderte Ausfahrt zu ermöglichen. Anscheinend waren solche Regelungen aber nicht getroffen worden oder sie wurden aus Unkenntnis nicht umgesetzt. Im ersten Fall wäre dieses Versäumnis ein Organisationsverschulden, im zweiten Fall möglicherweise ein menschliches Versagen.

Was eine unzureichende Kommunikation bewirken kann, ergibt sich aus einem Schreiben eines Krankenhauses an die Justizvollzugsanstalt.

Fallbeispiel: Schreiben an Justizvollzugsanstalt

„Am 15. dieses Monats ist der Strafgefangene R. in unserem Hause entflohen. Den Rundfunkwarnungen und den Pressemeldungen entnehmen wir, dass er als äußerst gewalttätig gilt, und der große Polizeieinsatz am Freitag spricht dafür, dass dies zutrifft.

Die offensichtliche Tatsache, dass Sie in unserem Hause einen Gewalttäter unter absolut unzureichender Bewachung behandeln ließen, hat hier zu einer erheblichen Unruhe geführt. Wir sind gehalten, alles zu tun, um für die Zukunft die Sicherheit unserer Mitarbeiter und Patienten zu gewährleisten. Aus diesem Grunde sehen wir uns leider gezwungen, mit sofortiger Wirkung die Versorgung von Strafgefangenen in unserem Hause vorläufig auszusetzen, soweit es sich nicht um eine unaufschiebbare Notfallversorgung handelt…"

Was war geschehen?

Der Gefangene R. war wegen starker Rückenschmerzen in das Justizvollzugskrankenhaus überstellt worden. Da der Gefangene bereits mehrfach an der Wirbelsäule operiert worden war, wurden die Beschwerden sehr ernst genommen. U. a. erfolgten umgehend eine Computertomografie der Lendenwirbelsäule und ein neurochirurgisches Konsil. Im CT der Lendenwirbelsäule wurde dabei folgender Befund erhoben:

„Zum schriftlichen Vorbefund vom … findet sich bei Zustand nach fünfmaliger Operation im Bereiche der L 4/5 keine signifikant-wesentliche Befundänderung in Höhe L 3/4 und L 5/S1 bei unauffälligem Befund L 2/3. In Höhe L 4/5 im lateralen Spinalkanal … jetzt deutliches, z. T. knöchern induriertes Narbengewebe … Zustand nach Spondylodiszitis?"

Im CT konnte ein erneuter Bandscheibenvorfall ausgeschlossen werden. Eine Operations-Indikation lag somit nicht vor. Sie wäre im Bereich L 4/5 auch nicht möglich gewesen. Entsprechend empfahl der Neurochirurg eine physikalische Therapie mit Fangopackungen, Bewegungsbädern und krankengymnastischen Übungen. Während des 6-wöchigen Aufenthaltes im Justizvollzugskrankenhaus erhielt der Gefangene dann sechs Fangopackungen und einige krankengymnastische Übungen. Kurz vor der Rückverlegung in die Stammanstalt klagte der Gefangene erneut über Schmerzen und Sensibilitätsstörungen, diesmal bis in den Unterschenkel ausstrahlend. Trotz dieser Beschwerden erfolgte die Rückverlegung in die Stammanstalt mit folgender Empfehlung:

„Der Patient gab auch persistierende Schmerzen im Bereich der Lendenwirbelsäule an. Daher empfehlen wir weiterhin Fangopackungen, krankengymnastische Übungen und 2-mal wöchentlich Bewegungsbäder/Schwimmen…"

Da der Gefangene ein enormes Übergewicht hatte (145 kg) und einen leicht erhöhten Cholesterin-Spiegel, wurden zudem eine Reduktionskost und eine Laborkontrolle empfohlen.

▪ Problemerörterung

Der neurochirurgische Konsiliararzt hatte Folgendes mitgeteilt: „Eine erneute operative Therapie ist nicht indiziert und im suspekten Raum L 4/5 auch nicht möglich. Wir empfehlen die Durchführung der konservativen Therapie mit Krankengymnastik, Bewegungsbädern, Fango-Packungen und evtl. Schwimmen in temperiertem Wasser."

Die Krankengymnastik ist von wesentlicher Bedeutung für dieses Krankheitsbild. Für Fangopackungen und Bewegungsbäder gibt es aber durchaus Alternativen. Schwimmen in temperiertem Wasser ist sicher wünschenswert, aber genauso sicher nicht zwingend notwendig. Der Neurochirurg hatte ja auch „eventuell" geschrieben, um diesen „Wunsch-Charakter" deutlich zu machen.

Das Justizvollzugskrankenhaus hatte innerhalb der sechs Behandlungswochen von diesen Empfehlungen lediglich die Fangopackungen und krankengymnastischen Übungen umgesetzt und diese in einer recht bescheidenen Intensität. Dass dann der Anstalt eine intensivere physikalische Therapie empfohlen wurde, als die im Justizvollzugskrankenhaus durchgeführte Behandlung, und dass der Patient zudem in einem schlechten Zustand zurückverlegt wurde, ist absolut unverständlich. Da sich die Anstalt an die Justizvollzugskrankenhaus-Empfehlungen gebunden sah, setzte sie diese auch um, bis auf das Schwimmen in wohltemperiertem Wasser. Und da diese Therapie nicht innerhalb der Anstalt durchgeführt werden konnte, wurde der Gefangene in das örtliche Krankenhaus ausgeführt. Selbstverständlich hätte der Anstaltsarzt von diesen Empfehlungen abweichen können. Bei Strafanzeigen, Eingaben und Beschwerden hätte er sich dann aber mit großem Aufwand rechtfertigen müssen. Wer will das schon gerne?

4.4 Psychiatrische Behandlung im Justizvollzug

Warum sind psychiatrische Behandlungsstationen im Justizvollzug sinnvoll? Die Mindestanforderungen an die Struktur- und Prozessqualität einer solchen Behandlungseinheit werden nachfolgend anhand einer Musterkonzeption dargestellt. In mehreren Beispielen wird dargelegt, wie eine psychiatrische Behandlung möglichst nicht aussehen sollte.

4.4.1 Stationäre Behandlungseinheiten

4

Im Vergleich zur Normalbevölkerung finden sich bei Gefangenen weitaus häufiger psychische Störungen, die einer psychiatrischen oder psychotherapeutischen Behandlung bedürfen. Hinzu kommt, dass die Inhaftierung als solche nicht selten zu psychopathogenen Reaktionen führt, die sich in Form von Haftreaktionen, reaktiven Depressionen, bis hin zur Suizidalität äußern können. Die psychiatrisch-psychotherapeutische Behandlung ist deshalb ein wesentlicher Bestandteil der medizinischen Versorgung im Justizvollzug.

Grundsätzlich wäre es wünschenswert die Akutbehandlung und hier insbesondere die Erstbehandlung psychisch erkrankter Gefangener in dazu geeigneten externen Kliniken durchzuführen. Tatsächlich scheitert dieses Bemühen nicht selten am Widerstand der psychiatrischen Kliniken. Häufig können die Krankenhäuser nicht die erforderlichen Sicherheitsauflagen erfüllen. Zudem befürchten die Krankenhausärzte eine Störung der therapeutischen Atmosphäre durch die aufgenommenen Gefangenen. Tatsächlich sind diese Befürchtungen nicht ganz unbegründet, da Gefangenen, die den Vollzugsablauf stören, oft eine psychische Störung unterstellt wird. Die dann betriebene Einweisung dient kaum der Kooperationsbereitschaft der Klinik.

Die Behandlung in einer psychiatrischen Klinik ist der Akutbehandlung vorbehalten. Die Nachbehandlung, einschließlich einer angemessenen Vollzugsplanung und Entlassungsvorbereitung, obliegt der zuständigen Vollzugsanstalt. Da also ohnehin Behandlungseinheiten für psychisch auffällige Gefangene im Justizvollzug vorgehalten werden müssen, besteht das Bestreben, diesen Behandlungseinheiten auch die Akutbehandlung zu übertragen. Die Vorgaben zum Qualitätsstandard werden dabei gelegentlich übersehen. Nicht selten besteht sogar die Vorstellung, für eine angemessene psychiatrische Behandlung benötige man lediglich einen Psychiater. Vor der Planung einer psychiatrischen Abteilung muss deshalb eingehend reflektiert werden, welche Behandlungsmaßnahmen auf dieser Abteilung erfolgen sollen und in welchem Umfang Fachpersonal für dieses vorgesehene Behandlungsspektrum zwingend erforderlich ist.

4.4.2 Rechtliche Grundlagen

Der Einfachheit halber sei hier primär auf das Niedersächsische Justizvollzugsgesetz verwiesen. Inhaltlich sind die folgenden Paragraphen im Wesentlichen deckungsgleich mit dem Strafvollzugsgesetz.

§ 56 NJVollzG – Allgemeine Bestimmungen:

» (1) Die Vollzugsbehörde sorgt für die Gesundheit der oder des Gefangenen.
(2) Die oder der Gefangene hat die notwendigen Maßnahmen zum Gesundheitsschutz und zur Hygiene zu unterstützen.

§ 57 NJVollzG – Medizinische Leistungen:

» Die oder der Gefangene hat Anspruch auf Schutzimpfungen, medizinische Vorsorgeleistungen, Gesundheitsuntersuchungen und Krankenbehandlung.

§ 59 NJVollzG – Leistungen, Art und Umfang:

> Für Art und Umfang der in § 57 Abs. 1 genannten Leistungen gelten die Vorschriften des Fünften Buchs des Sozialgesetzbuchs und die aufgrund dieser Vorschriften getroffenen Regelungen entsprechend, soweit nicht in diesem Gesetz etwas anderes bestimmt ist.
> 2 Nach dem Fünften Buch des Sozialgesetzbuchs von der Versorgung ausgeschlossene Arznei-, Heil- oder Hilfsmittel können der oder dem Gefangenen zur Verfügung gestellt werden, soweit dies medizinisch angezeigt ist. Da das medizinische Versorgungsspektrum nicht in allen Anstalten gleich ist, besteht die Möglichkeit, erkrankte Gefangene in eine Anstalt mit einer leistungsfähigeren medizinischen Abteilung oder in ein Krankenhaus zu verlegen. Verfügt der Vollzug innerhalb seiner Mauern nicht über eine adäquate Versorgungsstruktur, so kann der Gefangene auch in ein Krankenhaus außerhalb des Vollzuges eingewiesen werden, was u. U. wegen der erforderlichen Bewachung kompliziert werden kann. Deshalb ist der Justizvollzug bestrebt, ein möglichst breites intramurales Behandlungsangebot vorzuhalten.

§ 63 NJVollzG:

> (1) Eine kranke Gefangene oder ein kranker Gefangener kann in ein Anstaltskrankenhaus oder in eine für die Behandlung der Krankheit besser geeignete Anstalt überstellt oder verlegt werden.
> (2) Kann eine Krankheit in einer Anstalt oder einem Anstaltskrankenhaus nicht erkannt oder behandelt werden oder ist es nicht möglich, die Gefangene oder den Gefangenen rechtzeitig in ein Anstaltskrankenhaus zu überstellen oder zu verlegen, so ist sie oder er in ein Krankenhaus außerhalb des Vollzuges zu bringen.

4.4.3 Medizinischer Standard und Äquivalenzprinzip

Das Äquivalenzprinzip ergibt sich aus **§ 59 NJVollzG**. Demnach muss die medizinische Behandlung im Gefängnis – und somit auch psychiatrische Behandlung – den Qualitätsansprüchen gemäß SGB V entsprechen. Dies gilt insbesondere auch für die Strukturqualität. Zwar sind die extramural verbindlichen Vorgaben zu Personalschlüssel und Personalqualifikation für den Justizvollzug nicht zwingend bindend, sie müssen aber zumindest analog eingehalten werden. Da die Behandlung psychisch kranker Gefangener eine therapeutische Atmosphäre voraussetzt, sind entsprechende Behandlungseinheiten innerhalb des Justizvollzuges als autarke Einheiten mit einem therapeutischen Leiter zu betreiben.

In der Regel handelt es sich bei psychiatrischen Stationen um kleine Behandlungseinheiten, die aus ökonomischen Gründen an eine Vollzugsanstalt gebunden sind. Sie sind somit ein Teilbereich der Anstalt, haben aber eine überregionale Funktion, da sie Gefangene aus mehreren Anstalten aufnehmen. Die Zuständigkeit der Psychiatrischen Abteilung, d. h. die Festlegung, welche Anstalten psychisch auffällige Gefangene auf diese Stationen verlegen dürfen, ist durch das Justizministerium auf dem Erlassweg geregelt (Vollstreckungsplan). Grundsätzlich sind auch die Aufnahmekriterien geregelt. Die Aufnahme der Patienten erfolgt nach medizinischen Gesichtspunkten. Somit entscheidet der behandelnde Arzt über die Aufnahme. Gleichzeitig ist aber der Anstaltsleiter Dienstvorgesetzter des Arztes und Leiter der gesamten Einrichtung, was unter Umständen zu Kompetenzstreitigkeiten führen kann.

Es ist naheliegend, dass sich die Interessen der Anstaltsleitung primär auf die Belange der Anstalt und nicht auf die Belange anstaltsübergreifender Angebote zentrieren. Das Interesse des Arztes, der in solch einer anstaltsübergreifenden Einrichtung arbeitet, ist dagegen auf das Wohl des Patienten gerichtet, unabhängig davon, aus welcher Anstalt dieser kommt. Werden „schwierige" Gefangene aufgenommen, d. h., Gefangene die durch Verhaltensauffälligkeiten auch dem Vollzug große Schwierigkeiten bereiten können, so kann es u. U. zu Unstimmigkeiten zwischen Arzt und Anstaltsleitung kommen. Unabdingbare Voraussetzung für den Betrieb einer psychiatrischen Behandlungsstation ist deshalb eine Konzeption mit verbindlichen Vorgaben zum Behandlungsstandard und zur Ablauforganisation. Dadurch lassen sich Unstimmigkeiten, wie sie im nachfolgenden Beispiel dargelegt werden, vermeiden.

Fallbeispiel

Eine Anstalt verfügt seit vielen Jahren über eine psychiatrische Abteilung, deren Zuständigkeit im Vollstreckungsplan festgelegt ist. Demnach ist diese Abteilung primär für psychisch kranke Straftäter bestimmter benachbarter Anstalten zuständig. Grundsätzlich können aber auch körperlich kranke Gefangene der eigenen Anstalt auf dieser Abteilung betreut werden, sofern dies nach Absprache zwischen Anstaltsarzt und Anstaltspsychiater sinnvoll und möglich erscheint.

Nach einem Wechsel in der Anstaltsleitung erfolgt eine Neukonzeption der gesamten Anstalt. Diese Neukonzeption schließt auch die psychiatrische Abteilung mit ein. Bei der Planung wird offensichtlich nicht nur übersehen, dass diese Abteilung eine anstaltsübergreifende Funktion hat, sondern auch, dass medizinische Abteilungen grundsätzlich dem medizinischen Standard unterliegen. Ohne Beteiligung des Ministeriums und auch ohne Beteiligung der Anstaltsärzte und des Anstaltspsychiaters, werden die Aufnahmemodalitäten neu regelt. Dem anstaltsärztlichen Dienst wird das Sitzungsprotokoll mit den neuen Regelungen zugeleitet. Daraufhin wendet sich der Anstaltspsychiater mit folgendem Hinweis an die Anstaltsleitung: „dem in der Anlage beigefügten Protokoll der Vollzugskonferenz der JVA … vom … entnehme ich, dass über Aufnahmen von Gefangenen … auf unserer Station vollzuglich zu entscheiden sei, ‚nach Möglichkeit unter Hinzuziehung ärztlicher Beratung'. So lässt sich aus meiner Sicht keine fachlich angemessene psychiatrische Arbeit … verwirklichen. Ich habe daher meine Fachaufsicht über den Vorgang in Kenntnis gesetzt."
Der Anstaltspsychiater erhält daraufhin von der Anstaltsleitung die Mitteilung, dass es sich bei der psychiatrischen Abteilung um eine Vollzugsabteilung handle. Über die Belegung von Haftplätzen in einer Vollzugsabteilung entscheide alleine die Abteilungsleitung und nicht der Arzt.

Das Schreiben lässt vermuten, dass dem Anstaltsleiter die anstaltsübergreifende Funktion der psychiatrischen Abteilung nicht bewusst war, sonst hätte er die Neukonzeption dem Justizministerium zur Billigung vorgelegt. Offensichtlich war dem Anstaltsleiter auch nicht bewusst, dass psychiatrische Abteilungen medizinische Einrichtungen sind. Auf medizinischen Abteilungen erfolgt die Aufnahme der Patienten nach medizinischen Gesichtspunkten. Deshalb obliegt es dem Psychiater über die Aufnahme zu entscheiden.

Da medizinische Belange Priorität haben, ist auf medizinischen Abteilungen auch eine Abweichung vom grundsätzlichen Trennungsgebot nach § 172 NJVollzG möglich. Sofern es erforderlich ist, kann deshalb auf diesen Stationen eine gemeinsame Unterbringung von jugendlichen und erwachsenen Gefangenen oder von Gefangenen des offenen und des geschlossenen Vollzuges erfolgen. Im Regelvollzug ist dies nicht erlaubt.

Die Aufnahmemodalitäten medizinischer Abteilungen sind typischerweise so zu regeln, dass zunächst ärztlich geprüft wird, ob der aufzunehmende Gefangene angemessen behandelt werden kann. Bestehen begründete Zweifel an der Behandlungsmöglichkeit, so ist die Aufnahme abzulehnen, da andernfalls die Gefahr eines Übernahmeverschuldens besteht. Ist eine angemessene Behandlung möglich, so erfolgt die ärztliche Zusage zur Aufnahme. In einem zweiten Schritt sind dann von der Abteilungsleitung die erforderlichen vollzuglichen Maßnahmen zu prüfen (Sicherheitsverfügung, angeordnete Tätertrennung, Brief- und Telefonkontrolle usw.).

Für interessierte Leser wird die Konzeption einer solchen Abteilung am Ende dieses Kapitels dargestellt.

4.4.4 Qualitätsstandards der psychiatrischen Behandlung

▪ Vorbemerkung

Die Vorgaben zum Qualitätsstandard psychiatrischer Versorgung werden gelegentlich übersehen. Übersehen wird auch häufig, dass nicht jede Anstaltspsychologin oder jeder Anstaltspsychologe über eine psychotherapeutische Qualifikation verfügt. Eine solche Qualifikation ist aber Voraussetzung für eine angemessene psychotherapeutische Behandlung. Und was leider häufig vollständig aus dem Blick gerät, ist der erforderliche angemessene vollzugliche Umgang mit dem Gefangenen. Dieser vollzugliche Umgang ist von zentraler Bedeutung. Fehlt er, erübrigt sich jede weitere therapeutische Intervention. Eine solide psychiatrische Versorgung kann somit nicht isoliert gesehen werden. Erst durch das Zusammenwirken von psychiatrischer, psychotherapeutischer und soziotherapeutischer Betreuung, bei einem gleichzeitig stattfindenden menschlich angemessenen Umgang, wird aus einer Versorgung eine gute Versorgung.

Ein weiteres Problem ist, dass Fachdienste – und ganz besonders Anstaltsärztinnen und Anstaltsärzte – sich grundsätzlich in die Gefahr begeben, vereinnahmt zu werden. Der Impuls, wirkliche oder vermeintliche Problemfälle abzuschieben, ist im Justizvollzug recht ausgeprägt. Das nachfolgende Beispiel ist typisch für solch eine Problemdelegation.

4.4.5 Aus der Praxis

Fallbeispiel: Problemdelegation

Eine junge Anstaltspsychologin überweist einen „schwer depressiven" Gefangenen zur psychiatrischen Behandlung. Es erscheint ein junger Mann, der psychopathologisch keinerlei Auffälligkeiten zeigt. Dazu befragt, warum ihn die Anstaltspsychologin zum Psychiater geschickt habe, äußert dieser die Vermutung, dass dies mit seinem heftigen Weinen während des Zugangsgesprächs zusammenhängen könnte. Es ist dann zu erfahren, dass der Gefangene wiederholt wegen „Dummheiten", wie er es nennt, vor dem Jugendrichter erscheinen musste. Es sei ihm zwar eine Gefängnisstrafe angedroht worden, er habe aber diese Drohung nicht sehr ernst genommen. Nach einer erneuten „Dummheit" habe ihn die Inhaftierung wie ein Schlag getroffen. Im Zugangsgespräch mit der Abteilungsleiterin habe er nur noch „heulen" können und kein Wort herausgebracht. Die Abteilungsleiterin habe ihn daraufhin zur Psychologin geschickt. Auch bei dieser habe er heftig weinen müssen.

Mit dem Gefangenen werden die Abläufe und Optionen im Jugendvollzug besprochen. Eigentlich ist dies eine Aufgabe der Vollzugsabteilungsleiterin. Deshalb wird diese auch gebeten, Vollzugsperspektiven mit dem Gefangenen zu erörtern. Spezifische Behandlungen seien nicht erforderlich.

Im Gespräch mit der Anstaltspsychologin wird diese gefragt, was sie sich von der psychiatrischen Überweisung erhofft habe. Die Anstaltspsychologin erklärt daraufhin, dass sie mit laufenden Therapien voll eingedeckt sei und deshalb keine Kapazitäten für eine Verhaltenstherapie des Gefangenen gehabt habe. Deshalb sei die Überweisung erfolgt.

▪ Problemerörterung

Da die Anstaltspsychologin über keine psycho- oder verhaltenstherapeutische Qualifikation verfügte, ergibt sich die Frage, wer die Indikationen zu den vielen Verhaltenstherapien gestellt hat und wie diese Verhaltenstherapien aussehen. Überwiegend sind im Justizvollzug Kriseninterventionen zu leisten. Dies ist eine Aufgabe, die von allen Bediensteten wahrzunehmen ist. Dabei steht primär der menschliche Kontakt im Vordergrund und nicht eine differenzierte Psycho- oder Verhaltenstherapie.

Im nachfolgenden Beispiel wird der Originalvorgang wiedergegeben.

Fallbeispiel

Die psychiatrische Abteilung wird um die Übernahme eines kurz zuvor aufgenommenen Gefangenen gebeten. Dieser Gefangene war bereits zuvor inhaftiert gewesen und zuletzt gemäß § 64 StGB auf einer forensisch-psychiatrischen Abteilung untergebracht worden. Davor hatten stationäre Behandlungsversuche in einem Landeskrankenhaus und auf der psychiatrischen Abteilung der Medizinischen Hochschule stattgefunden. Durch diese Behandlungen sollte eine Inhaftierung vermieden werden.

Den Berichten der psychiatrischen Kliniken sind folgende Diagnosen zu entnehmen:

Diagnosebericht

- Schizophrene Psychose (F 20.9)
- Polytoxikomanie (F 19.2)
- Vd. auf Persönlichkeitsstörung mit narzisstischen Anteilen (F 60.8)

Die jetzige Inhaftierung erfolgte offensichtlich wegen eines Bewährungswiderrufs, da Herr Sch. die Bewährungsauflagen (Termine und Laboruntersuchungen) nicht eingehalten hatte.
Der Ladung zum Strafantritt in einer offenen Justizvollzugsanstalt war der Gefangene nicht gefolgt. Angeblich habe es der Betreuer versäumt, das Gericht darüber zu informieren, dass der Termin zum Strafantritt nicht eingehalten werden könne. (Es besteht eine Betreuung). Herr Sch. war daraufhin von der Polizei der Haftanstalt des geschlossenen Vollzuges zugeführt worden. Kurz nach dem Zugang habe er heftig gegen die Zellentür geschlagen und sei ausfallend geworden. Er wurde daraufhin auf einen besonders gesicherten Haftraum verbracht und von dort auf der psychiatrischen Abteilung übernommen.

Auf die Gründe zur Verlegung auf einen besonders gesicherten Haftraum angesprochen erklärte Herr Sch., dass er einen „psychotischen Anfall" gehabt habe. Nachdem die aufnehmende Bedienstete auf seinem Einweisungsbescheid gelesen habe, dass er für eine offene Anstalt vorgesehen sei, habe sie ihm mitgeteilt, „das sehe ich noch nicht". Dies habe ihn bereits leicht aufgebracht. Als man dann später auf sein Klopfen nicht reagiert habe, habe er heftig gegen die Tür geschlagen.

Im Aufnahmegespräch, das geordnet und angemessen erfolgt, ist zu erfahren, dass Herr Sch. sich durchweg schlecht behandelt fühlt. Er sei im Justizvollzug und später auf der forensischen Abteilung in der Psychiatrie falsch behandelt worden. Erst Prof. E. in der Medizinischen Hochschule sei es gelungen, eine angemessene Therapie durchzuführen. Er werde die Fehler, die in der Vergangenheit gemacht wurden, öffentlich machen.
Auf die Gründe angesprochen, die zur Inhaftierung führten, erklärt Herr Sch., dass er damals süchtig gewesen sei und zur Finanzierung seiner Sucht Überfälle gemacht habe. Jetzt nehme er keine Drogen mehr. Er wolle die Inhaftierung sinnvoll nutzen und möglichst an einer Weiterbildungsmaßnahme teilnehmen. Die von der Medizinischen Hochschule verordneten Medikamente nehme er regelmäßig ein. Es gehe ihm derzeit gut.

Im Rahmen der Exploration findet sich ein leicht gesteigerter Antrieb, ansonsten keine gravierenden psychopathologischen Auffälligkeiten. Die Psychose wird wie eine Etikette benutzt. Primär imponiert eine Persönlichkeitsstörung mit deutlichen narzisstischen Anteilen.
Offensichtlich ist die diagnostizierte Psychose medikamentös gut eingestellt. Auch wenn Herr Sch. im Gespräch sehr auf sich und seine Sichtweise der Dinge zentriert bleibt, ist dennoch eine angemessene Kommunikation möglich. Vom Therapeuten geäußerte Gedanken werden aufgegriffen und reflektiert. Auf humorvolle Mitteilungen wird ebenfalls angemessen reagiert.

Ärztliche Empfehlung
Grundsätzlich erscheint eine Verlegung in den offenen Vollzug sinnvoll und angemessen. Da sich Herr Sch. nicht freiwillig zum Strafantritt gemeldet hat, kann aus ärztlicher Sicht nicht abgeschätzt werden, ob eine Direkteinweisung möglich sein wird. Vor einer Einweisung in den offenen Vollzug müsste eine mündliche Information zum Umgang mit diesem Gefangenen an die zuständigen Mitarbeiter der aufnehmenden Justizvollzugsanstalt erfolgen, da andernfalls die Verlegung in den offenen Vollzug scheitern dürfte. Sollte Herr Sch. im geschlossenen Vollzug verbleiben, so müsste die Betreuung weiterhin auf der psychiatrischen Abteilung erfolgen, da eine angemessene Betreuung auf einem großen und damit relativ anonym geführten Hafthaus kaum möglich sein dürfte. Die Medikation sollte dringend beibehalten und durch Spiegelbestimmungen überprüft werden.

■ **Problemerörterung**

Zunehmend wird der Justizvollzug mit psychisch kranken Gefangenen konfrontiert, die in früheren Jahren in Langzeitbereichen untergebracht waren. Für diese Gefangenen finden sich kaum adäquate Versorgungsstrukturen. Am ehesten sind sie noch in kleinen und persönlich geführten Justizvollzugseinrichtungen angemessen zu betreuen. Der derzeitige Trend, zur Abschaffung dieser kleinen Einrichtungen, hin zu großen Justizvollzugsanstalten, macht es zunehmend schwieriger, diese Gefangenen adäquat zu versorgen. Im Zweifelsfall müssen sie dann auf psychiatrischen Abteilungen verbleiben, obwohl sie lediglich eine persönliche Ansprache und eine Konstanz in der Betreuung benötigten.

Was mangelhafte fachliche Qualifikation anrichten kann, zeigen die folgenden Beispiele:

Fallbeispiel

Ein 32-jähriger gelernter Einzelhandelskaufmann wird wegen Kreditkartenbetrug und Trunkenheit am Steuer zu einer Freiheitsstrafe von 2,5 Jahren verurteilt. Da er zuvor nie straffällig gewesen war, erfolgt die Inhaftierung im offenen Vollzug. Nachdem der Gefangene aus dem offenen Vollzug entweicht und sich eigenmächtig in ein Landeskrankenhaus zur stationären Behandlung begibt, erfolgt die Ablösung aus dem offenen Vollzug.

Der Gefangene wird daraufhin in eine Anstalt des geschlossenen Vollzugs verlegt. Diese Anstalt verfügt über ein Konzept „Chancenvollzug". Hinter diesem Begriff verbirgt sich eine Abstufung der Vergünstigungen, die einem Gefangenen gewährt werden können. Gefangene, die ihre „Chance" nicht wahrnehmen, d. h., die offensichtlich wenig mitarbeitsbereit sind, werden im Basisvollzug untergebracht. Dieser Basisvollzug sieht entsprechend wenige Vergünstigungen vor. Zur Abklärung der Förderungsmöglichkeiten und zur Einstufung in den „Chancenvollzug" wird der Gefangene von einer Anstaltspsychologin exploriert. Dieser berichtet er Folgendes:

Er habe über mehrere Jahre in einer festen Partnerschaft gelebt. Irgendwann sei die Partnerschaft zerbrochen. Er habe dann eine Frau kennen gelernt, wegen der er die

Straftaten begangen habe. Sie sei sehr attraktiv gewesen, dadurch habe er sich unter Druck gesetzt gefühlt. Er habe sich mehr und mehr verschuldet, sei aus der Schuldenfalle nicht mehr herausgekommen. Er hatte mit EC-Lastschriftverfahren bezahlt, obwohl sein Konto nicht gedeckt und der Dispositionskredit ausgeschöpft waren.
Anhand der Exploration und des bisherigen vollzuglichen Verlaufs kommt die Psychologin zu folgender Erkenntnis:

Psychologische Stellungnahme
„Die Persönlichkeit des Inhaftierten ist von Minderwertigkeitsgefühlen und gleichzeitig von Selbstüberschätzung gekennzeichnet ... Herr D. hat in seiner Person betrügerische Anteile – d. h., dass er in der Lage ist, Menschen von sich zu überzeugen und glaubhaft einen bestimmten Eindruck zu hinterlassen ...
Herr D. ist in den vergangenen Monaten durch eine hohe Instabilität seines Verhaltens aufgefallen, die sich vor allem in Suizidversuchen und geäußerten Suizidabsichten gezeigt hat. Die relative Variabilität der geäußerten Symptome (Verdacht einer schizophrenen Episode, Depressionen, Alkoholprobleme) sowie das allgemeine Verhalten des Inhaftierten legen die Vermutung nahe, dass es sich zum Teil auch um gezielt zweckgerichtetes Verhalten handelt ... Obgleich das vollzugliche Verhalten des Inhaftierten seit einigen Monaten ohne Beanstandung ist, kann er derzeit noch nicht als mitarbeitsbereit eingestuft werden ... Außerdem ist die Auseinandersetzung mit der Straftat oder der Persönlichkeitsproblematik bisher nicht ausreichend...
Herr D. wird im Basisvollzug untergebracht. Eine Höherstufung ist von einer kritischen Auseinandersetzung mit der Straftat abhängig zu machen."

Die Anstaltspsychologin empfiehlt „die Teilnahme an der Therapeutischen Ambulanz zur Tataufarbeitung und Stabilisierung der Persönlichkeit". Eine Bewerbung des Inhaftierten sei vorhanden. Die Motivation wirke jedoch eher „extrinsisch".

Es wäre sicher interessant, den Behandlungsansatz „zur Tataufarbeitung und Stabilisierung der Persönlichkeit" genauer zu betrachten. Wir wollen uns in diesem Fallbeispiel aber nur dem Gefangenen widmen. Dieser hatte offensichtlich in einer pubertär anmutenden Art seine Freundin beeindrucken wollen und dabei illegale Wege bestritten. Warum er sich später eigenmächtig in eine psychiatrische Klinik begab, ist der Exploration nur indirekt zu entnehmen. Er sei „durch eine hohe Instabilität seines Verhaltens aufgefallen, die sich vor allem in Suizidversuchen und geäußerten Suizidabsichten gezeigt" habe. „Die relative Variabilität der geäußerten Symptome (Verdacht einer schizophrenen Episode, Depressionen, Alkoholprobleme)" hatten die Psychologin zur Vermutung veranlasst, das Verhalten sei zweckgebunden.

In der Folgezeit wurde der Gefangene so depressiv, dass er auf einer psychiatrischen Abteilung aufgenommen und behandelt werden musste. Nach psychiatrischer Stellungnahme und Rücksprache mit dem Gericht erfolgte eine vorzeitige Entlassung zum Halbstrafentermin. Es bleibt zu hoffen, dass Herr D. sein pubertär anmutendes Verhalten abgelegt hat.

Fallbeispiel
Ein Gefangener wurde vom Lehrgang abgelöst und in den Regelvollzug verlegt. In der Folgezeit zog sich der Gefangene zurück, sprach mit niemandem und nahm über einen

Zeitraum von 2 Jahren an keiner Freistunde mehr teil. Wegen der anstehenden Entlassung wurde der Anstaltspsychiater konsultiert. Dieser fand ebenfalls keinen Zugang zu dem Gefangenen und konnte deshalb das Verhalten nur hypothetisch einordnen. Entsprechend teilte er in der psychiatrischen Stellungnahme folgendes mit:

„Auch mit mir hat Herr Sch. nicht gesprochen… Die beobachteten Auffälligkeiten deuten darauf hin, dass er innerhalb des Vollzuges keine Perspektive mehr sieht und sich enttäuscht von allen Kontakten zurückgezogen hat. Möglicherweise erlaubt ihm dieser Rückzug eine Kontrolle seiner aggressiven Impulse und gibt ihm die Möglichkeit, sich weiterhin als autonom zu erleben. Angesichts der anhaltenden und erheblichen Auffälligkeiten lässt sich jedoch auch nicht ausschließen, dass bei Herrn Sch. mittlerweile eine psychotische Störung manifest geworden ist."
Die Äußerungen des Psychiaters dienten als Grundlage für die Vollzugsplankonferenz. Es erfolgte keine weitere Diagnostik und auch keine Modifikation der bisherigen „Betreuung", gleichwohl folgende Empfehlung: „Im Rahmen der Vollzugsplankonferenz sind die Teilnehmer einhellig zu dem Schluss gekommen, dass bei dem Inhaftierten eine schwere gemischte – paranoide und schizoide – Persönlichkeitsstörung mit Schwerpunkt im paranoiden Bereich vorliegt. Aus psychiatrischer Sicht kann eine paranoide-schizoide Störung nicht ausgeschlossen werden… Dem Inhaftierten wird empfohlen, die angebotenen Gruppenmaßnahmen wahrzunehmen, um aus der sozialen Isolation herauszukommen und sich ein soziales Übungsfeld zu schaffen".

4

■ Problemerörterung

Abgesehen davon, dass Diagnosen nicht durch Mehrheitsbeschlüsse gestellt werden und im vorliegenden Fall ohnehin spekulativ bleiben, fragt man sich, warum von der Teilnahme des Psychiaters an der Vollzugsplankonferenz abgesehen wurde. Geradezu unverständlich bleibt aber das Verhalten des Vollzuges. Über einen Zeitraum von 2 Jahren wurde sehenden Auges nichts unternommen; erst kurz vor Haftentlassung machte man sich Gedanken zur Betreuung. Dass die vorgeschlagenen Maßnahmen dann auch noch völlig untauglich sind, ist ein anderes Thema.

Leider ist es eine gar nicht so seltene Erfahrung, dass psychisch kranke Gefangene, die sich still verhalten, im Vollzug „untergehen", während bei Gefangenen, die den Vollzugsablauf stören, recht schnell psychiatrische Hilfe verlangt wird.

■ Vorbemerkung

Im nächsten Fall wurden so viele und so vielschichtige Fehler gemacht, dass die „Behandlung" dieses Gefangenen als negatives Beispiel für mehrere Kapitel geeignet wäre. Primär handelt es sich um Fehler in der zwischenmenschlichen Interaktion:

Fallbeispiel: Behandlung im Justizvollzug aus dem Blickwinkel der Verhältnismäßigkeit

Ein 45-jähriger drogenabhängiger Gefangener verbüßt wegen Raubes, Einbruchdiebstahls und Körperverletzung eine Ersatz- und Rest-Freiheitsstrafe von ca. 2 Jahren (567 Tagen). Da er sich wiederholt verbal ausfallend gegenüber Bediensteten äußerte und Drohungen aussprach, wird diese Strafe auf einer Sicherheitsstation vollstreckt.

Die Sicherheitsverfügung wird damit begründet, dass der Gefangene wiederholt Bediensteten Gewalt angedroht habe. „Bei einer Unterbringung im Normalvollzug wäre sehr wahrscheinlich mit Gewalttätigkeiten durch C. zu rechnen."

Die Unterbringung auf der Sicherheitsstation erfolgt in einem Einzelhaftraum mit „nur notwendigster Ausstattung ohne gefährdende Gegenstände; nur Plastikbesteck". Es werden tägliche Haftraumkontrollen und eine Überwachung der Telefonate und des Schriftverkehrs angeordnet. Besuche sind nur hinter einer Trennscheibe möglich, sie werden zudem optisch und akustisch überwacht. Ein Arbeitseinsatz und eine Teilnahme an gemeinsamen Veranstaltungen werden verboten. Bei Ausführungen sind Hand- und Fußfesseln anzulegen, zudem müssen mindestens 3 Bedienstete zugegen sein. Eine Schusswaffe ist mitzuführen.

Aktueller Verlauf

Im Rahmen der Vollzugsplanung wird dem Gefangenen ein deutlich erhöhtes Aggressionspotenzial sowie eine schwankende Grundstimmung vorgehalten. Deshalb könne man eine körperliche Auseinandersetzung nicht ausschließen und müsse ihn somit auf der Sicherheitsstation belassen. Dagegen stellt der Gefangene einen Antrag auf gerichtliche Entscheidung. Er begründet diesen damit, dass er weder gewalttätig geworden sei, noch eine Fluchtgefahr bestehe. Die Feststellung, dass seine Straftaten Ausdruck eines Persönlichkeitsdefizits seien, seien unzutreffend. Ihm werde zudem jede Möglichkeit zur Durchführung einer Ausbildungsmaßnahme oder Drogentherapie verweigert. Beantragt wird die Überprüfung der Rechtmäßigkeit der Unterbringung anhand der Personalakte.

In einer Stellungnahme an das Gericht begründet die Anstalt die besonders gesicherte Unterbringung mit dem beleidigenden und drohenden Verhalten des Gefangenen. Es sei wiederholt zu aggressiven verbalen Auseinandersetzungen gekommen. Nur durch das besonnene Verhalten der Bediensteten sei es bisher nicht zu körperlichen Übergriffen gekommen. So habe der Gefangene u. a. geäußert: „Hab bloß nicht so eine große Fresse, auch wenn du Muskeln hast, ich mache dich alle, hab bloß Respekt vor mir, du Arschloch!" Auch wenn der Gefangene sich in der Vergangenheit zunächst über einen längeren Zeitraum beanstandungsfrei verhalten habe, sei schon bei geringen Anlässen ein aggressives Verhalten deutlich geworden. So habe er sich gegen eine verweigerte Kostvermehrung ausfallend beschwert: „Kaum denkt ihr, es läuft mit mir, verarscht ihr mich so richtig. Ich bin kein dummer Junge. Ihr labert viel und haltet nichts".
Eine Teilnahme an einer Ausbildungsmaßnahme käme wegen der Sicherheitsverfügung derzeit nicht in Betracht. Die Drogentherapie sei zwar angezeigt, da sich der Gefangene aber einer gerichtlich angeordneten Therapie entzogen habe, sei eine Zurückstellung der Strafe gemäß § 35 BtMG eher unwahrscheinlich.

Ereignis

Am Tag vor dem nachfolgend geschilderten Ereignis erhielt der Gefangene seinen Einkaufsschein ausgehändigt.

„Auf diesem war das Taschengeld noch nicht verbucht, weil es noch nicht bearbeitet war. C. wurde aufbrausend und fragte, was das soll und was uns einfallen würde. Ihm würde das Taschengeld zustehen und er könne nicht ohne Einkauf auskommen."
Dazu ist anzumerken, dass üblicherweise maximal zweimal im Monat eine Einkaufsmöglichkeit besteht. In der Regel zentriert sich solch ein Einkauf auf den Erwerb von Tabak und Kaffee.

Bei der Lebendkontrolle (diese erfolgt in der Regel kurz nach 6 Uhr morgens) bittet der Gefangene um Seife und Toilettenpapier. Beides erhält er zunächst nicht. Als dann ca. 2 Stunden später die Zellentür geöffnet wird, um den Gefangenen in die Freistunde zu lassen, „verlangt dieser lautstark Seife". Er wird auf später vertröstet, was dazu führt, dass „(er) gleich ausrastete und uns als … beschimpfte. Er baute sich auf und drohte uns Schläge an. Wir versuchten beruhigend auf ihn einzureden, aber er steigerte sich in Wut". Tatsächlich ohrfeigt der Gefangene einen der beiden Bediensteten, worauf Alarm ausgelöst wird. Innerhalb kürzester Zeit erscheinen mehrere Bedienstete und der zuständige Abteilungsleiter. Diesen beleidigt der Gefangene ebenfalls, begibt sich aber dennoch freiwillig auf den Weg zur Sicherheitszelle.
„Nach und nach trafen immer mehr Kollegen auf der Sicherheitsstation ein und einzelne Kollegen standen mehr oder weniger Spalier für den Gefangenen auf dem Weg in die Beruhigungszelle. Hierbei ging er auch an dem Obersekretär X. vorbei und fühlte sich scheinbar durch dessen Gesichtsausdruck provoziert und schlug mit voller Wucht in das Gesicht des Bediensteten. Daraufhin wurde der Gefangene C. unter Anwendung unmittelbaren Zwangs zu Boden gebracht und in der Beruhigungszelle an das Fixierbett gefesselt."

Ärztliche Intervention
Der stellvertretende Anstaltsarzt (ein Internist) sucht den Gefangenen auf der Sicherheitsstation auf und stellt eine „psychiatrische Störung fest, die einer dringenden Behandlung bedarf." Eine gerichtliche Unterbringung soll veranlasst werden. Da der Gefangene dazu einem Facharzt für Psychiatrie vorgestellt werden muss, werden zum Transport zusätzliche Kräfte einer weiteren Anstalt angefordert.
„Daraufhin wurde die Einsatzgruppe der Justizvollzugsanstalt X um Unterstützung gebeten, da nur 4 bis 5 Mitglieder der Einsatzgruppe (der eigenen Anstalt) zur Verfügung standen und kein Risiko eingegangen werden sollte. Innerhalb von 90 Minuten traf die Einsatzgruppe der Justizvollzugsanstalt X mit sechs Bediensteten und zwei Fahrzeugen ein."
Der Gefangene wird in der Neurologischen Klinik des örtlichen Krankenhauses vorgestellt. Der diensthabende Arzt attestiert eine akute Gefahr für die Sicherheit und Ordnung, woraufhin eine Einweisung in ein psychiatrisches Krankenhaus mit einer forensischen Abteilung versucht wird. Da die psychiatrische Klinik die Aufnahme zunächst verweigert, werden das Justiz- und Sozialministerium mit eingebunden. Schließlich erfolgt die Aufnahmezusage. Der mehrfach gefesselte Gefangene erscheint dann abends in Begleitung von zehn Beamten in der psychiatrischen Klinik. Zu diesem Zeitpunkt befinden sich nur zwei Pflegekräfte auf der Abteilung. Während des gesamten Zeitraums wird der Anstaltsarzt nicht in die Kommunikation mit eingebunden. Es werden auch keine medizinischen Unterlagen weitergegeben. Der aufnehmende Arzt erfährt somit nur, dass der Gefangene aggressiv und gefährlich ist.

Das Krankenhaus sieht sich unter diesen Umständen nicht in der Lage die Betreuung dieses offenbar extrem gefährlichen Patienten ohne Sicherung durch weitere Kräfte zu übernehmen. Nach einer längeren Erörterung einigt man sich schließlich darauf, dass zwei Beamte zur Bewachung in der Klinik bleiben.

Nachdem die Anstaltsleitung erfährt, dass offensichtlich eine Bewachung durch eigene Bedienstete erforderlich ist, versucht sie diese Bewachung durch den Hinweis zu vermeiden, es gäbe keine „rechtliche Grundlage, dass die Justizvollzugsanstalt die Bewachung im Landeskrankenhaus zu leisten hat". Die Beamten sollen deshalb zurückgezogen werden. Dies verhindert der Sicherheitsbeauftragte des Krankenhauses. Daraufhin erfolgt für die folgenden sechs Behandlungstage eine durchgehende zusätzliche Bewachung durch zwei Bedienstete der Anstalt.

Die fehlende medizinische Information führt dazu, dass der Krankenhausarzt auf die Mitteilungen des Gefangenen angewiesen ist. Da dieser mitteilt, er werde mit Methadon substituiert und habe in den letzten 24 Stunden nichts mehr erhalten, erfolgt eine Verordnung mit 10 ml Polamidon.

Im Abschlussbericht des Krankenhauses wird dazu folgendes erwähnt:
„Der Patient erhielt einmalig 10 ml L-Polamidon. Darunter kam es zu einer Atemdepression … Nach vorübergehender Intubation und der Injektion von Naloxon, kam es wieder zur Spontanatmung."
In den Folgetagen wird das Polamidon ausschleichend abgesetzt. Nach insgesamt 6 Behandlungstagen wird der Gefangene dann mit der Diagnose: „Kein Anhalt für psychotisches Erleben oder sonstige psychiatrische Erkrankung" entlassen. Auf Anweisung der Anstaltsleitung erfolgt die Verlegung des Gefangenen auf einen besonders gesicherten Haftraum einer anderen Justizvollzugsanstalt. In einem Bericht an das Ministerium schreibt der Anstaltsleiter dann:

Bericht an das Ministerium
„Insbesondere das Verhalten des Landeskrankenhauses trifft hier auf Unverständnis. Es bedarf aus hiesiger Sicht einer kurzfristigen grundlegenden Klärung, wie mit psychiatrisch auffälligen Gefangenen umgegangen werden muss, wenn sie für den Vollzug nicht tragbar sind."

Die Prüfung durch die Aufsichtsbehörde (Abteilung Strafvollzug im Justizministerium) zentriert sich ausschließlich auf das Regelwerk zur Verlegung auf psychiatrische Einrichtungen. Es wird geprüft, ob eine zusätzliche Bewachung durch Vollzugsbedienstete von der Klinik angeordnet werden konnte. Die zentralen inhaltlichen Aspekte dieses Falls bleiben unberücksichtigt.

■ Problemerörterung: Vollzugliche Interaktionen (Unterbringung und vollzuglicher Umgang)

Bei der Beurteilung dieses Falles sind zwei Ebenen zu unterscheiden, eine formale und eine inhaltliche. Zudem sind die Aufgabenfelder der Anstaltsleitung und des ärztlichen Dienstes getrennt zu betrachten, obwohl es selbstverständlich

Aufgabenüberschneidungen gibt. Grundsätzlich dient eine Haftstrafe der individuellen und der Generalprävention. Neben der Abschreckung (Generalprävention) soll eine zeitige Strafe den Verurteilten möglichst aus seinen bisherigen Verhaltensmustern lösen und ihm neue Alternativen vermitteln. Dies ist nicht nur eine Empfehlung der Vereinten Nationen, auch im Strafvollzugsgesetz wird dieser Sachverhalt in den allgemeinen Gestaltungsgrundsätzen festgelegt.

The United Nations Standard Minimum Rules for the Treatment of Prisoners (SMR):

> ...prison activities shall focus as much as possible on helping prisoners to resettle in the community after the prison sentence has been served ... The purpose and justification of a sentence ... is ultimately to protect society from crime. This end can only be achieved if the period of imprisonment is used to ensure ... that the offender is not only willing but able to lead a law-abiding and self-supporting life.

Das Strafvollzugsgesetz (StVollzG) enthält dazu rechtliche Vorgaben.

§ 2 StVollzG:

> Im Vollzug der Freiheitsstrafe soll der Gefangene fähig werden, künftig in sozialer Verantwortung ein Leben ohne Straftaten zu führen (Vollzugsziel).

§ 3 StVollzG:

> Das Leben im Vollzug soll den allgemeinen Lebensverhältnissen soweit als möglich angeglichen werden. Schädlichen Folgen des Freiheitsentzuges ist entgegenzuwirken. Der Vollzug ist darauf auszurichten, dass er dem Gefangenen hilft, sich in das Leben in Freiheit einzugliedern.

Unser Gefangener wurde als „verbal aggressiv" und „Drohungen ausstoßend" beschrieben. Zu „Gewalttätigkeiten" war es bisher nicht gekommen, diese erschienen aber nach Einschätzung der Mitarbeiter „wahrscheinlich". Bei einer Vollzugsplanung hätte man somit sicher adäquate soziale Interaktionen als Behandlungsziel aufnehmen müssen. Da zudem eine Polytoxikomanie vorlag, wäre auch hier ein Behandlungsziel zu definieren gewesen. Und da der Gefangene über keine solide Ausbildung verfügte, wären auch Ausbildungsmaßnahmen zu prüfen gewesen. Was aber ist tatsächlich geschehen?

Anstatt auf ungebührliches Verhalten mit pädagogischen und durchaus auch Disziplinarmaßnahmen zu reagieren, erfolgte eine Verlegung auf eine Sicherheitsstation in einen Einzelhaftraum mit „**nur notwendigster Ausstattung ohne gefährdende Gegenstände; nur Plastikbesteck**". Und dies, obwohl der Gefangene bis dahin nicht gewalttätig geworden war. Angeordnet wurden zudem:

- Tägliche Haftraumkontrollen und eine Überwachung der Telefonate und des Schriftverkehrs
- Besuche nur hinter einer Trennscheibe, mit optischer und akustischer Überwachung
- Ein Arbeitseinsatz und eine Teilnahme an gemeinsamen Veranstaltungen wurden verboten.
- Bei Ausführungen waren Hand- und Fußfesseln anzulegen, zudem mussten mindestens 3 Bedienstete zugegen sein. Eine Schusswaffe war mitzuführen.

Bei solch einer Verfügung werden nicht nur alle therapeutischen Überlegungen ignoriert, die Anordnungen widersprechen auch dem Grundgedanken des Strafvollzugsgesetzes (StVollzG) und den rechtlichen Vorgaben zu § 4 NJVollzG „Grundsatz der Verhältnismäßigkeit".

§ 4 NJVollzG:

> Von mehreren möglichen und geeigneten Maßnahmen ist diejenige zu treffen, die die Gefangene oder den Gefangenen oder die Sicherungsverwahrte oder den Sicherungsverwahrten voraussichtlich am wenigsten beeinträchtigt. Eine Maßnahme darf nicht zu einem Nachteil führen, der zu dem erstrebten Erfolg erkennbar außer Verhältnis steht. Sie ist nur so lange zulässig, bis ihr Zweck erreicht ist oder nicht mehr erreicht werden kann.

Die oben beschriebene Vollzugsform passt zu einem Kampf erfahrenen Gewalttäter, bei dem ein begründeter Verdacht zu unberechenbaren Übergriffen gegen jedermann besteht und zudem ein Ausbruch in Verbindung mit Außenkontakten – eventuell im Rahmen der organisierten Kriminalität – zu vermuten wäre. Also zu einer hochexplosiven, gleichwohl bedacht planenden, professionell kriminellen „Zeitbombe". Dass eine solche Vollzugsform im vorliegenden Fall nicht nur extremen Schaden setzt, sondern zudem erhebliche Kosten verursacht, sei nur am Rande erwähnt.

Die unangemessene Unterbringungsform wurde durch einen unangemessenen Umgang noch weiter verschärft. Für einen ohnehin süchtigen Gefangenen ist der Verzicht auf Kaffee und Tabak kaum leistbar. Verfügt ein Gefangener im Regelvollzug nicht über Geld (dies passiert bei Überstellungen in andere Haftanstalten recht häufig), so hat er zumindest die Möglichkeit, Mitgefangene um Tabak oder Kaffee zu bitten. Über solch eine Möglichkeit verfügt ein Gefangener auf einer Sicherheitsstation nicht, insbesondere dann nicht, wenn der Kontakt zu Mitgefangenen streng unterbunden wird. Wird ihm auch noch unverschuldet der Einkauf verwehrt (das Geld wurde nicht überwiesen, da der zuständige Vollzugsmitarbeiter seiner Aufgabe nicht rechtzeitig nachkommen konnte) und wird für ihn erkennbar, dass er für lange Zeit weder über Tabak noch über Kaffee verfügen wird, so ist zu fragen: Über wie viel Frustrationstoleranz muss ein Gefangener verfügen, damit er in der Anstalt als sozial angemessen beurteilt werden kann?

Bei der Lebendkontrolle bat der Gefangene um Seife und Toilettenpapier. Beides erhielt er zunächst nicht. Als dann ca. 2 Stunden später die Zellentür geöffnet wurde, um den Gefangenen in die Freistunde zu lassen, „verlangt(e) dieser lautstark Seife". Er wurde auf später vertröstet, was dazu führte, dass „(er) gleich ausrastete…"

Man stelle sich vor, man muss dringend auf die Toilette und hat weder Toilettenpapier noch Seife. Nach zwei Stunden wird man zum Hofgang abgeholt, Seife und Toilettenpapier erhält man aber immer noch nicht. Wie besänftigend muss der Zuspruch sein, dass man bei solch einer Umgangsform gelassen bleibt?

Als Psychotherapeut fragt man sich natürlich auch, wie sieht denn das besonnene Verhalten der Bediensteten aus, durch das es bis dahin nicht zu körperlichen Übergriffen gekommen sei. Schriftlich fixiert wurde, dass der Gefangene u. a.

geäußert habe: „Hab bloß nicht so eine große Fresse, auch wenn du Muskeln hast, ich mache dich alle, hab bloß Respekt vor mir…!"

Warum betont der Gefangene die körperliche Stärke des Bediensteten und warum fühlt er sich nicht respektiert? Im Anstaltsbericht heißt es weiter, dass der Gefangene sich zunächst über einen längeren Zeitraum beanstandungsfrei verhalten habe, es sei aber schon bei geringen Anlässen ein aggressives Verhalten deutlich geworden. So habe er sich gegen eine verweigerte Kostvermehrung ausfallend beschwert.

Ob der Gefangene die Situation richtig eingeschätzt hat, ist sehr fraglich, subjektiv aber fühlte er sich nicht ernst genommen. Offensichtlich hatte er die Vorstellung, dass nur der Gefangene etwas bekommt, der massiv auftritt. Bescheidenheit führt zu nichts (was leider tatsächlich so ist). Hier müsste eine reflektierte Behandlung einsetzen. Tatsächlich aber wurden dem Gefangenen die Chancen zur Reflexion genommen und sein negatives Feindbild verstärkt. Die Reaktionen des Justizvollzuges zeigen pathogene Interaktionsmuster. Diese wurden sogar unreflektiert gegenüber der Strafvollstreckungskammer geäußert. Im Bericht an die Vollstreckungskammer erklärte die Anstalt, eine Teilnahme an einer Ausbildungsmaßnahme käme wegen der Sicherheitsverfügung nicht in Betracht. Die Drogentherapie sei zwar angezeigt, da sich der Gefangene aber einer gerichtlich angeordneten Therapie entzogen habe, sei eine Zurückstellung der Strafe gemäß § 35 BtMG eher unwahrscheinlich. Tatsächlich lagen zumindest die formalen Voraussetzungen vor.

Für die Sichtweise des Gefangenen ist das dokumentierte Arztgespräch aufschlussreich:

„…dass sich Herr X bereits seit längerem ungerecht behandelt fühle und deshalb mehrfach Eingaben durchgeführt habe, die nicht beachtet worden seien. Er befinde sich in einem Sicherheitsbereich, den Herr X für sich nicht für angemessen halte … Herr X hat angegeben, dass er kooperativ sei. Er sei nicht wahnhaft, fühle sich aber von der Justiz verfolgt und das gehe die ganze Zeit so."

▪ Problemerörterung

Das Problem ist, dass die oben beschriebene, für den Gefangenen festgelegte Unterbringung extremen Schaden setzt, da sie entsprechend ihrer Erwartung formt. Der Gefangene wird als unberechenbar und damit unzuverlässig erlebt und bewertet, er selbst erfährt seinerseits den Vollzug als unberechenbar und unzuverlässig (Taschengeldbuchung, Seifen- und Toilettenpapierausgabe). Der Gefangene baut sich auf und droht mit Worten, die Gewaltszenarien heraufbeschwören – der Vollzug baut sich auf mit Demonstration der Macht und Enteignung (reduzierte Haftraumausstattung, keine Arbeit, eingeschränkte Kontakte zu anderen) und nimmt damit wesentliche Quellen des Selbsterlebens und der Selbstwirksamkeit, die wiederum unverzichtbar sind zur Regulierung eines stabilen Selbstwertgefühls. Fast zwangsläufig – so scheint es – geht „die Bombe" hoch, beide Seiten fühlen sich bestätigt, rüsten noch einmal nach im Rahmen ihrer Möglichkeiten. Der Gefangene schlägt mit der Faust in das Gesicht des „Feindes", der Vollzug verstärkt seine Manpower auf Mannschaftsgröße und entscheidet die Verlegung aus den eigenen Mauern. Man spürt die Atmosphäre der Angst – vor körperlicher Gewalt, gleichermaßen aber auch vor Gesichtsverlust, vor Verlust von Würde und Anerkennung – auf beiden Seiten. Selbstwert und Selbstwirksamkeit erscheinen auf beiden Seiten beschädigt.

Es ist die Aufgabe der Stärkeren, der Professionellen, diese Dynamik möglichst rechtzeitig zu durchschauen und Handlungsalternativen vorzuhalten. Es ist also unsere Aufgabe flexibel zu reagieren, „goldene Brücken" zu bauen und klar, berechenbar und verlässlich zu handeln. Es ist unsere Aufgabe und unserer Professionalität geschuldet zu wissen, dass der Gefangene am wenigsten in der Lage ist, einzulenken und Terrain aufzugeben.

4.4.5.1 Behandlungskonsequenzen

Zur Vertiefung möchte ich gerade auch für diesen Fall zutreffende und mir wesentlich erscheinende Gedanken aus einem Referat zum Chancenvollzug anfügen:

Chancenvollzug (Göttinger 2006)

Viele Gefangene wurden straffällig auch vor dem Hintergrund einer Persönlichkeitsstörung. Das Wesen der Persönlichkeitsstörung ist eine gestörte Beziehungsgestaltung, die anders als z. B. bei neurotischen Störungen als Ich-synton erlebt wird. Also nicht ich habe ein Problem, das Problem haben die anderen bzw. machen mir die anderen, weil sie sich nicht entsprechend meinen – als angemessen erlebten – Wünschen und Bedürfnissen verhalten. Das heißt, dass all diese Gefangenen aufgrund ihres Störungsbildes vermutlich nicht mitarbeitsbereit im Sinne einer Behandlungs- und Änderungsmotivation sein werden. Gerade diese Gefangenengruppe bedürfte aber im besonderen Maße der Behandlung.

Das oft ansprüchliche und provozierende Verhalten dieser Gefangenen, die immer wieder erlebte Vergeblichkeit unserer Arbeit mag Ressentiments hinterlassen, die ihre Erlösung in einer klaren Trennung der „guten, Erfolg versprechenden" Gefangenen von dem nicht motivierten Rest sucht. Es sollte der besonderen Psychodynamik unserer Klientel aber nicht gelingen, spaltende Impulse wirksam werden zu lassen. So bleibt jenseits aller psycho-dynamischen Überlegungen die Frage, welche Maßnahmen während der Vollzugszeit wesentliche Auswirkungen auf eine günstige Legalprognose haben, und wie es gelingen kann, möglichst viele Gefangene in diese Maßnahmen zu bringen – unabhängig von ihrer vordergründigen Eignung und gezeigten Bereitschaft zur Mitarbeit.

Tagesstruktur mit Arbeit oder zumindest einer geregelten Beschäftigung und eine umfassende Entlassungsvorbereitung sollten zum vollzuglichen Pflichtprogramm gehören – sowohl für die Insassen als auch als Aufforderung an alle, die den Vollzugsalltag gestalten. Zudem sollte auf eine reflektierte Kommunikation zwischen allen Mitarbeitern (und mit den Gefangenen) und auf ein abgestimmtes Handeln, das einen berechenbaren und transparenten Rahmen (und deutliche Grenzen) setzt, geachtet werden. Dies wiederum erfordert solide ausgebildetes Personal, das insbesondere in fachlich orientierten Arbeitsbereichen supervidiert wird.

4.4.5.2 Ärztliche Interaktionen: Zwangsbehandlungen

Ein psychischer Erregungszustand kann durchaus eine Indikation zur Krankenhauseinweisung sein. Eine solche Einweisung ist sicherlich bei einer gravierenden Selbst- oder Fremdgefährdung angezeigt. Der richterliche Beschluss ist Voraussetzung dafür, dass auch gegen den Willen eines Patienten eine gesicherte Unterbringung und ggf. eine Zwangsbehandlung möglich werden. Ein Gefangener, der sich aber bereits in einem Gefängnis befindet, benötigt keine zusätzliche Rechtsgrundlage für seinen Freiheitsentzug. Es ist zu vermuten, dass der konsultierte Psychiater des örtlichen Krankenhauses die Einweisung veranlasste, da er aufgrund der Anregung des Anstaltsarztes davon ausgehen musste, dass eine sichere und angemessene Unterbringung im Gefängnis nicht möglich wäre.

Bei einer eindeutigen psychiatrischen Diagnose ist u. U. auch die Zwangsbehandlung eines Strafgefangenen im Gefängnis ohne Gerichtsbeschluss möglich. § 93 NJVollzG (siehe auch § 101 StVollzG) regelt Zwangsmaßnahmen auf dem Gebiet der Gesundheitsfürsorge.

§ 93 NJVollzG:

» Bei Lebensgefahr, schwer wiegender Gefahr für die Gesundheit der oder des Gefangenen oder Gefahr für die Gesundheit anderer Personen sind medizinische Untersuchung und Behandlung sowie Ernährung zwangsweise zulässig. Die Maßnahmen müssen für die Beteiligten zumutbar und dürfen nicht mit erheblicher Gefahr für Leben oder Gesundheit der oder des Gefangenen verbunden sein. Solange von einer freien Willensbestimmung der oder des Gefangenen ausgegangen werden kann, ist die Vollzugsbehörde nicht zur Zwangsmaßnahme verpflichtet.

Die Indikation zur Zwangsmedikation wird man bei einer Fremdgefährdung, insbesondere im Rahmen einer Erstdiagnose, eher zurückhaltend stellen, da der behandelnde Anstaltsarzt dabei schnell in den Verdacht gerät, schwierige Gefangene zu psychiatrisieren, „ruhig zu spritzen". Bei Verdachts- und Erstdiagnosen ist es daher grundsätzlich empfehlenswert, die Indikation zur Zwangsmedikation nicht im Justizvollzug, sondern möglichst in einem externen Krankenhaus zu stellen. Bei extern gesicherter Diagnose dagegen steht die Behandlungsindikation auf einer neutralen, unbelasteten Grundlage, so dass die Zwangsbehandlung dann auch im Gefängnis erfolgen kann. Voraussetzung für ein solches Vorgehen ist aber eine Vollzugsstation (möglichst Krankenstation) mit einem therapeutischen Klima, in der die äußeren Bedingungen und Umgangsformen nicht zu erneuter Eskalation führen.

4.4.5.3 Psychiatrische Diagnosen

Verdachtsdiagnosen sollten grundsätzlich einen realen Hintergrund haben. Das heißt, sie sind nur dann zu stellen, wenn typische Symptome beobachtet werden, die nicht naheliegend anders erklärt werden könnten. Aus den hier geschilderten Abläufen wird auch einem Nicht-Psychiater schnell deutlich, dass der Erregungszustand vermutlich Ausdruck der vorausgegangenen Frustrationen und Kränkungen bei einem ohnehin schon angespannten Gefangenen war, während klassische Zeichen einer Psychose, mit Fehlwahrnehmungen und z. B. Halluzinationen, befremdlichem Verhalten, samt früheren psychotischen Episoden, nicht berichtet wurden. Es wäre deshalb sinnvoll und hilfreich gewesen, hätte der Anstaltsarzt – dies gilt auch für einen nebenamtlichen Anstaltsarzt – den hinzugezogenen Konsiliararzt zuvor eingehend über das bisherige Geschehen informiert und nicht nur eine Verdachtsdiagnose schriftlich fixiert. Es bleibt spekulativ, was den Anstaltsarzt zu solch einer Verdachtsdiagnose veranlasst haben könnte. Möglich ist, dass der Arzt

- dem Gefangenen helfen wollte und sich von einer Krankenhauseinweisung eine bessere Unterbringung für den Gefangenen versprach.
- den Vollzugsbediensteten helfen wollte, in dem er eine Verlegung anregte und damit die Situation entzerrte.
- sich dem Drängen der Bediensteten auf eine Krankenhauseinweisung nicht erwehren konnte.
- zudem von der Situation überfordert war und nicht die Gelegenheit hatte/bekam, eine eingehende Exploration durchzuführen oder nicht die Zeit fand eine Sichtung der Unterlagen vorzunehmen.

Für den hinzugezogenen Konsiliararzt ist es nicht einfach, anhand des aktuellen Befundes eine fundierte Diagnose und Behandlungsindikation zu treffen. Ein Erregungszustand lässt sich auf den ersten Blick kaum eindeutig einer Diagnose zuordnen. Für die diagnostische Einordnung des Erregungszustands ist deshalb die Vorinformation zur Entwicklung dieses Zustands von großer Bedeutung. Ist diese Information unzureichend oder wird durch eine Information ein falscher Eindruck erweckt (in diesem Fall offensichtlich, dass das Gefängnis kein sicherer Ort für erregte Gefangene sei), so kann die Wahrnehmung und damit die Entscheidung aufgrund der übermittelten und damit beeinflussten Meinung eingeengt werden. Man spricht in diesem Zusammenhang von „priming". Es ist zudem schwierig, der Anregung eines Anstaltsarztes nicht zu entsprechen, nachdem der Gefangene in Begleitung mehrerer Bediensteter im Krankenhaus vorgestellt wurde. Der Konsiliararzt müsste dazu genaue Kenntnisse der Behandlungs- und Unterbringungsmöglichkeiten im Gefängnis haben.

4.4.5.4 Behandlung in der Psychiatrischen Klinik (Methadonsubstitution)

Offensichtlich wurde im Krankenhaus schnell deutlich, dass eine psychiatrische Diagnose eher unwahrscheinlich war. Zumindest aber konnte man sich nicht zu einer neuroleptischen Zwangsbehandlung entschließen. Das Krankenhaus verfügte nicht über die Gesundheitsakten des Vollzuges. Deshalb konnten die relevanten Informationen nur durch die Exploration des Gefangenen gewonnen werden. Da dieser angab, substituiert zu werden, war über die Fortsetzung der Substitution zu entscheiden.

Die Fortsetzung einer Substitution oder eine Substitutionsentzugsbehandlung ist nur dann indiziert, wenn die Substitution verifiziert werden kann. Dies kann durch Rücksprache mit dem zuvor behandelnden Arzt erfolgen, durch Vorlage eines gültigen Substitutionsausweises oder anhand einer Urinkontrolle mit einem Methadonnachweis.

Kann die bisherige Substitutionsdosis nicht eindeutig in Erfahrung gebracht werden, ist grundsätzlich mit niedrigen Dosen zu substituieren. Bei der Gabe von 10 ml

Polamidon handelt es sich um eine sehr hohe Dosierung, die keinesfalls ohne eindeutige Abklärung verabreicht werden darf.

4.4.5.5 Prüfung durch die Aufsichtsbehörde

Der viel genutzte Begriff des strategischen Geschäfts darf nicht dazu führen, dass alle operativen Maßnahmen ungeprüft und ungetan bleiben!

Eine Aufsichtsbehörde hat dafür Sorge zu tragen, dass die rechtlichen Vorgaben eingehalten werden und dass sowohl die Behandlung der Gefangenen als auch der Umgang mit den Ressourcen angemessen erfolgen. Eine Aufsichtsbehörde, die sich allein damit zufrieden gibt, die Frage nach den Einweisungs- und Aufnahmekriterien in eine psychiatrische Klinik zu stellen und die Abläufe in der eigenen Justizvollzugsanstalt unberücksichtigt lässt, nimmt ihre Aufgaben nur unzureichend wahr. Anhand des geschilderten Falles würde man Folgendes erwarten:

- Die Aufsichtsbehörde benennt einen vollzugs- und wenn möglich behandlungserfahrenen Ansprechpartner für diese Anstalt (z. B. eine Person des Inspektionsteams).
- Dieser prüft die Indikation zur Unterbringung auf der Sicherheitsstation einschließlich der veranlassten Einschränkungen. Gehört werden:
  - der Gefangene,
  - Vollzugsabteilungsleitung, Sicherheitsdienstleitung, Bedienstete, Anstaltsleitung und
  - der Anstaltsarzt.
- Im Rahmen dieser Gespräche wird erörtert, zu welchem Zeitpunkt welche Hilfe wünschenswert gewesen wäre. Mit den Entscheidungsträgern der Anstalt werden mögliche Verbesserungen, Strategien zur Qualitätssicherung, Supervision, Intervision etc. erörtert und konkrete Maßnahmen benannt.
- Mit allen beteiligten Mitarbeitern wird das Ergebnis der Prüfung besprochen.
- Mit dem Gefangenen werden – möglichst im Beisein der Abteilungs- und Vollzugsleitung – die für ihn wichtigen Punkte und Veränderungen besprochen. Ziel ist ein tragfähiges Arbeitsbündnis für die Zukunft; sollte dies nicht möglich sein, wären die Konsequenzen und z. B. eine Verlegung zu besprechen und ggf. zu unterstützen
- Die Aufsichtsbehörde nimmt diesen Fall zum Anlass, um sich klarer darüber zu werden, welche Kompetenzen sie in ihren Einrichtungen erwartet (**Strukturqualität**) und was ihr Beitrag dazu wäre. Dabei ist zu prüfen, welche finanziellen, personellen und inhaltlichen Vorgaben dazu notwendig wären.

Die hier gemachten Vorschläge wären unnötig, wenn es sich um einen Einzelfall handelte. Tatsächlich erscheinen aber sowohl die Eskalation in der Anstalt als auch die Reaktion der Aufsichtsbehörde Beispiele einer grundsätzlicheren Problematik zu sein, die – glücklicherweise – in den meisten Fällen sich weniger dramatisch, aber gleichwohl kostspielig und bei einer Überprüfung zum Teil beschämend dilettantisch inszeniert.

Immer dann, wenn es um kenntnisreiche Fachlichkeit, kollegialen Austausch und Engagement geht, um den real existierenden lebendigen Vollzug also, kann es auch zu Einbrüchen kommen. Dies ist, wie bei allen sozialen Interaktionen, unvermeidbar. Jeder Einzelfall verpflichtet uns aber angemessen zu reagieren und zwar sowohl auf der operativen Ebene der Vollzugsanstalt als auch in den strategischen Sphären der

Aufsichtsbehörde. Ihrer operativen Aufgaben kann und darf sich die Aufsichtsbehörde nicht entledigen; zudem sollte sie auf das operative Geschäft durch gelebte Loyalität auch nicht verzichten. Ein schwieriger Satz – aber auch eine lohnende Aufgabe, wenn sie denn kontinuierlich erfüllt und nicht nur behauptet wird.

4.4.6 Musterkonzeption einer psychiatrischen Abteilung

Die Inhalte der Musterkonzeption sind nachfolgender Übersicht zu entnehmen:

Fallbeispiel: Musterkonzeption

1. Grundsätze
1.1 Verfügbare Behandlungsplätze
Die Zuständigkeit der psychiatrischen Station ergibt sich aus dem Vollstreckungsplan. Demnach erfolgt die medizinische Versorgung erkrankter Gefangener der Justizvollzugsanstalten … auf der psychiatrischen Station der Justizvollzugsanstalt …
Die psychiatrische Station verfügt über … stationäre Behandlungsplätze. Um auf psychiatrische Notfälle reagieren zu können, werden 2 Behandlungsplätze nach Möglichkeit nicht belegt und ein Wachzimmer vorgehalten. Daraus ergibt sich für die Unterbringung psychiatrischer Untersuchungs- und Behandlungsfälle eine Regelbelegbarkeit von … Plätzen. Nach Absprache mit dem zuständigen Psychiater kann im Einzelfall bei der Belegung vom Vollstreckungsplan abgewichen werden.

1.2 Voraussetzungen zur Aufnahme
Über die Aufnahme wird nach medizinischen Gesichtspunkten entschieden.
Die Indikation zur Aufnahme wird grundsätzlich fachärztlich gestellt. Über die Aufnahmemodalitäten und die Dauer der Behandlung entscheidet die/der jeweils zuständige Psychiater/in. Aufnahmen finden grundsätzlich als Überstellungen statt. Nach Ende der Behandlung sind die ursprünglich zuständigen Justizvollzugsanstalten verpflichtet, den Patienten wieder aufzunehmen. Ggf. können im Benehmen mit der/dem behandelnden Psychiater/in abweichende Regelungen getroffen werden.
Die psychiatrische Station dient der Untersuchung und Behandlung der Patienten. Die Einweisung eines psychisch auffälligen Gefangenen sollte in Betracht gezogen werden, wenn
- eine eingehende psychiatrische Diagnostik erforderlich ist.
- bei einer bereits bekannten psychischen Störung eine Verschlechterung des Befundes eingetreten ist, eine Optimierung der Behandlung sinnvoll erscheint oder eine vorübergehende Unterbringung in einer therapeutischen Umgebung angebracht erscheint.
- eine angemessene Entlassungsvorbereitung die Berücksichtigung psychiatrischer Aspekte erfordert.

Die/der behandelnde Psychiater/in berät den Vollzug bei der Erstellung von Sicherheitsverfügungen der Patienten während ihres Aufenthaltes auf der psychiatrischen Station.

1.3 Überleitung in stationäre psychiatrische Krankenhausbehandlung
Auf die psychiatrische Station aufgenommene Patienten können in ein geeignetes externes psychiatrisches Krankenhaus verlegt werden, wenn das bei ihnen vorliegende Krankheitsbild mit den im Vollzug verfügbaren Mitteln nicht mehr ausreichend behandelt werden kann.

1.4 Freiwilligkeit, Dauer und Abschluss der Behandlung
Aufnahmen, Untersuchungen und Behandlungen von Patienten erfolgen möglichst freiwillig und auf der Grundlage einer ausreichenden Aufklärung über die Behandlungseinrichtung. Ein Patient wird nur dann gegen seinen Willen auf eine psychiatrische Station verlegt oder in der stationären Behandlung belassen, wenn auf Grund seiner Erkrankung von einer erheblichen Selbst- oder Fremdgefährdung oder einer schweren Störung der Sicherheit und Ordnung auszugehen ist.

1.5 Schweigepflicht
Untersuchungen und Behandlungen auf der psychiatrischen Station unterliegen der ärztlichen Schweigepflicht. Die in ärztliche Untersuchungs- und Behandlungsmaßnahmen mit eingebundenen Vollzugsbediensteten sind als ärztliche Hilfskräfte an die Einhaltung der Schweigepflicht gebunden. Schweigepflichtsrelevante Informationen sind ausschließlich in der Gesundheitsakte zu dokumentieren. Besondere Vorkommnisse, die die Sicherheit und Ordnung in der Anstalt und/oder die Rechte von Mitgefangenen bzw. Bediensteten berühren, werden in Form von Meldungen und Vermerken vollzuglich dokumentiert, ohne geschützte Sachverhalte wie die ärztliche Diagnose oder die aktuelle Medikation zu benennen.

2. Diagnostik
2.1 Aufnahmeuntersuchung
Nach Aufnahme eines Patienten findet zum nächstmöglichen Zeitpunkt eine ärztliche Untersuchung statt. Die ärztliche Aufnahmeuntersuchung besteht aus der Exploration des Patienten und der Erhebung des allgemeinmedizinischen und neurologischen Status. Zur Aufnahmeuntersuchung gehört auch eine angemessene Laboruntersuchung, es sei denn, entsprechende Untersuchungsbefunde liegen zeitnah bereits vor. Ferner ist – abhängig von der vorläufigen diagnostischen Zuordnung – ggf. eine ergänzende testpsychologische Untersuchung durchzuführen. Dazu ist der psychiatrischen Station ein/e Psychologin/Psychologe als Ansprechpartner/in zu benennen. Die testdiagnostische Fragestellung ist von der/dem behandelnden Psychiater/in zu formulieren. Die/der hinzugezogene Psychologin/Psychologe entscheidet über das anzuwendende Testinventar.

2.2 Diagnosestellung
Diagnosestellungen erfolgen auf der Grundlage der Kriterien der ICD 10 und werden entsprechend verschlüsselt im Abschlussbericht angegeben. Die Diagnostik wird im Verlauf fortlaufend ergänzt, soweit sich neue Erkenntnisse oder Fragestellungen ergeben.

3. Behandlung
3.1 Ärztliche Behandlungen
Grundsätzlich sind die/der Psychiater/in primäre/r ärztliche/r Ansprechpartner/in für alle gesundheitlichen Belange der psychiatrischen Patienten. Mindestens einmal in der Woche findet eine ärztliche Einzelvisite für alle Patienten auf der Station statt. Die psychopharmakologische Behandlung der Patienten orientiert sich an den entsprechenden Leitlinien der DGPPN. Die Behandlung mit Psychopharmaka erfolgt auf Grund ärztlicher Verordnung durch die/den Psychiater/in.
Die medikamentöse Zwangsbehandlung darf nur auf Anweisung und unter Anleitung der/s Psychiaters/in durchgeführt werden, wenn ärztlich eine erhebliche krankheitsbedingte Selbst- oder Fremdgefährdung festgestellt worden ist. Dabei sind die rechtlichen Vorgaben gemäß § 93 NJVollzG (§ 101 StVollzG) zu beachten. Zwangsbehandlungen werden im erforderlichen Umfang dokumentiert. Zusätzlich erfolgt zum Schutz der beteiligten Bediensteten eine schriftliche Meldung an die Anstaltsleitung. Alle Zwangsmaßnahmen werden mit dem betreffenden Patienten nachbesprochen.
Der Umgang mit den psychiatrischen Patienten auf der Station orientiert sich grundsätzlich an einer psychotherapeutischen Haltung, die im therapeutischen Team fortlaufend reflektiert wird. Alle Mitarbeiter des Teams führen mit den Patienten bei Erfordernis stützende und ressourcenstärkende Einzelgespräche. Spezifische psychotherapeutische Behandlungen werden von der/dem Psychiater/in selbst oder unter deren Supervision von darin erfahrenen Mitarbeiter/innen durchgeführt. Wird bei einem Patienten die Indikation zu einer längeren psychotherapeutischen Behandlung gestellt, die zeitlich über den notwendigen Aufenthalt auf der psychiatrischen Station hinausgeht, erfolgt eine entsprechende Empfehlung an die zuständige Justizvollzugsanstalt.

3.2 Sozio- und Milieutherapie, psychiatrische Pflege
Das therapeutische Gesamtmilieu und die therapeutische Haltung aller an der Behandlung und Betreuung beteiligten Personen tragen wesentlich zur Überwindung von Störungen und Krisen bei. Folgende Einzelmaßnahmen sollen ein möglichst therapeutisches Milieu sicherstellen:
Die nachfolgend aufgeführten Maßnahmen sind eine Empfehlung, die den Gegebenheiten (Möglichkeiten) der jeweiligen Vollzugseinrichtung anzupassen sind:
- Eine Morgenrunde (an Werktagen) für alle auf der Station befindlichen Gefangenen, an der alle im Dienst befindlichen Mitarbeiter/innen des therapeutischen Teams sowie in der Regel die/der Psychiater/in und zumindest zwei Mal in der Woche die/der Sozialarbeiter/in teilnehmen. Die Teilnahme der nicht zur psychiatrischen Behandlung auf der Krankenstation befindlichen Gefangenen (Hausarbeiter und somatisch kranke bzw. behinderte Gefangene) wirkt der Aufspaltung in Gefangenengruppen auf der Station entgegen. In der Morgenrunde werden für den

jeweiligen Tag relevante Informationen zum Tagesablauf gegeben, Fragen zu den organisatorischen Abläufen geklärt und Anträge der Gefangenen eingesammelt. Bedürfnisse nach ärztlichen Visiten werden gezielt abgefragt. Die besondere Befindlichkeit des Einzelnen wird in Form einer Blitzlicht-Runde abgefragt.
- Eine Gartengruppe, bei der unter Anleitung und Aufsicht gärtnerische Gestaltung und Pflege (z. B. des Freistundenhofes) betrieben werden kann.
- Mindestens einmal wöchentlich sollte eine Kreativgruppe angeboten werden, bei der gemeinsames Spielen und Gestalten eingeübt werden kann.
- Einmal wöchentlich ist eine Begehung der gesamten Station zu organisieren, bei der die Gefangenen in ihren jeweiligen Hafträumen aufgesucht werden. An dieser Begehung nehmen außer der/dem Psychiater/in und der/dem Sozialarbeiter/in die zu diesem Zeitpunkt im Dienst befindlichen Mitarbeiter/innen des therapeutischen Teams teil. Dabei sind besonders auf den Zustand der Räume und auf die unter den Bewohnern herrschende Atmosphäre zu achten.

3.2.1 Grundvoraussetzungen für eine angemessene Betreuungsstruktur
- Bei der Unterbringung der Gefangenen ist auf deren Wünsche Rücksicht zu nehmen und zugleich darauf zu achten, dass sich durch Gemeinschaftsunterbringungen keine Unterdrückungssituationen und keine subkulturellen Strukturen entwickeln.
- Vollzuglich-bürokratische Abläufe sind auf das notwendige Minimum zu reduzieren. Die Gefangenen sind durchgehend darin zu bestärken, ihre Anliegen zu besprechen; sie werden ggf. bei der Erstellung erforderlicher Anträge unterstützt. Für die Kommunikation zwischen Patienten und therapeutischem Personal sind keine Antragsformulare erforderlich.
- Auf der Station ist grundsätzlich Aufschluss, soweit nicht zwingende Gründe (Nachteinschluss, Visite, Teambesprechung etc.) dem entgegenstehen. Während des Aufschlusses sind die Mitarbeiter des Sanitätsdienstes bzw. allgemeinen Vollzugsdienstes für die Gefangenen ansprechbar und halten sich regelmäßig in der Nähe der Gefangenen auf dem Stationsflur auf.
- Jedem psychiatrischen Patienten ist nach der Aufnahme ein/e Bezugsmitarbeiter/in zuzuordnen. Diese/r steht dem Patienten als feste/r Ansprechpartner/in zur Verfügung und führt bei Bedarf Einzelgespräche und Gespräche mit professionellen und persönlichen Bezugspersonen des Patienten.
- Eine auf die besonderen Verhältnisse der Krankenstation zugeschnittene Stationsordnung stellt die Einhaltung wesentlicher Regeln des Zusammenlebens sicher. Dazu gehören auch Körperpflege, Kleidung und Sauberkeit der Hafträume. Bei krankheitsbedingt nur eingeschränkt mitarbeitsfähigen Patienten wird auf Einhalten der Regeln – notfalls durch Einschränkungen des Bewegungsspielraums – hingewirkt; von mitarbeitsfähigen Patienten wird das Einhalten der Regeln erwartet.

3.3 Arbeitstherapie

Arbeitstherapie dient der gezielten Tagesstrukturierung, dem Erleben eigener Fähigkeiten, der Entwicklung und Einübung geeigneter Fertigkeiten sowie der Vorbereitung auf den regulären Vollzugsalltag. Für jeden Patienten, der nach

psychiatrischer Indikation einer arbeitstherapeutischen Maßnahme bedarf, ist zeitnah ein Platz zur Verfügung zu stellen.
Die Indikation für die arbeitstherapeutische Betreuung wird vom Psychiater/der Psychiaterin nach Beratung im therapeutischen Team und unter Einbeziehung eines/r Arbeitstherapeuten/in gestellt. Der Einsatz in der Arbeitstherapie wird fortlaufend überprüft. Vollzugliche Aspekte, die zur Nichtzulassung des Einsatzes oder zur Ablösung vom Einsatz in der Arbeitstherapie führen (Sicherheitseinstufung, Sicherheitsverfügungen etc.) bleiben davon unberührt.

4. Dokumentation
Alle relevanten Befunde und der Behandlungsverlauf werden dokumentiert und in geeigneter Weise archiviert. Zur Dokumentation gehört ein aussagekräftiger Abschlussbericht.

5. Personalausstattung
Grundsätzlich orientiert sich die Personalbemessung an der PsychPV. Zumindest ist aber ein Personalschlüssel erforderlich, der es den Mitarbeitern ermöglicht, Einzelgespräche mit den Patienten zu führen und während des Tages einen (überwiegenden) Aufschluss auf der Station zu gewährleisten. Da der Dienstplan vor Ort zu führen ist, ist für die vollzuglichen Koordinationsaufgaben eine VAL-Assistenz erforderlich. Für eine Behandlungsstation mit 12 bis 20 Betten kann der nachfolgend aufgeführte Stellenschlüssel nicht unterschritten werden:

- Facharzt für Psychiatrie und Psychotherapie: 0,75 Stellenanteile*
- Sozialarbeiter: 0,5 Stellenanteile
- Psychologe/in (Testdiagnostik): 0,1 Stellenanteile
- Stationsdienst: Sicherstellung eines Schichtbetriebes von 2 – 2 – 1 Bediensteten, zusätzlich ist montags bis freitags ein weiterer Bediensteter im Tagesdienst erforderlich. Zur Sicherstellung eines verlässlichen Ablaufs der medizinischen und therapeutischen Angebote ist zu gewährleisten, dass damit betraute Bedienstete nicht zu anderen Aufgaben herangezogen werden.

(*0,25 Stellenanteile sind für die Konsiliartätigkeit eingeplant)

6. Fortbildung
Zur Sicherstellung einer fachlich fundierten Arbeit ist die Teilnahme an Balintgruppen, Supervisionen und Fortbildungsveranstaltungen erforderlich. Diese Zeiten sind als Dienst zu werten.

4.5 Suizidalität und autoaggressive Handlungen

Der Justizvollzug verfügt über ein umfangreiches Instrumentarium, um suizidgefährdete Gefangene angemessen behandeln und Selbstverletzungen möglichst verhindern zu können. In diesem Abschnitt wird der rechtliche Rahmen dargestellt, der den Anstaltsärzten zur Verfügung steht. Gleichzeitig wird dargelegt, dass dieses Regelwerk aber nicht die wesentlichen Kriterien zur Suizidprophylaxe ersetzen kann: Offenheit, Empathie und Zeit für ein Gespräch.

■ **Vorbemerkung**

Suizide sind nicht nur sehr komplexe Ereignisse, die auf sehr unterschiedliche Ursachen zurückgeführt werden können, sie unterliegen auch ethischen Bewertungen und „Zeitgeist-Einflüssen". Es ist noch gar nicht so lange her, dass Menschen, die sich suizidiert hatten, nicht christlich bestattet wurden. Gelegentlich wurde ihnen sogar ein Begräbnis auf dem Friedhof verwehrt. Und beim Militär wurden Suizidversuche bestraft.

Zur Vielschichtigkeit der Suizide und Suizidversuche sei auf die Fachliteratur verweisen. In diesem Abschnitt soll es lediglich um ärztliche Maßnahmen im Justizvollzug gehen. Diese Maßnahmen sind auf die Vermeidung von Suiziden ausgerichtet. Das „Recht auf einen Suizid" ist kein Vollzugsthema. Trotzdem erscheint es mir sinnvoll, zur Reflexion der ärztlichen Handlungsweisen und der ethischen Problematik diesem Kapitel einen Fall voranzustellen, der die Frage zum Recht auf einen Suizid aufgreift.

Fallbeispiel

29 Jahre seines 55-jährigen Lebens hatte Ramon S. in einem Spezialbett im Haus seiner Familie verbracht, getrieben vom Wunsch endlich sterben zu dürfen. Seit einem Kopfsprung in seichtes Wasser war er gelähmt (Paraplegie) und damit auf die Hilfe seiner Angehörigen angewiesen.

Da es ihm nicht möglich war, sich selbst zu suizidieren, verbrachte er die letzten 5 Jahre seines Lebens damit, Rechtsanwälte und Ärzte zu finden, die ihm einen Suizid ermöglichen würden. Zwar gab es Ärzte, die ihm das Recht auf einen Suizid zugestanden hätten, die Rechtsprechung in Spanien aber verwehrte ihm dieses Recht – so auch in Deutschland. Sein Argument, dass Leben ohne Lebensqualität kein Leben sei, fand keinen Niederschlag im Gesetz.

Es blieb ungeklärt, wer ihm dann doch zum Suizid verholfen hatte. Die Autopsie erbrachte, dass der Tod auf eine Cyanid-Einnahme zurückzuführen war. Der oder die Helfer, rechtlich müsste man von Tätern sprechen, wurden aber nicht gefunden. Wäre es ein Arzt gewesen, hätte er die Approbation verloren und wäre im Gefängnis gelandet.

4.5.1 Suizide im Justizvollzug

Die Entscheidung eines Menschen, sein Leben durch Selbsttötung zu beenden, kann unterschiedlichste Gründe haben. Suizidalität kann dabei auch Ausdruck einer psychiatrischen Erkrankung sein oder ein Hinweis darauf. Deshalb werden Anstaltsärzte im Verdachtsfall grundsätzlich gebeten, den Gefangenen oder die Gefangene zu untersuchen und ggf. angemessene Maßnahmen zu ergreifen – oder zu empfehlen, sofern der Arzt diese Maßnahmen nicht selbst umsetzen kann.

Den ärztlichen Umgang mit Gefangenen regelt in Niedersachsen das Niedersächsische Justizvollzugsgesetz (NJVollzG). Darüber hinaus sind Ärzte natürlich immer auch im Rahmen des Sozialgesetzbuches und der ärztlichen Berufsordnung tätig.

Mehrere Paragrafen im NJVollzG haben direkten oder indirekten Bezug zur Suizidprophylaxe im Justizvollzug. Selbstverständlich betreffen diese Paragraphen nicht nur den ärztlichen Dienst, sondern alle Bedienstete, die mit den Gefangenen persönlich befasst sind. Sowohl die Suizidprophylaxe als auch jede Krisenintervention ist Aufgabe aller Mitarbeiter, nicht nur der Fachdienste. Sofern nicht schwere psychiatrische Krankheitsbilder im Vordergrund stehen, sind es die sozialen Interaktionen, die primär suizidprophylaktisch wirken. Anteilnahme, Verständnis und Echtheit sind keine Eigenschaften, die an eine Fachdienstqualifikation gebunden sind. Gelingt es in einer vertrauensvollen Atmosphäre einen Gesprächskontakt herzustellen, so ist schon Wesentliches zur Suizidprophylaxe getan. Da es aber gelegentlich schwierig sein kann, tiefergreifende psychische Störungen zu erkennen und – wie zu Beginn schon bemerkt wurde – psychiatrische Krankheitsbilder ursächlich für die Suizidalität sein können, sollte jeder suizidverdächtige Gefangene einem Arzt vorgestellt werden. Auch hier spielt das vertrauensvolle Gespräch die wesentliche Rolle, unterstützt durch den besonderen Status des Arztes. Der Arzt hat zudem die Möglichkeit der medikamentösen Behandlung oder kann die stationäre Unterbringung veranlassen. An dieser Stelle wird deutlich, welch umfassende, insbesondere psychiatrische Qualifikation für Anstaltsärzte wünschenswert ist.

4.5.2 Regelwerk

Aber schauen wir uns zunächst die Paragrafen im NJVollzG an, die mittelbar oder unmittelbar zur Suizidprophylaxe Bezug haben. Nachfolgend werden nur die für eine Suizidprophylaxe relevanten Sätze in den entsprechenden Paragrafen wiedergegeben.

§ 8 NJVollzG – Aufnahme in die Anstalt:

» (2) 2. Mit der oder dem Gefangenen wird unverzüglich ein Zugangsgespräch geführt.
3. Sie oder er wird alsbald ärztlich untersucht.
(3) 1. Während des Aufnahmeverfahrens dürfen andere Gefangene nicht anwesend sein. 2. Erfordert die Verständigung mit der oder dem aufzunehmenden Gefangenen die Zuziehung einer Dolmetscherin oder eines Dolmetschers, so ist diese unverzüglich zu veranlassen.
3. Ist die sofortige Verständigung mit der oder dem aufzunehmenden Gefangenen in ihrem oder seinem Interesse oder zur Gewährleistung der Sicherheit der Anstalt erforderlich, so können andere Gefangene zur Übersetzung herangezogen werden, wenn die Zuziehung einer Dolmetscherin oder eines Dolmetschers nach Satz 2 nicht rechtzeitig möglich ist.

§ 56 NJVollzG – Allgemeine Bestimmungen:

» (1) Die Vollzugsbehörde sorgt für die Gesundheit der oder des Gefangenen.

§ 63 NJVollzG – Überstellung, Verlegung:

» (1) Eine kranke Gefangene oder ein kranker Gefangener kann in ein Anstaltskrankenhaus oder in eine für die Behandlung der Krankheit besser geeignete Anstalt überstellt oder verlegt werden.

(2) Kann eine Krankheit in einer Anstalt oder einem Anstaltskrankenhaus nicht erkannt oder behandelt werden oder ist es nicht möglich, die Gefangene oder den Gefangenen rechtzeitig in ein Anstaltskrankenhaus zu überstellen oder zu verlegen, so ist sie oder er in ein Krankenhaus außerhalb des Vollzuges zu bringen.

§ 81 NJVollzG – Besondere Sicherungsmaßnahmen:

» (1) Gegen eine Gefangene oder einen Gefangenen können besondere Sicherungsmaßnahmen angeordnet werden, wenn nach ihrem oder seinem Verhalten oder aufgrund ihres oder seines seelischen Zustandes in erhöhtem Maß Fluchtgefahr oder die Gefahr von Gewalttätigkeiten gegen Personen oder Sachen oder die Gefahr der Selbsttötung oder der Selbstverletzung besteht.
(2) Als besondere Sicherungsmaßnahmen sind zulässig:
1. der Entzug oder die Vorenthaltung von Gegenständen,
2. die Beobachtung bei Nacht,
3. die Absonderung von anderen Gefangenen,
4. der Entzug oder die Beschränkung des Aufenthalts im Freien,
5. die Unterbringung in einem besonders gesicherten Haftraum ohne gefährdende Gegenstände und
6. die Fesselung.

§ 84 NJVollzG – Anordnung besonderer Sicherungsmaßnahmen:

» (2) 1. Wird eine Gefangene oder ein Gefangener ärztlich behandelt oder beobachtet oder bildet ihr oder sein seelischer Zustand den Anlass der Maßnahme, so ist vorher die Ärztin oder der Arzt zu hören.
2. Ist dies wegen Gefahr im Verzuge nicht möglich, so wird die ärztliche Stellungnahme unverzüglich eingeholt.

4.5.3 Das grobe Prinzip

In der Theorie sind die Dinge also gut geregelt. Im Rahmen des Zugangsgesprächs, das so zu gestalten ist, dass tatsächlich eine vertrauensvolle Atmosphäre gewährleistet werden kann, können dem Gefangenen ein Teil der Sorgen und Ängste genommen werden. Wird dieses Gespräch gut geführt, wird am ehesten erkennbar, ob die Sorgen und Ängste so groß sind, dass sie zur Suizidalität führen könnten. Ein gut gestaltetes Gespräch liefert somit Erkenntnisse zum angemessenen Umgang mit dem Gefangenen. Sind die Abläufe in der Anstalt optimal, dann wird der Gefangene noch am gleichen Tag dem ärztlichen Dienst vorgestellt. Im Notfall geschieht dies ohnehin sofort.

Durch das Äquivalenzprinzip entspricht die medizinische Versorgung im Justizvollzug der medizinischen Versorgung außerhalb des Gefängnisses. § 56 NJVollzG verpflichtet den anstaltsärztlichen Dienst zu einer umfassenden medizinischen Versorgung, um die Gesundheit des Gefangenen zu gewährleisten. Dazu steht den Anstaltsärzten eine breite Palette an möglichen Maßnahmen zur Verfügung, bis hin zur Einweisung in eine Psychiatrische Klinik außerhalb des Justizvollzuges (siehe § 63 NJVollzG). Besteht die Gefahr selbstverletzender Handlungen, ist aber die Indikation zur stationären psychiatrischen Einweisung nicht gegeben, so sind alternativ Sicherungsmaßnahmen möglich (siehe § 83 NJVollzG). Der Justizvollzug verfügt somit sowohl über ein umfangreiches Instrumentarium, um suizidgefährdete Gefangene angemessen behandeln zu können, als auch über alternative Möglichkeiten, Selbstverletzungen zu verhindern. Und doch werden sich Suizide nicht verhüten lassen. Schauen wir uns dazu den nachfolgenden Fall an:

Fallbeispiel

Gegen 23.40 Uhr wurde der Nachtdienst von einem Gefangenen mittels der Notrufanlage alarmiert. Beim Öffnen der Kostklappe teilte dieser Gefangene mit, dass sich sein Zellennachbar das Leben genommen habe. Nachdem daraufhin der Haftraum geöffnet worden war, fand man den Gefangenen weinend über seinem am Boden liegenden Mitgefangenen gebeugt. Dieser hatte sich zuvor mit einem roten Band in sitzender Position am Heizungskörper stranguliert. Zum Zeitpunkt der Öffnung des Doppelhaftraumes hatte der Gefangene den Mitgefangenen bereits aus der Strangulation befreit und versucht, diesem zu helfen. Der Streifenbedienstete begann unverzüglich mit der „Herz-Lungen-Wiederbelebung". Der gegen 23.50 Uhr eintreffende Notarzt konnte nur noch den Tod des Gefangenen feststellen.

Bei dem verstorbenen Strafgefangenen handelte es sich um einen 30-jährigen Mann, der sich 4 Tage zuvor in Begleitung seiner hochschwangeren Freundin zum Strafantritt gestellt hatte. Der Gefangene war erstmals in Haft und wäre höchstwahrscheinlich nach 9 Monaten (Zweidritteltermin) wieder entlassen worden. Er hinterließ ein sieben Jahre altes Kind und eine hochschwangere Freundin.
Bei dem Mitgefangenen handelte es sich um einen 34-jährigen Mann, der wegen mehrerer Kleindelikte (keine Gewaltdelikte) inhaftiert worden war. Dieser Gefangene war verlobt und Vater von drei Kindern.
Einen Abschiedsbrief hatte der Verstorbene nicht hinterlassen. Er galt auch aufgrund des Eindrucks aus dem Zugangsgespräch nicht als suizidgefährdet.

Beide Gefangene befanden sich im Aufnahmeverfahren und waren in einem Doppelhaftraum gemeinschaftlich untergebracht. Der Verstorbene hatte hierum ausdrücklich gebeten. Obwohl er nicht als suizidgefährdet eingestuft worden war, hatte man seinem Wunsch entsprochen. Bei dem Mitgefangenen hatte der psychologische Dienst eine latente Suizidgefahr vermutet und deshalb für ihn die Gemeinschaftsunterbringung empfohlen.
Nach Angaben des Mitgefangenen sei der Verstorbene am Abend „gut drauf" gewesen. Man habe nach dem Einschluss noch „Mau-Mau" gespielt. Kurz nach 21 Uhr sei er zu Bett gegangen und erst gegen Mitternacht wegen Harndrangs aufgewacht. In der Dunkelheit habe er zunächst nicht erkannt, dass sein Zellennachbar vor dem Heizungskörper saß. Das habe er erst auf dem Weg zur Toilette erkannt.

Wie bei Todesfällen üblich, wurde sofort gemäß einer Checkliste alles Erforderliche veranlasst und schriftlich festgehalten.

Checkliste bei Todesfall

„Getroffene Maßnahmen:

- Nach der Alarmierung wurden sofortige Rettungsmaßnahmen versucht, die aber erfolglos blieben.
- Die Polizei wurde unverzüglich verständigt. Im Rahmen des Todesermittlungsverfahrens ist eine Leichenschau erfolgt. Eine Obduktion ist vorgesehen.
- Bislang liegen keine Anhaltspunkte für ein Fremdverschulden vor.
- Der Mitgefangene wird psychologisch betreut.
- Die der Anstalt noch unbekannten Hinterbliebenen des Verstorbenen werden von der Polizei informiert.
- Mit den drei Bediensteten, die mit der Versorgung der Gefangenen befasst waren, hat der Anstaltsleiter in der Nacht noch längere Zeit gesprochen. Ihnen wird die Betreuung durch das Kriseninterventionsteam angeboten.
- Nach Eingang des Anstaltsberichts wird das Vorkommnis von den Fachreferaten analysiert.
- Der Fortgang des Todesermittlungsverfahrens wird eng begleitet.
- Eine Unterrichtung der Landtagsverwaltung ist erfolgt."

▪ Problembeurteilung

Betrachtet man die Checkliste, so hat der Justizvollzug eigentlich hervorragend gehandelt. Und trotzdem bleibt eine Betroffenheit und es bleibt das Gefühl, vielleicht doch nicht optimal gehandelt zu haben. Dieses Gefühl begleitet in der Regel alle Mitarbeiter und alle Gefangene, die mit einem Suizid konfrontiert werden. Das erwähnte Gespräch mit dem Anstaltsleiter und das Angebot einer Betreuung durch das Kriseninterventionsteam sind deshalb ganz wesentliche Maßnahmen, die umgehend einzuleiten sind. Häufig aber wird übersehen, dass auch die Mitgefangenen betreut werden müssen. Sie haben den Suizid in der Regel am intensivsten miterlebt. Und sie machen sich nicht selten große Vorwürfe, nicht aufmerksam genug gewesen zu sein. Es ist mit Aufgabe des anstaltsärztlichen Dienstes, darauf zu achten, dass sowohl den Mitarbeitern als auch den beteiligten Gefangenen angemessene Hilfen angeboten werden.

Unser Fallbeispiel schließt mit einer Checkliste, die die Maßnahmen auflistet, die nach einer suizidalen Handlung erfolgen sollten. Ähnliche Checklisten gibt es selbstverständlich auch für Maßnahmen, die unmittelbar der Suizidprophylaxe dienen sollen. Typischerweise gehört in solch eine Checkliste die direkte Frage nach Suizidgedanken. Auch sollte gefragt werden, ob in der Vergangenheit Suizidversuche stattfanden und ob die derzeitige soziale Situation besonders belastend erlebt wird, wobei die Inhaftierung für sich genommen eine belastende, wenn nicht sogar krisenhafte Situation darstellt. Es sollte abgeklärt werden, ob der Gefangene zu einer Risikogruppe gehört, d. h. ob eine psychiatrische Erkrankung bekannt ist, eine Suchtmittelabhängigkeit und ob die Inhaftierung wegen eines Gewaltdelikts erfolgte, möglicherweise sogar wegen einer Beziehungstat. All dies sollte im Zugangsgespräch und natürlich auch im Rahmen der medizinischen Aufnahmeuntersuchung abgeklärt werden. Dieses Gespräch wird aber nur dann hilfreich sein, wenn es in einer vertrauensvollen Atmosphäre stattfindet. Ergibt sich der Eindruck eines Checklisten-artigen Abhakens, dann dient dies eher der Beruhigung des Bediensteten und des Arztes, als der Suizidprophylaxe.

Für die Lektüre des nächsten Falles möchte ich Sie bitten, jeweils darüber nachzudenken, wie Sie in dieser Situation verfahren wären.

Fallbeispiel

Ein älterer Mann mit mehreren chronischen Erkrankungen hatte seine Ehefrau erschlagen. Er wurde mit Schnittverletzungen an Hals und beiden Handgelenken von der Polizei in seiner Wohnung aufgegriffen und direkt in ein öffentliches Krankenhaus verbracht. Nach Primärversorgung erfolgte am Folgetag die Weiterverlegung in das Justizvollzugskrankenhaus. Im Entlassungsbrief des öffentlichen Krankenhauses wurde eine regelmäßige Wund- und Befundkontrolle empfohlen. Die Wundfäden sollten am 12. Tag entfernt werden.

In den folgenden 4 Monaten verblieb der Gefangene im Justizvollzugskrankenhaus. Dort wurden zunächst die therapeutischen Empfehlungen des öffentlichen Krankenhauses aufgegriffen und umgesetzt. Wegen einer bekannten chronischen Erkrankung wurde zudem dem Gefangenen erneut eine Therapie angeboten, die dieser aber – wie schon in den Jahren zuvor – erneut ablehnte.

Da sich aus dem Tatgeschehen deutliche Anhaltspunkte für einen sog. erweiterten Suizid ergaben, erfolgte zudem eine konsiliarärztliche psychiatrische Untersuchung. Leider sperrte sich der Gefangene gegen eine eingehende Exploration, so dass der Verdacht eines erweiterten Suizids nicht eindeutig abgeklärt werden konnte. Eine spezifische psychiatrische Behandlungsnotwendigkeit wurde nicht gesehen.

Vier Monate später erfolgte die Verlegung in die zuständige Justizvollzugsanstalt. Bereits am Folgetag seines Eintreffens wurde der Gefangene von der Anstaltsärztin untersucht. Wegen der Gehstörung empfahl diese eine Verlegung auf die Krankenabteilung. Der Gefangene aber bat darum, im Regelvollzug zu verbleiben und in Anbetracht seines Alters möglichst auf einer Einzelzelle. Da keine stationäre Behandlungsbedürftigkeit mehr gegeben war, wurde diesem Wunsch entsprochen. In den Folgetagen meldete sich der Gefangene nicht mehr zur ärztlichen Sprechstunde.

Eine Woche später wurde er dann morgens bei der Lebendkontrolle tot in seinem Haftraum aufgefunden.

▪ Problembeurteilung

Was hätten Sie an Stelle der Anstaltsärztin getan? Hätten Sie diesem älteren Mann seinen Wunsch verwehrt und gegen seinen Willen eine Unterbringung in einer Gemeinschaftszelle mit jungen Inhaftierten angeordnet? Hätten Sie ihn gegen seinen Willen auf die Krankenstation übernommen? Hätten Sie das auch getan, wenn es sich um Ihren Vater gehandelt hätte?

Nach der Checkliste hätte man diesen Gefangenen in Gemeinschaft belassen müssen. Er war Alkoholiker mit einer alkoholtoxischen Polyneuropathie. Er hatte keine besonders gute Compliance, was die Behandlung seiner chronischen Erkrankungen betraf. Er hatte sich sogar gegen eine psychiatrische Exploration gesperrt. Zudem hatte er seine Ehefrau getötet und hatte sich höchstwahrscheinlich auch selbst töten wollen. Alles Dinge, die als Risikofaktoren einzustufen sind. Und doch waren vier Monate im Justizvollzugskrankenhaus problemlos verstrichen. Und wie wir aus dem ersten Fallbeispiel wissen, hätte er sich auch bei einer Gemeinschaftsunterbringung suizidieren können. Was aber hatte sich in der neuen Anstalt verändert oder hatte er nur auf einen günstigen Augenblick gewartet, sich zu suizidieren?

Was letztendlich für den Suizid ausschlaggebend war, wird spekulativ bleiben. Wie im ersten Fallbeispiel dargelegt, wurden auch in diesem Fall die getroffenen Maßnahmen überprüft und auch diesmal waren diese ordnungsgemäß erfolgt. Was aber in den Checklisten nicht erfasst wird und was auch schwer zu erfassen ist, ist die Frage nach Bezugspersonen. Zum Psychiater im Justizvollzugskrankenhaus hatte der Gefangene offensichtlich wenig Vertrauen gehabt. Vielleicht gab es aber Personen im Krankenhaus, zu denen er ein entsprechendes Vertrauen aufgebaut hatte. Dafür spricht auch das Bemühen der Ärzte, um eine angemessene Behandlung und die lange Verweildauer im Krankenhaus. Wie die Situation in der neuen Anstalt war, wissen wir nicht. Wir wissen auch nicht, ob es Mitarbeiter gab, denen sich der Gefangene hätte anvertrauen können und auch anvertrauen wollen. Was wir aber wissen ist, dass keine Checkliste und keine Zwangsmaßnahmen die wesentlichen Kriterien zur Suizidprophylaxe ersetzen können: Offenheit, Empathie und Zeit für ein Gespräch.

4.6 Hungerstreik

Von einem Hungerstreik spricht man, wenn ein Gefangener durch eine Nahrungsverweigerung etwas zu erreichen versucht, was ihm bisher verwehrt blieb. Der Entschluss zur Nahrungsverweigerung muss auf einer freien Willensentscheidung beruhen. In diesem Abschnitt werden die physiologischen Abläufe bei einer Nahrungskarenz kurz angesprochen und die rechtlichen und praktischen Verfahrensweisen dargelegt. Anhand zweier Fallbeispiele wird gezeigt, wie sich die ärztliche Begleitung Gefangener im Hungerstreik in der Praxis darstellt. Interessierten Lesern wird am Schluss dieses Kapitels die Konzeption einer medizinischen Einrichtung erläutert, die der Betreuung von schwer zu sichernden Gefangenen im Hungerstreik diente.

Da eine Nahrungsverweigerung auch psychisch bedingt sein kann, spricht man nur dann von einem Hungerstreik, wenn der Entschluss zur Nahrungsverweigerung im Vollbesitz der geistigen Fähigkeiten erfolgt.

Eine Vielzahl der bewussten Nahrungsverweigerungen wird erfahrungsgemäß aus nichtigem Anlass begonnen und auch schnell wieder aufgegeben. Erklärt ein Gefangener, er werde jetzt in einen Hungerstreik eintreten, erfolgt deshalb in der Regel zunächst nur eine Aufklärung über die gesundheitlichen Risiken der Nahrungsverweigerung und eine Dokumentation der medizinischen Basisparameter, sofern dies der Gefangene zulässt. In diesem frühen Stadium ist es primär die Aufgabe des zuständigen Abteilungsleiters oder der zuständigen Abteilungsleiterin, die Gründe für die Nahrungsverweigerung zu eruieren und den Gefangenen möglichst schnell von seinem Vorhaben abzubringen. Üblicherweise verbleibt der Gefangene auf seinem Haft-Haus.

Es ist nicht Aufgabe des Arztes, auf die Forderungen des Gefangenen einzugehen. Die ärztliche Aufgabe besteht darin, den Gefangenen während des Hungerstreiks zu begleiten und ihn möglichst vor Schäden zu bewahren. Deshalb sollten die gesundheitlichen Risiken immer wieder erwähnt und Maßnahmen zur Reduktion von Spätschäden angeboten werden. Auch wenn der Arzt nicht der Verhandlungspartner für die Anliegen des Gefangenen ist, empfiehlt es sich dennoch, diese zu erfragen und ggf. auch zu hinterfragen. Da der Arzt nicht Verhandlungspartner ist, kann er auch offen und vertraulich mit dem Gefangenen reden. Dies kann sehr hilfreich sein, denn ein Gefangener, der sich im Hungerstreik befindet, will keinesfalls sterben, er will ganz im Gegenteil leben und möglichst bald seinen Hungerstreik beenden. Dieser Hungerstreik geht ja mit etlichen körperlichen Beschwerden einher, auf die der Gefangene gerne verzichten würde.

Zur ärztlichen Begleitung gehört auch, dass der Arzt nicht nur den Gefangenen, sondern auch die vollzuglichen Reaktionen im Blick behält. Verhärten sich nämlich die Fronten und glauben Vollzug und Gefangener nicht ohne Gesichtsverlust aus dieser prekären Situation zu kommen, so ist eine frühe Intervention sinnvoll. Die frühe Verlegung des Gefangenen auf eine medizinische Abteilung führt häufig dazu, dass von einer Fortsetzung des Hungerstreiks abgesehen wird.

4.6.1 Rechtliche Grundlagen

§ 93 NJVollzG (siehe auch § 101 StVollzG) regelt Zwangsmaßnahmen auf dem Gebiet der Gesundheitsfürsorge.

§ 93 NJVollzG:

» Bei Lebensgefahr, schwer wiegender Gefahr für die Gesundheit der oder des Gefangenen oder Gefahr für die Gesundheit anderer Personen sind medizinische Untersuchung und Behandlung sowie Ernährung zwangsweise zulässig. Die Maßnahmen müssen für die Beteiligten zumutbar und dürfen nicht mit erheblicher Gefahr für Leben oder Gesundheit der oder des Gefangenen verbunden sein. Solange von einer freien Willensbestimmung der oder des Gefangenen ausgegangen werden kann, ist die Vollzugsbehörde nicht zur Zwangsmaßnahme verpflichtet.

Ursprünglich enthielt das Strafvollzugsgesetz eine Regelung, wonach auch bei einer freien Willensbestimmung der Anstaltsarzt zu einer Zwangsmaßnahme verpflichtet werden konnte. Die jetzige Regelung berücksichtigt nicht nur das Interesse der betroffenen Gefangenen, sie berücksichtigt insbesondere auch die Zumutbarkeit für den behandelnden Arzt. Zudem ist eindeutig geregelt, dass neben der Zumutbarkeit für Arzt und Gefangenen, Zwangsbehandlungen nur dann statthaft sind, wenn sie nicht mit einem erheblichen Gesundheitsrisiko für den Gefangenen einhergehen.

4.6.2 Körperliche Beschwerden und Phasen des Hungerstreiks

Dies ist kein medizinisches Lehrbuch. Dennoch erscheint es mir wichtig zu sein, die wesentlichen physiologischen Abläufe bei einer Nahrungskarenz kurz darzustellen.

Annähernd 20 % des Grundumsatzes benötigt das Gehirn. Das Gehirn verwendet für seinen Stoffwechsel unter Normalbedingungen fast ausschließlich Glukose und Sauerstoff. Sobald also die Glykogenspeicher im Muskelgewebe und in der Leber erschöpft sind, muss Glukose im Rahmen der Glukoneogenese neu gebildet werden.

Sind die Glykogenspeicher geleert, erfolgt somit der Abbau der Skelett- und Herzmuskulatur. Parallel dazu werden weiterhin die Fettspeicher abgebaut. Muskelabbau und Ketoazidose erzeugen die Symptome, unter denen der hungernde Gefangene dann leidet. Hinzu kommen noch – sofern sich der Gefangene auch gegen die Einnahme von Vitaminen, Mineralien und Spurenelemente sperrt – weitere Mangelerscheinungen. In der Regel ist aber der Gefangene dazu zu bewegen, Vitamine, Mineralien und Spurenelemente – die keine Kalorienzufuhr bedeuten – einzunehmen.

Das Hungergefühl ist individuell unterschiedlich ausgeprägt. Was für einen Menschen kaum erträglich ist, erträgt ein anderer mit Leichtigkeit. Es ist aber für keinen Menschen angenehm, Hunger zu haben. Der Hungernde ist häufig gereizt, hat ein Giemen im Bauch und alle seine Gedanken kreisen um das Essen. Bei einer reduzierten Nahrungsaufnahme bleibt dieses Hungergefühl bis zur Sättigung bestehen. Verzichtet ein Mensch aber auf jede Kalorienzufuhr, so legt sich dieses Hungergefühl allmählich. Langsam entwickelt sich eine allgemeine Schwäche und Müdigkeit mit gelegentlichen Schwindelanfällen und einer verstärkten Kälteempfindlichkeit. Wegen der reduzierten Abwehrkräfte kommt es zudem zu einer vermehrten Anfälligkeit für Infektionen.

Bei völliger Nahrungskarenz reichen die Energiereserven für etwa 45–65 Tage. Bei einem schlanken Menschen kürzer, bei einem übergewichtigen Menschen entsprechend länger. Der lebenskritische Zeitpunkt ist dann erreicht, wenn durch die Nahrungskarenz ein Gewichtsverlust von einem Drittel, bis zur Hälfte des Körpergewichts eingetreten ist. Erfolgt neben der Nahrungskarenz auch der Verzicht auf eine Flüssigkeitseinnahme, ist die Überlebenszeit extrem verkürzt.

Zu Beginn eines Hungerstreiks sind nur leichte neurologische Symptome zu erheben: Leichte Augenmuskelparesen, Konzentrationsstörungen und Schwindelattacken. Die Störungen treten zunehmend häufiger und ausgeprägter auf. Schließlich kommt es zur Somnolenz und zu Verwirrtheitszuständen. Spätestens jetzt sollte dringend die Verlegung in ein Krankenhaus erfolgen.

Den Krankenhaus-Ärzten obliegt nun die schwierige Aufgabe, einerseits den erklärten Willen des Gefangenen zum Hungerstreik zu respektieren, gleichzeitig aber genau zu beobachten, ob dieser geäußerte Wille tatsächlich auf einer freien Willensentscheidung beruht. In dem Augenblick nämlich, in dem nicht mehr von dieser freien Willensentscheidung auszugehen ist, müssen lebenserhaltende Maßnahmen einsetzen. Unterbleiben diese und verstirbt womöglich der Gefangene, wird dies als unterlassene Hilfeleistung den Ärzten angelastet. Beginnen diese Maßnahmen zu früh, nämlich zu einem Zeitpunkt, als noch von einer freien Willensentscheidung auszugehen war, wird dies ebenfalls den Ärzten angelastet, als unethisches Verhalten. Der behandelnde Arzt bewegt sich somit auf einem schmalen Grat. Und selbst dann, wenn der Hungerstreik abgebrochen wird, ist der Arzt noch nicht entlastet, denn jetzt beginnt die vorsichtige Wiederernährung des Gefangenen, die sich schwierig gestalten kann.

4.6.3 Das grobe Prinzip

Erklärt ein Gefangener, dass er zukünftig die Nahrungsaufnahme verweigern wird, ist zunächst abzuklären, ob es sich dabei um einen freien Willensentschluss handelt oder um eine krankheitsbedingte Reaktion (z. B. Vergiftungsängste im Rahmen einer paranoiden Psychose).

Basiert die Nahrungsverweigerung auf einer freien Willensentscheidung, so ist der Gefangene eingehend über die Risiken eines Hungerstreiks zu informieren. Diese Information sollte wiederholt erfolgen. Gleichzeitig sind möglichst engmaschig Gewichts- und Blutdruckkontrollen durchzuführen und zu dokumentieren, sofern dies der Gefangene zulässt. Während des Hungerstreiks sollte die gesamte medizinische Dokumentation besonders gewissenhaft und eingehend erfolgen.

Verhärten sich die Fronten zwischen Gefangenen und Justizvollzug, so sollte möglichst früh eine Verlegung auf eine medizinische Abteilung oder in ein Justizvollzugskrankenhaus erfolgen. Spätestens nach 4 Wochen – und insbesondere beim Auftreten gravierender neurologischer Symptome – sollte der Gefangene in ein Krankenhaus verlegt werden.

4.6.4 Aus der Praxis

Nach diesen einführenden Erläuterungen folgen nun entsprechende Fallbeispiele:

Fallbeispiel

Ein Gefangener hatte sich darüber beschwert, man habe ihn gegen seinen Willen im Justizvollzugskrankenhaus zwangsbehandelt. Das Krankenhaus wurde deshalb um eine Stellungnahme gebeten.

Stellungnahme des Krankenhauses

„Herr A. hatte bereits in seiner Heimatanstalt einen Hungerstreik begonnen und dort zeitweise somnolente Zustände simuliert. Bei Aufnahme hier erklärte er in apathisch erscheinender Bewusstseinslage, dass er seinen Hungerstreik wie auch einen Durststreik weiter fortsetzen wolle. Schließlich bot er das Bild einer kompletten Bewusstlosigkeit. Er war nicht mehr ansprechbar, ließ sich betten und lagern sowie waschen. Augenbewegungen, Augenzwinkern und das vor allem aktiv kräftige Zusammenkneifen der Augenlieder bei dem Versuch diese zu öffnen zeigten jedoch, dass der Pat., wie sich später auch herausstellte, seine Umgebung vollständig wahrnahm…

Bei der psychiatrischen Konsiliaruntersuchung ließ sich die Diagnose eines Pseudostupors stellen. Bei zunehmender Gewichtsabnahme und insbesondere Exsikkose musste schließlich Flüssigkeit infundiert werden. Allerdings entfernte sich Herr A. im Augenblick einer Nichtbeobachtung durch das Pflegepersonal diese Infusionsnadeln

jedes Mal selbständig. Wir haben dann schließlich 3-mal tägl. einen dünnen Magenschlauch gelegt, ohne merkbare Gegenwehr des Herrn A.
Diese Maßnahmen waren nötig, da insbesondere wegen der vollkommenen Einstellung der Flüssigkeitszufuhr eine drohende irreversible Nierenschädigung drohte, die letztendlich evtl. sogar zur terminalen Niereninsuffizienz mit Dauerdialyse hätte führen können.
Der Pat. beendete schließlich ... seinen Hungerstreik, er zeigte sich von da an freundlich zugewandt und kooperativ. Er war zu diesem Zeitpunkt bis auf 44,3 kg abgemagert. Bis zum Entlassungszeitpunkt am ..., wo er selbst auf die Verlegung in seine Heimatanstalt gedrängt hatte, war das Gewicht wieder auf 60,5 kg angestiegen.
Vorwürfe, wir hätten ihn zwangsernährt, hat er seit Abbruch des Hungerstreiks uns gegenüber nicht mehr erhoben."

▪ Problembeurteilung

In diesem Fallbeispiel zeigen sich Arzt-Patienten-Interaktionen, die es verdienen, genauer betrachtet zu werden.

Typischerweise ist das Vertrauensverhältnis zwischen Arzt und Patienten Voraussetzung für eine angemessene Behandlung. Wird durch das Verhalten des Gefangenen das Vertrauensverhältnis erschüttert, z. B. durch die Verweigerung ärztlicher Anordnungen, Beschimpfungen oder Bedrohungen, berechtigt dies im Normalfall den behandelnden Arzt die Weiterbehandlung abzulehnen. Dieser Normalfall ist bei einem Hungerstreik aber nicht gegeben. Obwohl der Anstaltsarzt möchte, dass der Gefangene angemessen isst und trinkt, verweigert der Gefangene dies. Trotzdem muss ihn der Anstaltsarzt bei diesem – aus medizinischer Sicht – unsinnigen Verhalten begleiten und ggf. auch behandeln. Der Anstaltsarzt gerät dadurch in eine Zwangssituation, die er gerne vermeiden möchte. Sind dann auch noch die Beweggründe für den Hungerstreik schwer nachvollziehbar, kann diese Zwangssituation schnell auch von einer Aversion begleitet werden, bis hin zur Wut auf den unbelehrbaren Gefangenen. Eine therapeutische Grundhaltung ist aber unabdingbare Voraussetzung für eine angemessene Behandlung. Fehlt diese, wird eine angemessene Behandlung u. U. schwierig.

Objektiv bestand im Fallbeispiel eine Nahrungskarenz, die zu einem sehr ausgeprägten Untergewicht geführt hatte. Es bleibt unklar, ob der Gefangene bereits in seiner Anstalt einen konsequenten Durststreik durchgeführt hatte. Nach seiner Verlegung ins Justizvollzugskrankenhaus verweigerte er aber tatsächlich jede Flüssigkeitsaufnahme. Warum tat er das? Und wie kam es dazu, dass der Gefangene später plötzlich seinen Hungerstreik beendete, sich freundlich und kooperativ zeigte und schließlich sogar darauf drängte, in seine Heimatanstalt zurückverlegt zu werden? Hatten sich die Gründe für den Hungerstreik von selbst erledigt?

Im Bericht des Krankenhauses wird erwähnt, dass der Gefangene bei der Aufnahme „in apathisch erscheinender Bewusstseinslage" erklärt habe, er werde den Hunger- und Durststreik fortsetzen. Schließlich habe er „das Bild einer kompletten Bewusstlosigkeit" geboten. Der Gefangene sei nicht mehr ansprechbar gewesen und habe sich betten und waschen lassen. Unter diesen Gegebenheiten war eine Flüssigkeitszufuhr indiziert. Tatsächlich erfolgte diese auch. Gleichzeitig wurde im Bericht des Krankenhauses aber darauf hingewiesen, dass die Bewusstlosigkeit angezweifelt wurde. „Augenbewegungen, Augenzwinkern und das vor allem aktiv kräftige

Zusammenkneifen der Augenlieder bei dem Versuch diese zu öffnen zeigten jedoch, dass der Pat. … seine Umgebung vollständig wahrnahm.“ Warum wurde versucht, die Reaktionen des Gefangenen als Simulation zu entlarven, obwohl man gleichzeitig offensichtlich von der Ernsthaftigkeit des Hunger- und Durststreiks überzeugt war? Und warum wurden diese Zweifel später auch noch der Anstalt mitgeteilt und in der Stellungnahme an das Ministerium erwähnt?

Es scheint, als habe der Gefangene sehr zwiespältige Gefühle im Arzt ausgelöst. Einerseits zeigt sich die Sorge um die körperliche Gefahr, in die sich der Gefangene begibt. Gleichzeitig aber scheint sich der Arzt nicht ernstgenommen zu fühlen, geradezu missbraucht, in seinem Bemühen zu helfen.

Mit großer Wahrscheinlichkeit war die demonstrierte Somnolenz ein Hilferuf, denn im Gegensatz zum Hungergefühl vergeht das Durstgefühl nicht, sondern wird mit der Zeit zunehmend quälender. Der Gefangene will aber nicht kapitulieren. Er will nicht darum bitten müssen, etwas zu trinken zu bekommen, er möchte die Fassade des Widerstands wahren. Er hofft also, dass der Arzt dafür sorgen werde, dass er von diesem Durstgefühl befreit wird. Tatsächlich tut dies auch der Arzt. Da der Arzt gleichzeitig aber offensichtlich das Gefühl hat, vom Gefangenen nicht ernstgenommen zu werden, versucht er diesen der Simulation zu überführen.

Gelassenheit und ein wohlwollendes Verständnis für die Not des Gefangenen, hätten sicher zu einer kooperativeren Beziehung geführt. Anscheinend kam es auch zu dieser kooperativen Wende. Spekulativ bleibt, ob sich diese im Rahmen eines Arztwechsels vollzog oder aus der Einsicht des Gefangenen entstand. Die spätere Beschwerde lässt vermuten, dass der Hinweis an die Anstalt, der Gefangene habe simuliert, zu einer Kränkung des Gefangenen geführt hatte.

Letztendlich konnte nicht geklärt werden, warum sich der Gefangene schließlich dazu entschlossen hatte, den Hungerstreik abzubrechen. Es war auch nicht eindeutig zu klären, warum Anstrengungen unternommen worden waren, eine Simulation nachzuweisen. Aus rein rechtlicher Sicht war das Vorgehen des Krankenhauses nicht zu beanstanden. Tatsächlich erfolgte die Flüssigkeitszufuhr im wohlverstandenen Interesse des Gefangenen. Wahrscheinlich wäre sie als Wohlwollen auch empfunden worden, wäre nicht eine Kränkung hinzugekommen.

Fallbeispiel

Um gewisse Ziele durchzusetzen, hatten politische Gefangene der RAF einen bundesweiten Hungerstreik geplant. Dieser Hungerstreik sollte nach einem Muster der IRA in Nordirland erfolgen. Es war vorgesehen, den Hungerstreik mit zwei Inhaftierten zu beginnen. Nach zwei Wochen sollten zwei weitere Inhaftierte in den Hungerstreik treten, während die ersten beiden ihren Hungerstreik fortsetzten. Nach zwei weiteren Wochen sollte sich dieses Vorgehen wiederholen, bis irgendwann – sofern der Hungerstreik nicht unterbrochen würde – die ersten Gefangenen sterben würden.

Auf diesen beiden Gefangenen, die den Hungerstreik begonnen hatten, lastete nun das gesamte Vorhaben. Würden sie den Hungerstreik vorzeitig beenden, so wäre damit der gesamte Hungerstreik beendet. Man kann sich vorstellen, wie belastend diese Situation für diese beiden Gefangenen war. Nicht jeder Mensch möchte gerne einen Märtyrer-Tod sterben und kaum einer möchte als feiger Verräter dastehen. Beide Gefangene befanden sich somit in einem Dilemma, der klassischen Konstellation für eine Tragödie.

Politische Gefangene agieren geschickt, sie agieren im Blick der Öffentlichkeit. Dies führte schnell dazu, dass sich diese Öffentlichkeit in Sympathisanten unterteilte und solche, die nur Antipathien gegen diese politischen Gefangenen empfanden. Sympathien und Antipathien fanden sich auch unter den Mitarbeitern im Justizvollzug. Ohnehin waren bereits vor dem Hungerstreik die Fronten zwischen Staat – und dazu zählt der Justizvollzug – und den politischen Gefangenen der RAF sehr verhärtet gewesen. Jeder empfand den Anderen als erklärten Feind. Wie sollte man unter diesen Gegebenheiten den Hungerstreik unbeschadet für beide Parteien überstehen? Wie konnte man überhaupt mit solch einer verfahrenen Situation konstruktiv umgehen?

Eingangs wurde erwähnt, dass der Arzt beide Seiten, den Gefangenen und den Justizvollzug, im Blick haben sollte. Erkennt der Arzt, dass sich die Fronten verhärten und beide Seiten einen Gesichtsverlust befürchten, sollte der Gefangene aus diesem Spannungsfeld herausgenommen werden. Das ging in diesem Fall aber aus mehreren Gründen nicht.

Die Gefangenen hatten Forderungen gestellt, die nur auf Bundesebene entschieden werden konnten. Es war also erkennbar, dass die niedersächsische Justizverwaltung auf die Forderungen nicht eingehen würde.

Die JVA Celle war – und ist es noch immer – eine Justizvollzugsanstalt der höchsten Sicherheitsstufe. Die Station, auf der sich die Gefangenen der RAF befanden, war zusätzlich noch besonders gesichert. Aus Gründen der geforderten Sicherheit für diese Gefangenen war deshalb eine Verlegung in das Justizvollzugskrankenhaus nicht möglich. Im Akutfall hätte von dort aus ohnehin eine Weiterverlegung erfolgen müssen, da das Justizvollzugskrankenhaus nicht über eine Intensivstation verfügte. Aus vorangegangenen Hungerstreiks wusste man aber auch, dass eine Verlegung in ein öffentliches Krankenhaus nur im medizinischen Notfall möglich sein würde. Zudem würde bei solch einer Verlegung eine sehr aufwändige Bewachung durch Polizeikräfte erforderlich werden.

Aus Erfahrungen mit Hungerstreiks hatte der Justizvollzug vorgesorgt. Eigens für diese Gefangenen hatte man innerhalb der Anstalt eine medizinische Beobachtungsstation geschaffen, die als Kooperationsmodell konzipiert war. Bei einer Belegung dieser Station sollten die medizinischen Mitarbeiter der Anstalt, gemeinsam mit externen Ärzten und Pflegepersonal, die medizinische Betreuung der Gefangenen gewährleisten. Wie hilfreich diese Konzeption war, zeigte sich dann bei Beginn des Hungerstreiks.

Im Gegensatz zu vorangegangenen Hungerstreiks der RAF-Gefangenen, die sich in einem emotional sehr aufgeladenen Feld abspielten, war es bei diesem Hungerstreik erstmals möglich, miteinander ins Gespräch zu kommen und auf beiden Seiten ein Verständnis füreinander zu entwickeln. Möglicherweise war dies ausschlaggebend – oder zumindest mit ausschlaggebend – dafür, dass der Hungerstreik vorzeitig abgebrochen wurde. Wir Ärzte hatten damals das Ende des Hungerstreiks sehr erleichtert aufgenommen. Im Geiste hatten wir schon die schlimmsten Szenarien durchgespielt: Intensivbehandlung bei Eintritt ins Koma, Abbruch der Intensivbehandlung, sobald dies der Gefangene bei Erlangung des Bewusstseins wünschte, erneute Intensivbehandlung, falls er wieder ins Koma abglitt, und auch wieder ein erneuter Abbruch der Behandlung, sofern dies gewünscht würde. Wie lange wäre es möglich gewesen, eine solche Behandlung durchzuführen?

Zur gleichen Zeit fanden auch in der Volksrepublik China Hungerstreiks statt. Mehrere dieser chinesischen Hungerstreikenden verstarben bereits nach weniger als 40 Tagen. Hämischen Nachfragen, warum denn der hungernde RAF-Gefangene noch nicht verstorben sei, konnten wir Ärzte gelassen begegnen. Die Betreuung auf der medizinischen Beobachtungsstation erfolgte abgeschottet von den sonstigen vollzuglichen Abläufen. Für das medizinische Personal auf dieser Station bestand weiterhin die Schweigepflicht. Es reichte der Hinweis, dass die körperliche Konstitution einen wesentlichen Einfluss auf den Verlauf habe.

Im Rückblick erscheinen die Mühen für beide Seiten sehr belastend, aber auch befreiend gewesen zu sein und zwar im wahrsten Sinne des Wortes befreiend. Dieser Hungerstreik führte nämlich dazu, dass es erstmals zu einem Dialog zwischen den Gefangenen der RAF und der Justiz kam. Damit wurde der Weg bereitet, Gnadenerweise zu prüfen.

4.6.5 Medizinische Beobachtungsstation

Wie sah nun die Konzeption dieser „Medizinischen Beobachtungsstation" aus und auf welcher Rechtsgrundlage wurde sie betrieben?

In **§ 63 NJVollzG** heißt es:

> » (1) Eine kranke Gefangene oder ein kranker Gefangener kann in ein Anstaltskrankenhaus oder in eine für die Behandlung der Krankheit besser geeignete Anstalt überstellt oder verlegt werden.
> (2) Kann eine Krankheit in einer Anstalt oder einem Anstaltskrankenhaus nicht erkannt oder behandelt werden oder ist es nicht möglich, die Gefangene oder den Gefangenen rechtzeitig in ein Anstaltskrankenhaus zu überstellen oder zu verlegen, so ist sie oder er in ein Krankenhaus außerhalb des Vollzuges zu bringen.

Auch wenn die Verlegung eines kranken Gefangenen gemäß § 63 NJVollzG medizinisch begründet sein muss, begründet die Krankheit nicht zwangsläufig eine Verlegung (oder Überstellung). Die Formulierung „kann" im Gesetzestext lässt erkennen, dass es sich lediglich um eine Option handelt. Keine Option gibt es allerdings bezüglich der adäquaten Behandlung des kranken Gefangenen. Die adäquate Behandlung des Gefangenen ist eine rechtlich verbindliche Aufgabe. Es ist also grundsätzlich möglich einen stationär behandlungsbedürftigen Gefangenen weiterhin in der Anstalt zu belassen und stattdessen den medizinischen Standard in der Anstalt entsprechend anzuheben. Sind nämlich gravierende Sicherheitsaspekte zu berücksichtigen, so kann die Bewachung in einem öffentlichen Krankenhaus u. U. deutlich teurer sein, als eine vorübergehende apparative Aufrüstung der Anstalt, einschließlich einer zeitlich befristeten Verpflichtung von Fachkräften.

Während eines Hungerstreiks ist die Zeitspanne zwischen relativem Wohlbefinden und einem Abgleiten ins Koma u. U. extrem kurz. Rutscht ein im Hungerstreik befindlicher Gefangener ins Koma, muss umgehend intensiv-medizinisch reagiert werden. Geschieht dies nicht, besteht die Gefahr, dass der Gefangene innerhalb kürzester Zeit verstirbt. Es wäre deshalb verantwortungslos, so lange abzuwarten, bis der Gefangene ins Koma abgleitet. Zwangsläufig muss deshalb bei einem länger anhaltenden Hungerstreik rechtzeitig eine Verlegung in ein Krankenhaus erfolgen, damit unmittelbar reagiert werden kann. Diesen „rechtzeitigen" Zeitpunkt festzulegen, ist extrem schwierig. In der Regel wird man sich deshalb eher zu einer frühzeitigen Verlegung ins Krankenhaus entschließen.

Aus Sicherheitserwägungen sollte die Verlegung idealerweise in ein Justizvollzugskrankenhaus erfolgen. Bei normalen Gefangenen ist dies in der Regel problemlos möglich, bei Gefangenen aus dem Bereich der politisch motivierten oder organisierten Kriminalität ist aber grundsätzlich mit extern gesteuerten Befreiungsversuchen zu rechnen. Entsprechend hoch ist dann der erforderliche Sicherheitsstandard. Kann dieser nicht durch das Justizvollzugskrankenhaus gewährleistet werden und verfügt das Justizvollzugskrankenhaus zudem auch nicht über eine Intensivstation, wird bei einer Verlegung ein enormer Sicherheitsaufwand erforderlich. Wie enorm dieser sein kann, zeigte sich 1985 in Niedersachsen.

Aufgrund eines gemeinsamen Hungerstreiks mussten 1985 RAF-Gefangene, die auf der Hochsicherheitsstation der JVA Celle untergebracht waren, zur intensivmedizinischen Versorgung vorübergehend in die medizinische Hochschule Hannover verlegt werden. Der Transport und die Bewachung dieser Gefangenen erfolgten im Wege der Amtshilfe durch ein hohes Polizeiaufgebot. Transport, Bewachung und Behandlung der Gefangenen verursachten seinerzeit Kosten in Millionenhöhe. Hinzu kamen erhebliche Beeinträchtigungen der Funktionsabläufe in der Medizinischen Hochschule. Dies wiederum führte dazu, dass das Krankenhaus darum bat, zukünftig andere Kliniken mit diesen Gefangenen zu betrauen. Die extrem begrenzte Bereitschaft, erneut solche Erfahrungen zu machen, war aber überdeutlich erkennbar. Schließlich hatten damals Ärzte, die nicht nachweisen konnten, dass sie Stationsärzte waren, ihre Stationen nicht betreten dürfen. Die gleichen Erfahrungen machte das Pflegepersonal. Besucher hatten ohnehin kaum eine Möglichkeit zum Krankenbesuch. Das Krankenhaus betonte, dass man selbstverständlich auch zukünftig wirkliche Notfälle aufnehmen würde. Dies bedeutete aber, dass bis zum Abgleiten ins Koma eine Verlegung schwierig werden würde. Deshalb entschloss man sich dazu, eine medizinische Beobachtungsstation zur Behandlung besonders gefährlicher Gefangener aus dem Bereich der politisch motivierten oder organisierten Kriminalität in der Justizvollzugsanstalt einzurichten.

4.6.5.1 Konzeption der medizinischen Beobachtungsstation

Die Beschreibung der medizinischen Beobachtungsstation in der JVA Celle – eine ähnliche Station gab es auch in der JVA Lübeck – ist eher von historischem Interesse. Die Darstellung soll aber nicht anhand der Konzeption erfolgen, sondern es erscheint lebendiger und auch authentischer, diese Station anhand einer Pressemitteilung und der sich daraus ergebenden Korrespondenz vorzustellen. Wie bereits in Abschn. 4.3 „Aufgaben und Leistungsspektrum eines Justizvollzugskrankenhaus" dargelegt wurde, gehört die Bewachung Gefangener in öffentlichen Krankenhäusern zu den unangenehmen Aufgaben des Allgemeinen Justizvollzugsdienstes (AVD). Nachdem für einen Gefangenen der Justizvollzugsanstalt Celle eine Bewachung in einem öffentlichen Krankenhaus zu leisten war, wandten sich Mitarbeiter der Anstalt an die Presse und wiesen darauf hin, dass man Gefangene in öffentliche Krankenhäuser verlege, obwohl die Anstalt über eine hervorragend ausgestattete medizinische Abteilung verfüge. Die Berichterstattung in der Presse wurde vom Bund der Steuerzahler aufgegriffen. Der Vorgang wurde daraufhin der Medizinischen Fachaufsicht zur Prüfung zugeleitet.

Anhand der Stellungnahme und des Antwortentwurfs an den Bund der Steuerzahler soll die Konzeption dieser Beobachtungsstation nachfolgend dargelegt werden.

Originalschreiben und Stellungnahme der Medizinischen Fachaufsicht

Vermerk:
Zum Vorgang siehe Presseberichte zur medizinischen Abteilung der JVA Celle und Anfrage des Bundes der Steuerzahler vom 16.01.2007. Die zum Ausdruck kommenden Befürchtungen um eine Verschwendung von Steuergeldern sind unbegründet. Dies soll in einer Stellungnahme und einem Antwortschreiben an den Bund der Steuerzahler dargelegt werden.

Vorbringen der Presse:
(Cellesche Zeitung 05.01.2007):
„Eine Ende der 90er Jahre eingerichtete Intensivstation und ein Operationssaal in der Justizvollzugsanstalt Celle werden nicht für schwerkranke Häftlinge genutzt. Eine Fehlinvestition. Dennis Weilmann, Sprecher im Niedersächsischen Justizministerium, lässt den Vorgang prüfen."
„Wir haben nichts zu verbergen", sagt JVA-Sprecher Hans-Dieter Klemmstein … Klemmstein hält die Entscheidung nach wie vor für richtig, eine intensivmedizinische Abteilung in der JVA Celle aufzubauen. „Ich halte es für schlau, Vorbereitungen für Terroristen zu treffen", sagt Klemmstein … Im Bedarfsfalle könne man die Intensivstation ‚hochfahren'…"
Der Artikel endet mit dem Kommentar:
„Letztlich ist also zwischen der höheren Sicherheit für die Bevölkerung bei der Behandlung innerhalb der JVA und der kostengünstigeren Behandlung außerhalb abzuwägen. Bisher wurde immer zugunsten der Behandlung außerhalb entschieden. Es fehlten die kranken Terroristen."
(Hannoversche Allgemeine Zeitung (HAZ) vom 16.01.2007):
„Ein elf Millionen teurer Sanitätstrakt im Celler Gefängnis wird seit seiner Inbetriebnahme nur unzureichend genutzt … in dem OP-Raum des Gefängnisses für Schwerverbrecher finden nur kleinere Eingriffe … statt. Größere Operationen habe es dort nie gegeben. ‚Die Intensivstation blieb völlig ungenutzt', bestätigt der Gefängnissprecher Berichte von Bediensteten der Anstalt. ‚Die Intensivstation besteht nicht mehr, ihren Betrieb aufrechtzuerhalten, war zu teuer', sagte er…"
„Die Millioneninvestition für den Sanitätstrakt hat sich aus Sicht der Anstalt längst rentiert. ‚Dadurch konnten wir viel Geld für die Behandlung einsparen', sagte der Sprecher. Im Celler Gefängnis gebe es auch einen Zahnarztstuhl, ein medizinisches Bad und einen Massageraum. ‚Die Massagen kosten uns weniger, weil sie hier

stattfinden und ein hauseigener Masseur das macht', sagte Klemmstein. Auch die Badeabteilung sei sinnvoll. Bevor es die medizinischen Bäder im Gefängnis gab, seien jede Woche zehn bis 15 Gefangene zur Badebehandlung ins Krankenhaus gebracht worden."

Stellungnahme zu den Pressekommentaren:
Auf die wesentlichen Aspekte wird in Ziff. 5 (Stellungnahme zur Anfrage des Bundes der Steuerzahler) eingegangen. Da aus den Presseartikeln aber offensichtlich durchklingt, dass die Gefangenen „massiert und mit Bädern" behandelt werden, weise ich auf folgendes hin:
Krankheiten des Bewegungsapparates gehören nicht nur bei der normalen Bevölkerung, sondern auch bei den Gefangenen zu den häufigsten Störungen. Rückenschmerzen gehören z. B. zu den häufigsten Gründen für Krankschreibungen in Deutschland. Entsprechend häufig werden diese Beschwerden auch von den Gefangenen geklagt. Da sich Schmerzen im Bewegungsapparat nur sehr begrenzt objektivieren lassen, ist eine physikalische Therapie eine sinnvolle Alternative zur medikamentösen Schmerzbehandlung (und dies ganz besonders unter Berücksichtigung unserer süchtigen Klientel). In der Regel wollen die Gefangenen lieber Medikamente, als eine krankengymnastische Behandlung. Die Teilnahme an den angebotenen Rückenschmerzgruppen ist entsprechend gering.
Bäder werden nur bei Hauterkrankungen verordnet. Massagen erfolgen extrem selten, zumal sich hier apparative physikalische Behandlungen als Alternative anbieten.

Vorbringen des Bundes der Steuerzahler:
In dem Schreiben vom 16.01.2007 wird Bezug auf den HAZ-Artikel genommen. Mit Hinweis auf die ausgewiesenen Sanierungskosten des Hauptgebäudes der JVA Celle in Höhe von 11,813 Millionen Euro wird folgendes gefragt:

1. Sind in den genannten 11,813 Millionen Euro Gesamtkosten die Sanierungsmaßnahmen der medizinischen Abteilung enthalten? Wenn ja, welche Beträge wurden im Einzelnen aufgewandt für
   - den Operationssaal,
   - die Intensivstation,
   - die Bäderabteilung,
   - den Massageraum?
2. Zu welchem Zeitpunkt sind die einzelnen medizinischen Einrichtungen nach der Sanierung jeweils in Betrieb genommen und ggf. wieder außer Dienst gestellt worden?
3. Warum sind Abteilungen des Sanitätstraktes der JVA Celle außer Dienst gestellt worden?
4. Wie viele Patienten der JVA Celle und anderer Justizvollzugsanstalten sind (bezogen auf die einzelnen medizinischen Einrichtungen) jeweils behandelt worden? Wie stellt sich die Auslastung der jeweiligen medizinischen Einrichtungen seit Abschluss der Sanierung dar?

5. Wäre es nicht eine wirtschaftlich sinnvolle Perspektive, für eine bessere Auslastung des medizinischen Bereichs, verstärkt Insassen von anderen Justizvollzugsanstalten im Celler Sanitätstrakt anstelle in öffentlichen Krankenhäusern mit einem entsprechenden Zusatzaufwand der Bewachung behandeln zu lassen?
6. Wie begegnet das Justizministerium dem Vorwurf, mit der Sanierung der medizinischen Abteilung in der JVA Celle seien, zumindest in Teilen, Steuergelder fehlgeleitet worden?

Antwortentwurf an den Bund der Steuerzahler:
An
Bund der Steuerzahler Niedersachsen und Bremen e. V.
Sehr geehrter Herr …,
Herr Staatssekretär … hat mich gebeten, Ihnen auf Ihr Schreiben und die dort aufgeführten Fragen vom 16.01.2007 zu antworten. Zum besseren Verständnis darf ich vorab auf Folgendes hinweisen:
Die medizinische Abteilung der JVA Celle gliedert sich in
- einen allgemeinmedizinischen Versorgungsbereich,
- eine Intensivstation und
- einen OP-Trakt.

Allgemeinmedizinischer Versorgungsbereich:
Der allgemeinmedizinische Versorgungsbereich verfügt über einen fachärztlichen Funktionsbereich, der es ermöglicht, ein relativ breites Behandlungsspektrum in der Anstalt zu gewährleisten (u. a. Magen-Darm-Spiegelungen, Herz-Kreislauf- und Lungenfunktionsuntersuchungen, Röntgenuntersuchungen, kleinere chirurgische Eingriffe, Augen- und HNO-ärztliche Behandlungen, zahnärztliche Behandlungen, physikalische Therapie). Zudem verfügt der Versorgungsbereich über stationäre Betten, so dass nicht nur ein Großteil der fachärztlichen Behandlungen in der Anstalt erfolgen kann, sondern auch eine frühe Rückverlegung erkrankter Gefangener aus öffentlichen Krankenhäusern möglich wird. Durch diesen Funktionsbereich lassen sich erhebliche Transport- und Bewachungskosten vermeiden. Dies wird aus der Behandlungsstatistik sehr deutlich. So ist die Zahl der externen medizinischen Behandlungen der Gefangenen der JVA Celle von durchschnittlich 3 Arztvorführungen pro Gefangenen und Jahr vor 1989, auf deutlich weniger als 1 Arztvorführung pro Gefangenen und Jahr in den Folgejahren gesunken. Die Zahl der Krankenhausbehandlungen ist im gleichen Vergleichszeitraum von ca. 4 auf unter 0,5 Krankenhaustage pro Gefangenen und Jahr gesunken. Auf die Sicherheitsaspekte sei in diesem Zusammenhang nur am Rande verwiesen. Baulich wurde der Funktionsbereich bewusst so gestaltet, dass eine Zuführung erkrankter Gefangener aus anderen Anstalten problemlos möglich ist (eigener Rampenzugang). Der hohe Behandlungsstandard der medizinischen Abteilung in der JVA Celle steht allen Gefangenen des medizinischen Funktionsverbundes Celle-Salinenmoor-Sehnde zur Verfügung.

4

Intensivstation:
Aufgrund eines gemeinsamen Hungerstreiks mussten 1985 RAF-Inhaftierte, die auf der Hochsicherheitsstation der JVA Celle untergebracht waren, zur intensivmedizinischen Versorgung vorübergehend in die Medizinische Hochschule Hannover verlegt werden. Der Transport und die Bewachung dieser Gefangenen erfolgten im Wege der Amtshilfe durch ein hohes Polizeiaufgebot. Transport, Bewachung und Behandlung der RAF-Inhaftierten verursachten seinerzeit Kosten in Millionenhöhe. Hinzu kamen erhebliche Beeinträchtigungen der Funktionsabläufe in der Medizinischen Hochschule. Zur Vermeidung ähnlich gelagerter Fälle, bei denen eine Behandlung im Justizvollzugskrankenhaus nicht möglich ist und die Behandlung in externen Einrichtungen nur mit erheblichen Schwierigkeiten gewährleistet werden kann, wurde im Rahmen der Sanierungsmaßnahmen des Haupthauses der JVA Celle (in der sich auch die medizinische Abteilung befand und befindet) eine medizinische Beobachtungsstation, zur Behandlung besonders gefährlicher Gefangener aus dem Bereich der politisch motivierten oder organisierten Kriminalität, eingerichtet.
Da eine solche Intensivstation grundsätzlich nur funktionsfähig betrieben werden kann, wenn sie auch über einen Operationssaal für akute Eingriffe verfügt, wurde im Rahmen der Sanierung gleichzeitig ein Operationssaal mit berücksichtigt. Gleichzeitig wurde der zuvor erwähnte allgemeinmedizinische Versorgungsbereich ebenfalls saniert und optimiert, um ein möglichst umfangreiches intramurales Behandlungsspektrum in der Anstalt zu gewährleisten.
Behandlungen auf einer Intensivstation setzen entsprechend qualifiziertes Personal (sowohl im ärztlichen als auch im Pflegedienst) voraus. Voraussetzung für angemessene Behandlungsergebnisse sind zudem Mindestanforderungen an die Behandlungsfallzahlen. Eine kontinuierliche Nutzung dieser Station wäre deshalb personell und finanziell nicht zu vertreten gewesen. Die Intensivstation einschließlich des Operationssaals wurde entsprechend als Kooperationsmodell konzipiert, wobei im Bedarfsfall externe Kräfte und hauptamtliche Mitarbeiter/Innen des Justizvollzugskrankenhauses in die Behandlung einzubeziehen waren. Die Basisversorgung und die Betriebsbereitschaft der Station wurden durch den Sanitätsdienst und den anstaltsärztlichen Dienst vor Ort gewährleistet. Dazu wurden die Mitarbeiter des medizinischen Dienstes der JVA Celle kontinuierlich in öffentlichen Krankenhäusern fortgebildet.
Die Konzeption der intensivmedizinischen Einheit (Beobachtungsstation) sah zudem vor, dass alle Geräte, die nicht sinnvoll in der JVA Celle genutzt werden konnten, nur im Bedarfsfall zu besorgen waren. Geräte, die das Justizvollzugskrankenhaus Lingen benötigte, wurden dem Justizvollzugskrankenhaus zur Verfügung gestellt. Zudem wurden die Räumlichkeiten (z. B. Operationssaal) im Rahmen des normalen medizinischen Arbeitsablaufs genutzt (z. B. für kleinere chirurgische Eingriffe), um einerseits die Funktionsabläufe zu trainieren, zum andern aber auch von der fachlichen Qualifikation des Anstaltsarztes zu profitieren und damit das intramurale Behandlungsangebot zu erweitern.
Nachdem im Rahmen einer Sanierung der JVA Lingen der dortige Sicherheitsstandard deutlich angehoben werden konnte und damit auch das Justizvollzugskrankenhaus jetzt über einen höheren Sicherheitsstandard verfügt, wurde das

bisherige Nutzungskonzept dahingehend modifiziert, dass zukünftig zunächst eine Verlegung der vorgenannten Klientel in das Justizvollzugskrankenhaus erfolgen soll. Eine Nutzungsoption der Beobachtungsstation in Celle besteht aber weiterhin. Im Bedarfsfall kann die Station innerhalb von 4 Wochen funktionsfähig hergerichtet werden.

Zu Ihren aufgeworfenen Fragen darf ich Ihnen folgendes mitteilen:

Zu 1.: In den Gesamtkosten für die Sanierung des Hauptgebäudes der JVA Celle sind auch die Kosten zur Sanierung der medizinischen Abteilung enthalten. Die von Ihnen gewünschte differenzierte Aufteilung der Einzelkosten für den Operationssaal, die Intensivstation, die Bäderabteilung und den Massageraum ist nur schwer möglich, da die medizinische Abteilung eine Funktionseinheit ist und die Sanierung primär dazu erfolgte, die zwingend erforderlichen hygienischen und funktionellen Vorgaben einer medizinischen Behandlungseinheit zu gewährleisten. So ist z. B. die physikalische Behandlungseinheit natürlich auch mit einer Massageliege ausgerüstet. Dieser „Massageraum" ist aber nicht nur Massagen vorbehalten, er wird auch für apparative physikalische Behandlungen genutzt. Der Fahrstuhl ist für den Operationssaal nötig, er dient aber auch dem Bettentransport für die stationäre Behandlungseinheit.

Insgesamt entfielen von den Sanierungskosten ca. 2 Millionen DM auf die Sanierung und Nachrüstung der medizinischen Abteilung.

Zu 2.: Die medizinische Einrichtung ist nach Abschluss der Baumaßnahme in Betreib genommen worden. Wie bereits zuvor dargelegt, waren die Intensivstation und der Operationssaal nur zur medizinischen Betreuung von hoch zu sichernden Gefangenen vorgesehen. Tatsächlich fand der letzte Hungerstreik der RAF-Inhaftierten 1989 statt, so dass in der Folgezeit keine Belegung der Intensivstation erforderlich war.

Zu 3.: Nachdem im Rahmen einer Sanierungsmaßnahme der Sicherheitsstandard in der JVA Lingen und damit auch im Justizvollzugskrankenhaus deutlich angehoben werden konnte, wurde eine Neukonzeption erstellt, die eine Aufnahme besonders gefährlicher Gefangener aus dem Bereich der politisch motivierten oder organisierten Kriminalität in das Justizvollzugskrankenhaus vorsieht. Bei extremen Sicherheitsproblemen bleibt aber weiterhin die Option einer Betreuung in der JVA Celle erhalten. Bei einer Inbetriebnahme ist dann aber eine Vorlaufzeit von ca. 4 Wochen erforderlich.

Zu 4.: Aus der Erhebung für das Jahr 2006 ergibt sich, dass vom 01.01.2006 bis 31.12.2006 auf der medizinischen Abteilung in der JVA Celle insgesamt 22.299 Untersuchungen und Behandlungen stattfanden. Im Hinblick auf den erheblichen Verwaltungsaufwand habe ich von einer zusätzlichen Erhebung aller weiteren niedersächsischen Justizvollzugsanstalten abgesehen.

Zu 5.: Wie bereits zuvor erwähnt, wurde der medizinische Funktionsverbund Celle – Salinenmoor – Sehnde dazu geschaffen, den qualitativ hohen Behandlungsstandard der JVA Celle auch für die Einrichtungen Salinenmoor und Sehnde zu nutzen. Aus ökonomischer Sicht nicht zu vertreten wäre es dagegen, den Behandlungsstandard weiter anzuheben und damit einen Behandlungsstandard analog öffentlicher Krankenhäusern zu gewährleisten. Der dazu erforderliche Personalschlüssel und die fachlichen Qualifikationsansprüche würden in keiner angemessenen Relation zu den jetzt sporadisch erforderlichen Bewachungen in öffentlichen Krankenhäusern stehen. Grundsätzlich werden im niedersächsischen Justizvollzug alle Behandlungen, die intramural zu leisten sind, auch intramural erbracht.

Zu 6.: Die Sanierung der medizinischen Abteilung in der JVA Celle war eine sehr sinnvolle und wohlüberlegte Maßnahme. Wie bereits zuvor dargelegt, konnte durch die Anhebung des medizinischen Behandlungsstandards die Anzahl der Ausführungen in der JVA Celle drastisch reduziert werden. Alleine durch die entfallenen Bewachungskosten, hat sich die Sanierungsmaßnahme mehrfach amortisiert. Es ist ein glücklicher Zufall, dass in den vergangenen Jahren die Beobachtungsstation nicht genutzt werden musste.

Mit freundlichen Grüßen"

Literatur

Bornemann R (1993) Varianten des gemeinsamen Besteckgebrauches bei i. v.-Drogenkonsumenten und deren Bedeutung in der Ausbreitung von Infektionskrankheiten. AIFO 9

Göttinger G (2006) Der niedersächsische Chancenvollzug: Ein fachlich durchdachtes und innovatives Verfahren oder nur eine Fehlinterpretation des Behandlungsgedankens. Hannover

Keppler K (2005) Zur Situation von Spritzenvergabeprojekten in deutschen Gefängnissen. ► http://www.dvjj.de/sites/default/files/medien/imce/documente/veranstaltungen/dokumentationen/keppler-spritzentausch.pdf. Zugegriffen: 10. Apr. 2018

Sigel W (1993) AIDS und Gefängnis. ZfStr 4:218

Weiterführende Literatur

Bennefeld-Kersten K, Lohner J, Pecher W (2015) Frei Tod? Selbst Mord? Bilanz Suizid? Wenn Gefangene sich das Leben nehmen. Pabst, Lengerich

Busch M, Heckmann W, Marks E (1991) HIV/AIDS und Straffälligenhilfe. Forum, Bonn

Göttinger G, Bärmann R-M, Bruns J, Regener D (1994) AIDS und Justizvollzug; Modellprojekt zur Prophylaxe und Betreuungsarbeit im niedersächsischen Justizvollzug. Hannover

Niedersächsisches Frauenministerium (1993) Drogenabhängige Frauen: Welche Hilfe brauchen sie innerhalb und außerhalb des Strafvollzuges? Dokumentation, Hannover

The UN Standard Minimum Rules for the Treatment of Prisoners (SMRs) Initially adopted by the UN Congress on the Prevention of Crime and the Treatment of Offenders in 1955, and approved by the UN Economic and Social Council in 1957

Zukunft der AIDS-Prävention. Änderungsantrag der CDU und FDP-Fraktion vom 20.02.2004

Suchtmittelmissbrauch

Georg Göttinger und Martina Lütkehölter

G. Göttinger, M. Lütkehölter, *Medizinische Versorgung in Justizvollzugsanstalten*,
https://doi.org/10.1007/978-3-662-57432-4_5

Die Problembereiche „Sucht" und „Infektionskrankheiten" sind im Justizvollzug eng miteinander verwoben. Insofern könnte man theoretisch diese Problematik in einem gemeinsamen Kapitel abhandeln. Ich habe mich für eine getrennte Darstellung entschieden. Dies führt zwangsläufig dazu, dass es in beiden Kapiteln Bezüge und Wiederholungen gibt, die dem besseren Verständnis dienen und sich somit nicht vermeiden lassen. Dadurch werden beide Kapitel etwas redundant. Ich hoffe aber, dass in Hinblick auf eine geschlossene Darstellung diese Redundanz hinnehmbar ist. Wenn ich gelegentlich die derzeitigen gesetzlichen Regelungen zum Drogengebrauch kritisch hinterfrage, so bedeutet das nicht, dass ich davon überzeugt bin, es ginge auch ohne Regeln. Die Frage ist aber, ob das praktizierte Recht tatsächlich immer eine angemessene Verfahrensweise darstellt. Abweichend vom üblichen Vorgehen in diesem Buch möchte ich das Kapitel „Suchtmittelmissbrauch" mit der Selbstreflexion einer Anstaltsärztin beginnen.

5.1 Genug ist nie genug!

▪ Dem „Suchtdruck" standhalten

Ob man will oder nicht, als Ärztin (oder Arzt) im Justizvollzug findet man sich unverhofft in der Rolle der potenten Dealerin wieder.

Auf Patientenseite inkarniert sich Suchtdruck und fordert Hilfe, selbstverständlich und sofort und zwar erstens, zweitens und drittens, und wenn nicht so, dann eben über den Rechtsanwalt, wegen unterlassener Hilfeleistung und dass man ja wohl keine Ahnung habe … und bis nächste Woche müssen die Schulden bezahlt werden, sonst … die hätten schon gedroht … ob man das mit seinem Berufseid vereinbaren könne und so weiter…

Um es vorweg zu sagen: Ich habe keine verlässliche Technik, diesem Sog immer gelassen und unbeschadet zu widerstehen. Mein stärkster Trumpf ist die Erfahrung vieler Jahre im Justizvollzug mit entsprechend vielen Patienten und ihren sich ähnelnden, gleichzeitig variantenreichen Entgiftungen und Substitutionen.

▪ Was ich von den Drogensüchtigen gelernt habe

Anders als die meisten Alkoholiker berichten Drogensüchtige meist offen über ihre „Drogenkarriere". Droge(n), Konsummuster, sozialer Hintergrund variieren stark, wobei häufig von einer desolaten Kindheit mit Gewalt, Trennung der Eltern, Heimunterbringung u. ä. berichtet wird. Ob hier ein Unterschied zu den nichtsüchtigen bzw. „nur" alkoholsüchtigen Gefangenen besteht, wäre sicherlich ein interessanter Forschungsgegenstand.

- Drogensüchtige sind Überlebenskünstler, hochkompetente Organisierer, Improvisierer und Geschichtenerzähler.
- Drogensüchtige sind Abhängige, Opfer und rücksichtslose Täter, ohne Skrupel andere für sich zahlen zu lassen.
- Drogensüchtige erwarten nicht, dass ihnen zugehört wird, erwarten nicht, dass Interesse an ihnen besteht. Sie erwarten Ablehnung, das Brechen von Abmachungen, das Versagen von Hilfe.

Die Folge ist:
- Drogensüchtige sind fordernd! Sie machen Druck! Sie provozieren Ärger und/oder ein schlechtes Gewissen sowie Gefühle der Ohnmacht und Inkompetenz.
- Drogensüchtige treten oft großspurig, überheblich, selbstgerecht auf und bestätigen jenseits dieser Fassade regelmäßig, dass sie sich oft „echt Sch…" finden.
- Drogensüchtige sehnen sich nach einem ganz normalen Leben: Haus oder schöne Wohnung, feste Partnerschaft, Arbeit, Kinder, Auto, mal Urlaub machen.
- Drogensüchtige sind anstrengend, kindlich und bedrohlich. Sie sind zu beschützen und zu fürchten.

Wie „draußen" muss jeder Arzt für sich entscheiden – meist immer wieder neu – wie weit er sich auf die maßlosen – aus der Perspektive der unterversorgten, oft brüchigen Psyche jedoch dringend notwendigen – Wünsche nach Aufmerksamkeit und Versorgung einlassen mag.

Aber wie „draußen" auch, wird die standardmäßige Behandlung der Sucht, mit Substitut und monatlichem Gespräch mit der Psychosozialen Betreuung bzw. dem Drogenberater, in der Regel den Bedürfnissen der hilfesuchenden Person hinter der Diagnose nicht gerecht.

Wer als Behandler mehr will und bereit ist, sich auf eine persönlichere Arzt-Patient-Beziehung einzulassen, hat noch zusätzlich mit einer weiteren Herausforderung, „der Haftbedingung", zu tun. Das heißt, dass es noch schwieriger ist als „draußen", Vertrauen zu gewinnen. Wenn dies dennoch gelingt, ist die Wahrscheinlichkeit groß, in gleichem Maß das Misstrauen der Umgebung – auf beiden Seiten der Gitter – zu wecken.

▪ Das Spiel und seine Regeln

Das sichere Arbeitsdreieck heißt A: Patient – B: Arzt – C: Krankheit. A hat das Problem, B ist Profi und kennt sich aus, gemeinsam wird C bekämpft. Dies ist im Allgemeinen das unausgesprochene, akzeptierte Standardszenario einer Arzt-Patient-Beziehung.

In der Behandlung Süchtiger verrutscht die klare Geometrie. Aus einem stabilen Drei-Punkte-Diagramm wird unversehens ein gefühlsgeladenes Zwei-Personen-Drama. Patient und Krankheit verschwimmen zu einem, der Patient ist Profi im Dienst seiner Sucht und der Arzt soll – so weit es eben geht – auch Diener der Sucht und damit des Patienten werden. Beide Szenarien mit ihren Zielsetzungen und Machtverhältnissen widersprechen einander jedoch völlig. Durch den Verlust der dritten Dimension, nämlich der Suchterkrankung als gemeinsamer Gegnerin, muss diese Qualität des Feindlichen nun im Gegenüber lokalisiert und bekämpft werden. Jedes konstruktive Miteinander wird dadurch immer wieder sabotiert. Die Protagonisten – Patient und Arzt – spüren dies in der Regel auch.

Die Frage ist nur, wie jeder damit umgeht und das Dilemma für sich löst.

▪ Das Spiel und seine Rollen

▪▪ Spielvariante a: Die Kontrahenten oder „Den schwarzen Peter hast du!"

Ich – Arzt – bin der Profi und sage, wo es langgeht. Du als Patient hast das Problem, beanspruchst meine Hilfe und bist auf mich angewiesen, z. B. Verschreibung des Substitutes, Einzelhütte, **Arbeitsunfähigkeitsbescheinigung** usw. Du akzeptierst meine

Bedingungen oder es gibt nichts. Ich lasse dir die Wahl. Damit liegt die Verantwortung bei dir. Ich trage an deinem Leid keine Schuld.

Ich – Patient – brauche regelmäßige Versorgung mit XY. Wenn ich das nicht bekomme, geht es mir schlecht und ich bin krank. Ärzte sind verpflichtet, Kranken zu helfen. Also müssen sie auch mir geben, was ich brauche. Ich habe keine Wahl und kann nichts entscheiden. Darum trage ich auch keine Verantwortung. Wenn du mir nichts gibst, bist du schuld, dass es mir schlecht geht und wenn ich rückfällig werde.

▪▪ Spielvariante b: Zwei in einem Boot oder „Ich bin okay – du bist okay"

Ich – Arzt – sehe deine Not und stelle mich auf deine Seite. Wir ziehen an einem Strang, wollen beide dem Elend ein Ende machen. Mein Arbeitsethos heißt Solidarität und Partnerschaftlichkeit, nicht Machtausübung und Reglementierung. Ich höre auf deine Bedürfnisse und gebe dir, was du brauchst. Ich stelle dir meine Kompetenz (einschließlich Substitut, AU, Einzelhütte etc.) zur Verfügung, damit du besser mit deiner Sucht leben kannst. Ich bin gut, weil ich dafür sorge, dass es dir gut geht.

Ich – Patient – erfülle die an mich gestellten Erwartungen. Ich halte mich an die Regeln, durch Unterwerfung erkaufe ich die verlässliche Versorgung in Haft. Es ist alles eine Frage des Preises. Solange ich bekomme, was ich brauche, sage ich, was du hören willst, und tue, was du forderst. Solange dieser Deal funktioniert, gilt: Ich bin okay – du bist okay.

Spielvariante a und b bewegen sich im dyadischen Zwei-Personen-Drama. Sie bedienen vor allem die Bedürfnisse der Sucht, auf der Seite des Arztes zudem narzisstische Bedürfnisse gut und hilfreich zu sein. Die verzerrte Selbst- und Fremdwahrnehmung schützt vor dem Erleben der eigenen Ohnmacht – auf Patienten- und auf Arztseite. Damit verstellt sie den Blick auf die Realität als eine wichtige Voraussetzung für die Entwicklung in ein suchtfreies, selbstverantwortetes Leben.

Anzustreben ist – immer wieder neu – die Eröffnung des Beziehungsdreieckes vom Anfang, in dem Arzt und Patient sich von ihren je eigenen Positionen aus miteinander verständigen, um die Dritte im Bunde – die Sucht – zu entmachten. Hierzu bedarf es der Offenlegung und Klärung der jeweiligen Rolle mit ihren Grenzen und Möglichkeiten. weil dies die Grundlage eines wahrhaftigeren Arbeitsbündnisses ist.

▪▪ Spielvariante c: Perspektivwechsel – Ich bin ich und wer bist du? Oder: Du bist du und wer bin ich?

Ich – Arzt – bin Profi und mächtig. Ich kann Medikamente verschreiben, von der Arbeitspflicht befreien, Vergünstigungen ermöglichen und: ich entscheide! Ich bin nicht dein Knecht, der dich von den Nöten der Sucht befreit. Ich lasse mich nicht beleidigen und nicht bedrohen. Ich bin verletzbar, habe Schwächen, bin nicht allwissend und nicht allmächtig. Ich bin auch Teil des Systems (im Amt, aber auch als Privatperson) und gleichzeitig fähig zu eigenständigem Denken und Handeln. Ich erwarte einen respektvollen Umgang und respektiere meinerseits dich und deine Anliegen. Ich trage Verantwortung für meine Entscheidungen und du für deine. Sofern du es möchtest, unterstütze ich dich auf dem Weg in ein realistischeres Leben: als Arzt durch Beratung und z. B. die Verschreibung von Medikamenten (auch Substitute) und als Person durch aufmerksame, offene und taktvolle Beobachtung und Kommentierung deiner Person, deines Verhaltens und wie ich dieses erlebe und bewerte.

Ich – Patient – bin ratlos. Ich will wieder frei sein von der Droge, kann mir ein Leben ohne Droge aber nicht wirklich vorstellen. Ich habe Angst vor dem Leben, Angst vor dem nächsten Rückfall, Angst mir bewusst zu werden, wie „beschissen mein Leben bisher war und dass ich selbst ein Loser bin". Ich will nicht mehr abhängig sein, nicht von der Droge, nicht vom Arzt, nicht von irgendeinem Beamten. Ich will cool sein, erfolgreich, selbstbestimmt, normal eben und irgendwie besonders, kein Langweiler. Ich will sagen wo's langgeht und ich will keine Schmerzen spüren. Ich stehe den härtesten Entzug durch und zeige es der Welt, dass ich stärker bin. Ich weiß nicht, wie das geht, und der Arzt hat auch keinen Durchblick. Vertrauen zu können wäre schön, hat aber noch nie geklappt. Warum soll immer nur ich mich an was halten? Wenn ich keinen Druck mache, kriege ich nichts. Was ich freiwillig bekomme, ist immer zu wenig. Am besten – weiter wie bisher? Ich bin ratlos. Ich brauche Hilfe. Wenn ich Vertrauen hätte, dass ich es schaffen könnte, dass Hilfe da wäre, dann könnte ich mich auf die Behandlung einlassen, dann könnte ich vertrauen. Aber ich habe ja kein Vertrauen, meine Erfahrung ist anders, mit mir selbst und mit den anderen. Egal. Mal sehen.

In der Betreuung süchtiger Gefangener erlebe ich alle drei Varianten, auf meiner und auf Patientenseite.

▪ Spielszenen

Zu Variante a Sie endet gerne patientenseitig mit abruptem Verlassen des Behandlungszimmers, unter Ausstoßung nicht jugendfreier Flüche. Mir klopft das Herz vor Anspannung und Ärger. Häufig gibt es bei der nächsten Begegnung eine ernsthafte Entschuldigung seitens des Patienten. Anschließend bemühen sich Ärztin und Patient sehr vorsichtig miteinander umgehend um eine verträgliche Lösung, z. B. weiterhin kein Diazepam, dafür aber ein anderes Mittel zum Schlafen in einer „ordentlichen Dosierung". Damit haben wir Waffenstillstand und befinden uns in der nächsten Spielvariante.

Zu Variante b Ich spiele dein Spiel mit, dafür bist du kooperativ und lässt mich in Ruhe. Manch einer erhebt diesen Zustand bereits zur Behandlungsnorm, zumal bei guter Balance beide Seiten zufrieden sind und nur ein Minimum an Energie zur Bewahrung des Status quo benötigt wird. Mehr als das ist es aber nicht. Die Substitution stillt den Opiathunger, nicht aber den Bedarf jenseits der Opiatrezeptoren, wie z. B. durch Defizite der Persönlichkeitsstruktur.

Zu Variante c Sie hebt darauf ab, dass die Behandlung süchtiger Patienten, wie bei (anderen) persönlichkeitsgestörten Patienten, neben der medikamentösen Behandlung maßgeblich durch die Beziehungsgestaltung geprägt ist. Drogen sind hervorragend geeignet die Realität verzerrt, anders, besser (?) wahrzunehmen. Die Wahrnehmung und zutreffende Deutung von Realität – insbesondere die zwischenmenschlicher Beziehungen – muss wieder, häufig aber auch erstmals, gelernt werden. Das ist ein anstrengendes Unterfangen. Es geht um „Beelterung", klare Regeln und mitfühlende Kompromissbereitschaft, um Offenheit und Vertraulichkeit und die Erkenntnis, dass Scheitern immer eine, aber nicht notwendig die letzte Option ist.

„Gute" Suchtarbeit sollte ihre Grenzen kennen: in der eigenen Person, im Team und in der Institution, damit größerer Schaden bei den Patienten und bei den „Profis" vermieden wird. **Die Einrichtung regelmäßiger, externer, qualifizierter Supervision sollte Standard jeder suchttherapeutischen Einrichtung sein.**

5.2 Drogenmissbrauch und Kriminalität

5

In einem kurzen historischen Rückblick wird aufgezeigt, wie sich das gesetzliche Regelwerk zum Drogenkonsum entwickelt hat und welcher Sinn sich dahinter verbirgt. Erläutert wird auch, wie schwierig es ist, Aussagen zwischen Ursachen und Wirkungen krimineller Handlungen in Zusammenhang mit Drogenkonsum zu treffen.

Der Wunsch des Menschen, der Wirklichkeit und den Ängsten des Alltagslebens zumindest für eine kurze Zeit zu entfliehen, dürfte seit Beginn der Menschheit bestehen. Schon in der Steinzeit war die psychotrope Wirkung des Schlafmohns bekannt. Bereits in alt-griechischen Schriften wird die schmerzlindernde und schlaffördernde Wirkung des aus der Samenkapsel des Schlafmohns gewonnenen Opiums erwähnt. Über eine lange Zeit hinweg war Opium ein beliebtes Allheilmittel. Neben Opium ist ebenfalls seit Jahrtausenden die psychotrope Wirkung von Haschisch bekannt und im mittel- und südamerikanischen Kulturkreis die Wirkung von Koka und bestimmten halluzinogenen Pilz- und Kakteenarten.

Der Anbau, Vertrieb und der Konsum dieser Drogen war bis in die Neuzeit hinein nicht sanktioniert. Warum also ist der Drogenkonsum in der Neuzeit zu einem rechtlichen Problem geworden?

Erstmals in den 1920er Jahren wurde ein Opiatgesetz erlassen, das der Kontrolle über Produktion, Handel und Erwerb von Opiaten und anderen psychotropen Substanzen (Kokain, Cannabis etc.) diente. Bis dahin war der Opiumkonsum in Deutschland weitgehend akzeptiert gewesen und Opiatkonsumenten galten überwiegend als sozial integriert. Dieses neu erlassene Gesetz erlaubte es aber auch weiterhin, Opiate ohne Einschränkung ärztlich zu verordnen.

Mitte der 1920er Jahre geriet diese Sicht- und Vorgehensweise zunehmend ins Wanken. In Pressekampagnen wurden den Opiatkonsumenten kriminelle Aktivitäten und politischer Extremismus unterstellt. 1930 trat dann ein neues Opiatgesetz in Kraft, durch das die Kontrollen erweitert wurden.

Bis in die 1950er Jahre hinein war der Opiatkonsum kein gravierendes gesellschaftliches Problem. Schätzungen zufolge gab es lediglich ca. 5.000 Opiatkonsumenten, die überwiegend wegen Kriegsverletzungen mit Opium behandelt wurden. Als 1955 der Deutsche Ärztetag Opiatbehandlungen als ärztlichen Kunstfehler einstufte, trat an die Stelle der Akzeptanztherapie die Abstinenztherapie. Dieser Ansatz wurde von der Politik aufgegriffen und hatte zur Folge, dass die Kontrollen auf die Drogenkonsumenten ausgeweitet wurden. Drogenkonsumenten wurden nunmehr als psychisch labil und latent kriminell eingestuft.

Bis zum Ende der 1960er Jahre war der Opiatkonsum primär an erwachsene Konsumenten gebunden. Da es sich meist um Kriegsveteranen handelte, nahm deren Anzahl kontinuierlich ab. Im Zuge der „Hippiebewegung" kam es Ende der 1960er

Jahre zu einer Trendwende. Die Zahl der drogenkonsumierenden Jugendlichen wuchs kontinuierlich an. Die Protestbewegung der 68er wurde gleichgesetzt mit Drogenmissbrauch, kriminellen Handlungen und politischem Extremismus. Möglicherweise hat die damalige dramatisch überhöhte Berichterstattung mit dazu beigetragen, dass Jugendliche die Risiken des Opiatkonsums nicht mehr ernst nahmen. Auf jeden Fall kam es zu einem deutlichen Anstieg illegaler Opiatkonsumenten, und zwar junger Konsumenten. Hinzu kam, dass die prohibitionsbedingt extrem hohen Gewinnspannen zu einer Professionalisierung des illegalen Drogenhandels führten. Mit diesem Preisanstieg wuchs auch die Beschaffungskriminalität.

Nicht immer lernen Menschen aus ihren Fehlern. 1971 wurden die gesetzlichen Regelungen noch weiter verschärft. Die strafrechtliche Praxis zielte nunmehr verstärkt auf den Drogenkonsumenten. Es erfolgte eine Gleichstellung der Gefährlichkeitspotenziale aller illegalen Drogen, obwohl selbst Laien wissen, dass Heroin, Kokain und Cannabis unterschiedliche Gefährlichkeitspotentiale besitzen. Der Besitz jeder illegalen Droge wurde zur Straftat. Zudem wurde das Strafmaß deutlich angehoben. Obwohl diese Maßnahmen weder spezial- noch generalpräventive Erfolge zeigten, wurde 1981 das Betäubungsmittelgesetz erneut verschärft. Erst mit Aufkommen der AIDS-Problematik kam es langsam zu einer Neubesinnung.

Lassen Sie uns nach diesem historischen Rückblick einen Zeitsprung in die Gegenwart machen. Diese Gegenwart ist dadurch gekennzeichnet, dass es in der Zwischenzeit wieder möglich ist, legal Drogen zu verordnen, die in der Vergangenheit nicht verordnet werden durften, z. B. Methadon und in jüngster Zeit sogar Heroin – letzteres allerdings nur im Rahmen eines Modellversuchs.

5.2.1 Drogenbesitz als kriminelle Handlung

Nachfolgend muss bewusst von Drogenmissbrauch gesprochen werden, da es um den sanktionierten Gebrauch von Drogen geht. Man kann Suchtmittel auch legal konsumieren und zwar nicht nur Alkohol, sondern auch Opiate, sie müssen dann nur von einem Arzt nach geltendem Recht verordnet worden sein. Alkohol darf man sogar exzessiv konsumieren; Opiate und Aufputschmittel nur so, wie sie ärztlich verordnet wurden.

Worin besteht nun die Delinquenz des Drogenmissbrauchs?

Der reine Drogenmissbrauch ist ja ein „opferloses Delikt", d. h. es wird allenfalls der Mensch, der die Drogen einnimmt, selbst geschädigt und niemand sonst. Das Argument, dass bei exzessivem Drogenkonsum der Drogenkonsument häufiger krank wird und damit auch arbeitsunfähig, dass er also die Steuerzahler zur Finanzierung seiner Krankheits- und Sozialleistungen missbraucht, gilt natürlich erst Recht für Alkoholiker. Es gibt weitaus mehr alkoholabhängige Menschen als drogenabhängige. Entsprechend fallen weitaus mehr Sozialleistungen für alkoholabhängige Menschen an als für drogenabhängige. Warum also die unterschiedlichen rechtlichen Reaktionsweisen?

Natürlich gibt es auch aufputschende Drogen, die zu aggressiven Handlungen animieren. In der überwiegenden Zahl werden aber dämpfende Drogen wie Cannabis oder Opiate eingenommen. Im Vergleich zum Opiat-Konsum ist der „Alkoholgenuss" weitaus häufiger mit einem aggressiven Verhalten verbunden. Beim Alkoholkonsum werden aber nur die Folgen eines aggressiven Handelns geahndet; bei friedlich dahinschlummernden Heroinabhängigen oder verträumt lächelnden Cannabis-Konsumenten wird bereits der Gebrauch, genauer gesagt der Besitz, dieser Drogen geahndet.[1]

Das bisher Gesagte gilt natürlich nur für Europa. Wenn Sie z. B. im Iran oder Saudi-Arabien Alkohol konsumieren, finden Sie sich sofort im Gefängnis wieder. Daran erkennt man, dass es also der Staat ist, der als „Opfer" des Suchtmittel-Konsums auftritt.

Wie begründet sich diese Art der Rechtsprechung?

Dies ist nicht nur eine juristische, sondern auch eine philosophische Frage. Zum Wesen einer freien Gesellschaft gehört es, dass es den Menschen in dieser Gesellschaft gestattet ist, ihre eigenen Interessen selbst zu wählen und auszuleben, solange dadurch keine Mitmenschen beeinträchtigt werden. Ob nun jemand verzückt einen Sonnenuntergang bewundert oder sich mit gleicher Verzückung seinem Haschisch-Pfeifchen hingibt, ist vor diesem Hintergrund gleichwertig. Mit welchem Recht ist also das Eine erlaubt und das Andere verboten?

Noch einmal zur Erinnerung: Wir reden hier vom alleinigen Drogenbesitz und -gebrauch, nicht von der Beschaffungskriminalität oder sonstigen möglichen begleitenden Straftaten. Wir reden also von einem Verhalten, das allenfalls den Konsumenten selbst schädigt.

Will der Staat durch seine Gesetze vielleicht den Drogenkonsumenten vor sich selbst schützen? Zumindest wurde im Betäubungsmittelgesetz (**BtMG**) die Möglichkeit geschaffen, anstelle der Inhaftierung eine Therapie anzuordnen. Warum aber ein eigenes Gesetz, wenn es doch für Menschen, die sich selbst oder andere gefährden, das **PsychKG** gibt. Diese Ländergesetze – z. B. in Niedersachsen das Niedersächsische Gesetz über Hilfen und Schutzmaßnahmen für psychisch Kranke – regeln die Einweisung in ein psychiatrisches Krankenhaus und die Behandlung auch gegen den Willen eines Erkrankten. Begreift man den Drogenkonsum als Krankheit, wäre diese Rechtsgrundlage völlig ausreichend.

Ich hatte in der Einleitung darauf hingewiesen, dass ich provozieren will. Deshalb kommt hier ein Beispiel, das ganz sicher eine Provokation darstellt.

Das Gerichtsverfahren gegen den Sänger Konstantin Wecker hat sein Strafverteidiger Steffen Ufer in einem Buch „Nicht schuldig, Gerechtigkeit ist keine Verhandlungssache" eingehend beschrieben. In diesem Buch zeigt er auf, wie es ihm gelungen sei, Konstantin Wecker vor einer langen Gefängnisstrafe zu bewahren, obwohl ein Staatsanwalt eine Verurteilung des „Kultmusikers" zu seinem persönlichen Ziel gemacht habe.

---

1 Rein rechtlich gesehen ist der Gebrauch nicht strafbar, wohl aber der Besitz; wobei man nur das konsumieren kann, was man erworben hat und somit auch besitzt.

Der viel beachtete Rechtsstreit zog sich über mehrere Instanzen und mehrere Jahre hin. Dabei ging es nicht nur um Weckers Schuld oder Unschuld, sondern auch um die generelle Frage der Sinnhaftigkeit der deutschen Drogenpolitik. War Wecker ein Drogentäter oder Opfer seiner selbst und der Gesetze?

Fallbeispiel: Konstantin Wecker

Im Grunde genommen begann der Fall Wecker mit seinem Buch „Uferlos", in dem er 1992 das Leben eines begeisterten Kokainkonsumenten in allen Einzelheiten beschrieb. Authentisch schilderte Wecker darin, wie er nach anfänglicher Abneigung zunehmend dem Kokainkonsum verfiel. Im Bett verhalf ihm der Stoff nach eigenen Angaben zu sagenhafter Manneskraft.

Zunehmend zehrte ihn die Droge auf, finanziell, psychisch und körperlich. Fast zwei Jahre lang habe er an nichts anderes denken können als an seine „Wunschdroge". Die drastischen Darstellungen in seinem Buch sorgten in der Öffentlichkeit für Wirbel und weckten das Interesse der Staatsanwaltschaft. Man sah in dem Buch eine Art Drogengeständnis Weckers, vermutete ein Konglomerat möglicher Straftaten und leitete ein Ermittlungsverfahren ein. Da die in Buchform niedergelegte „Drogenbeichte" aber nicht als Nachweis für eine Straftat ausreichte, wurde das Verfahren wieder eingestellt. Der Verdacht aber blieb.

Am 29. November 1995 erfolgte eine Razzia in Weckers Haus. Dabei fand man rund 30 Gramm Kokain in einem Bücherregal und nahm Wecker fest. Laut Protokoll soll er die Ermittler mit dem Satz begrüßt haben: „Gott sei Dank, seid ihr da!" Er habe seine Verhaftung als „Glück" empfunden, als „Befreiung".

» Die Polizei war Wecker nach einer Razzia bei einem Münchner Drogendealer auf die Spur gekommen. Die Fahnder hatten einen Tipp aus der Szene bekommen und die Wohnung des aus Jugoslawien stammenden „Baci" durchsucht, ein Mann, der sich als Handelsattaché ausgab und, wie sich später herausstellte, über acht Alias-Namen verfügte. Im Herbst 1995 fanden Kripobeamte im Tresor von Bacis Ehefrau jede Menge belastende Unterlagen – darunter zwei Schecks, ausgestellt von Konstantin Wecker. (Focus 2016)

■ Prozessverlauf

Da Wecker auch Freunde und flüchtige Bekanntschaften an seinen Drogentrips teilnehmen ließ, ging es in dem Verfahren nicht nur um ihn, sondern auch um diese anderen. In Anbetracht dieser Lage war eine Inhaftierung kaum vermeidbar. Mit der Inhaftierung bestand aber auch die Chance, die Sucht in den Griff zu bekommen. Dies gelang Wecker dann auch, so dass er zum Haftprüfungstermin geordnet und besonnen erschien und glaubhaft versicherte, in Zukunft abstinent zu leben. Den anwesenden Staatsanwalt konnte Wecker damit aber nicht beeindrucken, dieser machte deutlich, dass er Wecker für viele Jahre im Gefängnis sehen wollte. Eine Entlassung aus der Untersuchungshaft käme wegen des Fluchtrisikos und der Verdunklungsgefahr nicht in Betracht.

Um den Ausführungen der Staatsanwaltschaft erfolgreich begegnen zu können, hatte der Strafverteidiger empfohlen, Konstantin Wecker solle nicht einfach über seine Drogenvergangenheit, die Haftzeit und seine Zukunftspläne sprechen, er sollte all dies in Form eines Gedichtes vortragen. Der Staatsanwalt ahnte, dass der Liedermacher mit seiner emotionalen Darbietung den Richter womöglich beeindrucken könnte und widersprach deshalb einer Rechtfertigung in Versform. Die Strafprozessordnung erlaubt ein solches Vorgehen aber. Es gibt sogar Gerichtsurteile in Versform. Gegen ein Gedicht war somit nichts einzuwenden.

In mehreren Strophen beschrieb Wecker seinen selbstzerstörerischen Lebenswandel, seine Ängste, seine Hoffnungen auf ein solides, arbeitsreiches Leben, auf eine Familie und eine glückliche Zukunft. Mit dem Plädoyer in eigener Sache erreichte Wecker, dass die Untersuchungshaft ausgesetzt wurde.

Am 26. September 1996, knapp zehn Monate nach Weckers Entlassung aus der Untersuchungshaft, begann das Hauptverfahren. Wecker legte ein Geständnis ab. Er konnte darlegen, dass er kein Dealer war und das Rauschgift nur zum Eigenbedarf erworben hatte. Allerdings hatte er wiederholt etwas von dem Kokain abgegeben, was man Wecker dann auch zum Vorwurf machte. Wecker hatte sich nach seiner Haftentlassung in eine Therapie begeben und sich mehreren, durchgehend negativen Drogentests unterzogen. Gutachter bescheinigten ihm eine günstige Sozialprognose. Wecker hatte inzwischen seine Freundin geheiratet und freute sich auf das erste gemeinsame Kind. Er arbeitete fleißig, um seine Schulden abzutragen. Das Gericht hatte somit über die Zukunft eines Mannes zu befinden, der offensichtlich aus seinen Fehlern gelernt hatte und erkennbar ein drogenfreies Leben führen wollte. Die Verteidigung appellierte an das Gericht, man dürfe einen Drogenabhängigen, der sich primär selbst geschadet habe, nicht aus staatlicher Rachelust inhaftieren. Angemessen sei eine Bewährungsstrafe, die an strenge Therapieauflagen gekoppelt sein sollte.

Der Staatsanwalt fragte, wie glaubwürdig eine Justiz sei, die jeden Süchtigen wegen des Besitzes von ein paar Gramm Drogen hinter Gitter bringe, aber einen Prominenten wie Wecker, der über Jahre hinweg fast 1,8 Kilogramm Kokain gekauft und konsumiert habe, ungeschoren davonkommen lasse. Die enorme Menge müsse strafverschärfend gewertet werden, dreieinhalb Jahre Gefängnis seien angemessen. Daraufhin wurde Wecker zu zweieinhalb Jahren Haft ohne Bewährung verurteilt.

In der zweiten Instanz, im Frühjahr 1998, wurde das Strafmaß von zweieinhalb Jahren ohne Bewährung bestätigt. Eigentlich, so das Landgericht, wären sogar drei Jahre angemessen gewesen. Nur wegen der langen Verfahrensdauer habe man sich zu einem Abschlag von sechs Monaten durchgerungen.

Im April 2000, nach einem fast vierjährigen Rechtsstreit, wurde das letzte Kapitel des Drogenfalls Konstantin Wecker geschlossen. Der Vorsitzende Richter bescheinigte Wecker, er habe einen „erheblichen Persönlichkeitswandel" vollzogen. Der Absprung von der Droge sei ihm geglückt; überdies habe er sich „in selbstloser Weise gegen Drogenmissbrauch eingesetzt". An einer günstigen Sozialprognose bestehe kein Zweifel. Auch die Staatsanwältin sprach sich nunmehr für eine Bewährungsstrafe aus.

Das Urteil belief sich auf eine Bewährungsstrafe von 20 Monaten; zudem musste Wecker 100.000 Mark an soziale Einrichtungen zahlen. „Ich fühle mich im wahrsten Sinne des Wortes befreit", sagte Wecker nach der Verhandlung.

▪ Beurteilung

Welche Erkenntnisse kann man dem Fall „Konstantin Wecker" entnehmen. Die Anordnung einer Untersuchungshaft war eine beeindruckende und hilfreiche Maßnahme. Die Anordnung einer Untersuchungshaft war auch begründet, denn mit großer Wahrscheinlichkeit war ein Strafmaß von mehr als einem Jahr Haft zu erwarten und Wecker hätte wahrscheinlich auch weiterhin illegal Kokain konsumiert. Demnach bestand gemäß **§ 112a StPO** (der hier gekürzt wiedergegeben wird) wegen der Wiederholungsgefahr ein Haftgrund.

§ 112a StPO – Haftgrund der Wiederholungsgefahr:

» (1) Ein Haftgrund besteht auch, wenn der Beschuldigte dringend verdächtig ist,
1. eine Straftat nach den §§ … begangen zu haben, und bestimmte Tatsachen die Gefahr begründen, daß er vor rechtskräftiger Aburteilung weitere erhebliche Straftaten gleicher Art begehen oder die Straftat fortsetzen werde, die Haft zur Abwendung der drohenden Gefahr erforderlich und in den Fällen der Nummer 2 eine Freiheitsstrafe von mehr als einem Jahr zu erwarten ist…

Durch den erzwungenen Freiheitsentzug kam es zu einem Entzug von der Droge. Bei der Haftprüfung war der Richter davon überzeugt, dass sich bei Wecker ein Gesinnungswandel vollzogen hatte. Damit entfiel die Wiederholungsgefahr. Auch im Hauptverfahren wurde deutlich, dass die Drogenabhängigkeit überwunden schien und die Sozialprognose entsprechend positiv ausfiel.

Sollte die Strafe dazu dienen, den Beschuldigten dazu zu befähigen, in Zukunft ein Leben ohne Straftaten zu begehen, so wäre eine Bewährungsstrafe mit entsprechenden Auflagen das angemessene Strafmaß gewesen. Wollte man aber die erkennbar positive Entwicklung des Beschuldigten wieder zunichtemachen und es ihm möglichst erschweren, die Schulden zurückzuzahlen, eine Familie zu gründen und zukünftig in sozialer Verantwortung zu leben, so ließe sich dies idealerweise mit einer möglichst langen Haftstrafe ohne Bewährung erreichen.

Wie man eine solche als kontraproduktiv zu wertende Rechtsprechung juristisch begründen kann, mögen Juristen entscheiden; aus psychologischer, aber auch aus menschlicher Sicht ist ein solches Vorgehen kaum nachvollziehbar.

Nachfolgend steht die gesetzliche Regelung, die Wecker vor einer Haftstrafe bewahrte.

§ 56 StGB – Strafaussetzung (für das Fallbeispiel relevanter Ausschnitt):

» (1) Bei der Verurteilung zu Freiheitsstrafe von nicht mehr als einem Jahr setzt das Gericht die Vollstreckung der Strafe zur Bewährung aus, wenn zu erwarten ist, daß der Verurteilte sich schon die Verurteilung zur Warnung dienen lassen und künftig auch ohne die Einwirkung des Strafvollzugs keine Straftaten mehr begehen wird. Dabei sind namentlich die Persönlichkeit des Verurteilten, sein Vorleben, die Umstände seiner Tat, sein Verhalten nach der Tat, seine Lebensverhältnisse und die Wirkungen zu berücksichtigen, die von der Aussetzung für ihn zu erwarten sind.
(2) Das Gericht kann unter den Voraussetzungen des Absatzes 1 auch die Vollstreckung einer höheren Freiheitsstrafe, die zwei Jahre nicht übersteigt, zur Bewährung aussetzen, wenn nach der Gesamtwürdigung von Tat und Persönlichkeit des Verurteilten besondere Umstände vorliegen. Bei der Entscheidung ist namentlich auch das Bemühen des Verurteilten, den durch die Tat verursachten Schaden wiedergutzumachen, zu berücksichtigen.

5.3 Drogen und ihre Wirkungen

Nachfolgend wird das Wirkungsprofil der gängigen Drogen kurz dargestellt. Dabei liegt der Schwerpunkt auf den illegalen Drogen, da diese für die Vollzugsmedizin von besonderer Bedeutung sind.

Grundsätzlich besitzt Alkohol eine Drogenwirkung, die sich in Abhängigkeit der Dosierung unterschiedlich äußern kann, bis hin zur Bewusstlosigkeit (Koma-Saufen). Bei hoher Dosierung führt Alkohol bei allen Menschen zur Bewusstlosigkeit; bei Überdosierung zum Tod. Ob ein Konsument aber bei Alkoholkonsum zunehmend aggressiv oder eher gesellig-fröhlich wird, ist sehr von der Persönlichkeitsstruktur des Betroffenen abhängig. Da der Alkoholkonsum in Deutschland nicht illegal ist, soll im weiteren Verlauf auch nicht auf den Alkoholismus mit all seinen Problemen eingegangen werden.

Bezüglich des Drogenkonsums gibt es eine Typologie, die die unterschiedlichen Wirkungen und Auswirkungen dieser Drogen erfasst und einordnet. Unterschieden wird demnach zwischen Abhängigkeiten vom Typ:
- Opiat
- Cannabis
- Kokain
- Barbiturat
- Amphetamin
- Halluzinogen

Obwohl es sich bei der Barbiturat-Abhängigkeit um ein sehr ernsthaftes Problem handelt, soll nicht weiter darauf eingegangen werden, da der Konsum nicht illegal ist. Das Gleiche trifft für die Einnahme von Tranquilizern zu, obwohl auch hier bei einem längeren Gebrauch eine Abhängigkeit entstehen kann.

5.3.1 Opioide

Die Gruppe der Opioide umfasst neben den wirkenden Inhaltsstoffen des Opiums (primär das Morphin) und seiner Derivate zahlreiche synthetische Verbindungen, deren chemische Strukturen häufig nur noch eine geringe Ähnlichkeit mit der des Morphiums aufweisen. Pharmakologisch besitzen sie aber die gleichen Eigenschaften wie Morphium und werden dementsprechend auch im Betäubungsmittelgesetz aufgeführt.

Opioide werden primär wegen ihrer analgetischen Wirkung eingesetzt. Sie vermindern nicht nur die Schmerzintensität, sie verändern auch das Schmerzempfinden. Dadurch wird der Schmerz nicht mehr als „zerstörender Vorgang" empfunden. Neben dieser analgetischen Wirkung haben Opioide auch eine antitussive und atemdepressive Wirkung. Entsprechend wurde Heroin ursprünglich als Hustenmittel eingesetzt.

Insgesamt kann man die pharmakologische Wirkung der Opioide als narkotische Wirkung bezeichnen. Neben der Analgesie findet sich auch eine Sedation mit einer Stimmungsveränderung und einer Schläfrigkeit. Nicht immer führt diese Stimmungsveränderung zu einer Euphorie mit Wärmegefühl, Wohlbefinden, erleichterten gedanklichen Assoziationen und positiver Grundeinstellung, gelegentlich kann es auch zu dysphorischen Reaktionen mit Angst- und Spannungszuständen kommen, begleitet von einer körperlichen Übelkeit. Übelkeit und Erbrechen werden sogar relativ häufig durch Opioide ausgelöst.

Relativ einfach kann durch Acetylierung aus Morphium Heroin hergestellt werden, das eine vierfach höhere Wirksamkeit aufweist. Deshalb ist Heroin das häufigste illegal eingenommene Opioid. Bei intravenöser Injektion, „Flash-Phänomen", wird diese Wirkung zusätzlich verstärkt.

Intoxikations-Zeichen Bei höherer Dosierung der Opioide kommt es zu einer Atemdepression. Deshalb sind die typischen Intoxikations-Zeichen einer Morphin- oder Heroin-Überdosierung: enge Pupillen (Miosis), eine Bewusstlosigkeit und eine Atemdepression.

Sofortmaßnahmen Im Vordergrund steht die Behandlung der lebensbedrohlichen Atemlähmung. Diese wird mit einem Morphin-Antagonisten behandelt (meistens Naloxon-Injektionen, 0,4–2 mg). Da die Wirkungsdauer dieser Antagonisten kürzer ist als die Morphin- oder Heroinwirkung, muss in der Regel das Antidot wiederholt gegeben werden. Zu beachten ist dabei, dass es zu abrupten Entzugserscheinungen kommen kann.

Entzugserscheinungen Sie beginnen einige Stunden nach der letzten Dosis und erreichen ihren Höhepunkt nach 36–48 Stunden. Danach klingen die Entzugssymptome im Verlauf von ca. 10 Tagen langsam ab. Typische Symptome sind: Anspannung, Unruhe, Muskelschmerzen und Muskelkrämpfe, Schlaflosigkeit, Übelkeit, Erbrechen, Durchfall, Schwitzen, erhöhte Atemfrequenz und Fieber. Trotz der Dramatik der Entzugssymptome ist der Opiatentzug im Allgemeinen nicht lebensbedrohlich.

5.3.2 Marihuana

Marihuana ist die pharmakologische Substanz, die aus der Cannabispflanze gewonnen wird. Die psychotrope Wirkung von Cannabis ist seit dem Altertum bekannt. Bereits vor über 4.000 Jahren wurde Cannabis in China als Medikament eingesetzt. In den westlichen Ländern wurde Cannabis aber erst in jüngerer Zeit zu einer Modedroge. Erst in allerjüngster Zeit wird Cannabis auch in Deutschland zunehmend als Medikament eingesetzt, insbesondere zur Schmerzreduktion bei Krebserkrankungen.

Genaue Wirkungsstudien zum Cannabiskonsum wurden erst möglich, als die Isolierung von Delta-9-Tetrahydrocannabinol (THC) gelang. Damit konnte die tatsächliche Dosis der psychotrop wirkenden Substanz bei einem Cannabiskonsum festgestellt werden. Waren zuvor die Einschätzungen zum Gefährlichkeitspotenzial von Cannabis recht nebulös und häufig auch fiktiv, so wurde jetzt eine genauere Erforschung der tatsächlichen Wirkung in Abhängigkeit der Dosierung möglich.

Anfänglich sprachen die Forschungsergebnisse dafür, dass der Konsum von Cannabis ungefährlich sei. Diese Einschätzung musste in der Folgezeit relativiert werden.

Marihuana beeinträchtigt in großen Dosen eindeutig das Gedächtnis, das Lern- und Sprachvermögen, die Fähigkeit logisch zu denken und zu abstrahieren. Durch eine Kritikschwäche sowie ein vermindertes Pflicht- und Taktgefühl kommt es zunehmend zu zwischenmenschlichen Beziehungsstörungen. Ähnlich wie Morphium beeinflusst Marihuana die Schmerzempfindung. Meistens aber wird die Substanz wegen ihrer angenehm entspannenden Wirkung konsumiert.

Bei andauernder und regelmäßiger Einnahme kann es gelegentlich zu einem „Entmotivierungssyndrom" kommen. Dieses Syndrom ist durch eine Nivellierung der Interessen, einem Mangel an Initiative und einem sozialen Rückzug gekennzeichnet. In Einzelfällen scheint der Cannabiskonsum sogar Psychosen zu induzieren.[2]

Intoxikations-Zeichen Intoxikations-Zeichen sind extrem selten. Mögliche Symptome sind Kreislaufkollaps, Atemdepression. Eine besondere Gefahr stellen aber die Fehlhandlungen durch eine Verkennung der Real-Situation und durch Omnipotenz-Gefühle dar.

Sofortmaßnahmen Beruhigendes Gespräch; bei stärkerer Erregtheit kann ggf. ein Tranquilizer gegeben werden (z. B. Diazepam 10 mg).

Entzugserscheinungen Gravierende Entzugserscheinungen bestehen nicht.

5.3.3 Amphetamine

Amphetamine sind Stimulanzien, die häufig ein Omnipotenz-Gefühl erzeugen. Unter der Einnahme werden (gehemmte) Menschen gesellig und redselig, die Langeweile schwindet und es stellt sich ein Wohlbefinden ein. Nicht selten kommt es aber auch zu einer aggressiven Grundstimmung. Durch die adrenerge Wirkung wird das Herz-Kreislauf-System angekurbelt. Dies ist auch der Grund, warum Fernfahrer, um sich auf langen Transportstrecken wachzuhalten, aber auch Soldaten im Einsatz, diese Substanzen benutzten und gelegentlich immer noch benutzen. Nicht selten wurden (werden?) Amphetamine zur Examensvorbereitung eingenommen, um bis in die Nacht hinein lernen zu können. Gefolgt wird die Aktivierungsphase meistens von einer Erschöpfungsphase und Depression. Da Amphetamine das Hungergefühl dämpfen, werden sie auch zur Gewichtsreduktion eingenommen. Zunehmend konsumieren junge Menschen diese Droge. Das Ausmaß des Konsums von Amphetaminen, auf „Love parades" oder in der Disco, ist zu einem ernsten Problem geworden.

Intoxikations-Zeichen Intoxikations-Zeichen äußern sich körperlich und psychisch: Schweißausbrüche, Schwindel, Brechreiz, Koordinationsstörungen, hektischer Bewegungsdrang und Tremor, Kopfschmerzen, Herzrasen, Kreislaufkollaps bis hin

2 Mir sind mehrere Fälle bekannt, in denen es nach Cannabiskonsum zu einer Psychose kam. Fraglich ist dabei, ob es zu einem späteren Zeitpunkt auch ohne diesen Konsum zu einer Psychose gekommen wäre.

zum Herzversagen. Psychisch äußert sich die Intoxikation durch eine Überaktivität, Kritiklosigkeit und Selbstüberschätzung. Es kann zu optischen und akustischen Halluzinationen kommen; zu einer ängstlichen Stimmung mit paranoiden Ideen, bis hin zum Erscheinungsbild einer Psychose.

Sofortmaßnahmen Erregungszustände werden mit Tranquilizern gedämpft (10 mg Diazepam i. v. oder i. m.). Gegen den erhöhten Blutdruck und die hohe Herzfrequenz hilft die Gabe von Beta-Rezeptoren-Blockern (Propranolol 20–40 mg). Bei ausgeprägten psychotischen Symptomen eignet sich ein sedierendes Neuroleptikum (Levomepromazin 25 mg i. m.).

Entzugserscheinungen Der Entzug erfolgt schlagartig nach Absetzen der Substanz. Die häufigsten Symptome sind eine tiefe Erschöpfung und Depression.

5.3.4 Kokain (Crack)

Kokain wirkt ähnlich wie die zuvor genannten Amphetamine. Wie diese, ist es ein Stimulationsmittel, das das Herz-Kreislauf-System ankurbelt und deshalb traditionell in südamerikanischen Ländern von Arbeitern eingenommen wird, um das Arbeitstempo und die Produktivität zu steigern. Während dieser traditionelle Konsum darin besteht, die Koka-Blätter zu kauen, wird in den westlichen Ländern überwiegend das extrahierte Kokain-Pulver geschnupft, also inhaliert, da man sich davon Kreativitätsstürme und eine Steigerung der sexuellen Potenz verspricht. Ursprünglich wurde Kokain als Betäubungsmittel eingesetzt. Sigmund Freud nahm es, um damit seine Kopfschmerzen zu lindern. Sogar in dem Getränk „Coca-Cola“ war früher Kokain enthalten. Vermarktet wurde Coca-Cola damals mit dem Hinweis, dass es die Müdigkeit vertreibe.

Wird Heroin und Kokain gemeinsam konsumiert, werden die Eigenschaften beider Substanzen gesteigert (Synergie-Effekt). Deshalb versuchen relativ viele Opiatabhängige zusätzlich Kokain zu konsumieren.

Intoxikations-Zeichen Es finden sich ähnliche körperliche und psychische Symptome wie bei der Amphetamin-Intoxikation: Tachykardie, Bluthochdruck, Schweißausbrüche. Es kann zu einem Delir mit Halluzinationen, zu Krampfanfällen bis hin zur Bewusstlosigkeit kommen. Eine besondere Gefahr stellen die Atemdepression und ein Abgleiten in einen Status epilepticus dar.

Sofortmaßnahmen Der Erregungszustand und die Herz-Kreislauf-Symptomatik lassen sich mit Tranquilizern und Beta-Rezeptoren-Blockern dämpfen (Diazepam 10 mg; Propranolol 20–40 mg). Bei leichteren Krampfanfällen wirkt das Diazepam zudem zusätzlich antiepileptisch. Bei einer Atemdepression muss künstlich beatmet werden.

Entzugserscheinungen Körperliche Entzugssymptome sind selten und nur bei regelmäßigem Gebrauch zu beobachten. Die häufigsten Symptome sind: Ängste, Schlaflosigkeit und depressive Verstimmungszustände.

5.3.5 Halluzinogene

Halluzinogene spielen heutzutage – zumindest im Gefängnis – kaum noch eine Rolle. In den 1960er und 1970er Jahren waren aber LSD und Meskalin häufig konsumierte Drogen.

Bei der Einnahme dieser Substanzen entsteht keine psychische Abhängigkeit im engeren Sinne. Erlebt ein Konsument aber überwiegend „gute Trips" – man unterscheidet zwischen guten und schlechten Trips – besteht die Gefahr, dass er diese „guten Trips" häufiger erleben möchte. Bei diesen „guten Trips" wird die Umwelt intensiver und bunter wahrgenommen. Manchmal entwickelt sich ein Omnipotenz-Gefühl, bis hin zu der Überzeugung, schwerelos zu sein. Ein gutes Gefühl und die Überzeugung, omnipotent und schwerelos zu sein, führte vereinzelt zu gefährlichen Handlungen, z. B. zu Flugversuchen, die manchmal tödlich endeten.

„Schlechte Trips" äußern sich in Angstzuständen, der Furcht, die Kontrolle über sich zu verlieren. Nicht selten war sogar zu beobachten, dass die „schlechten Trips" zu „Horrortrips" wurden.

5.4 Drogen und Gefängnis

Eine Gefängnisstrafe dient u. a. der Resozialisierung. Für einen drogenkonsumierenden Gefangenen bedeutet dies, dass er während der Inhaftierung befähigt werden soll, möglichst abstinent zu leben und somit keine Straftaten mehr zu begehen. Die Abstinenz ist das primäre Ziel der Präventionsarbeit im Gefängnis. Zeigt sich aber, dass eine Abstinenz nur schwer zu erreichen ist, so bietet sich als Alternative eine Suchtmittel-Substitution an. Diese ist aber an rechtliche Voraussetzungen gebunden und sie ist auch kein Allheilmittel. Selbst bei intensivster Bemühung wird es immer wieder drogenkonsumierende Gefangene geben, die nicht in der Lage sind, Hilfen anzunehmen.

Drogenmissbrauch und kriminelles Handeln sind eng miteinander verknüpft, da bereits der Erwerb von Drogen illegal ist und zudem für diesen Erwerb Geld benötigt wird, was häufig auf dem Weg der sogenannten „Beschaffungskriminalität" erworben werden muss.

Nicht selten finden sich aber auch Delinquenz-Karrieren, bei denen der Drogenkonsum erst später hinzugekommen ist. Es ist schwierig, in Bezug auf Delinquenz und Drogenmissbrauch, Aussagen zu Ursache und Wirkung zu treffen. Erkennbar wird aber, dass die Kriminalitätsbelastung von Konsumenten harter Drogen eine offenbar größere Rolle spielt, als bisher angenommen.

So ist z. B. ein Raubüberfall in der Regel von einer starken Erregung begleitet. Auch wenn ein Räuber gelegentlich „cool" erscheinen mag, so ist er fast nie tatsächlich gelassen. Es ist deshalb nicht ungewöhnlich, etwas Beruhigendes zur Tatvorbereitung einzunehmen. Manchmal wird auch etwas, was einen „Kick" verursacht, bevorzugt. Zitat einer etwas saloppen Selbsteinschätzung:

> » Eigentlich bin ich Räuber, aber mit Drogen ist's schöner. (Institut für Entwicklungsplanung und Strukturforschung Hannover 1988, S. 36)

Es kann aber auch sein, dass der Drogenhandel im Vordergrund steht und der eigene Konsum eher ein Randphänomen darstellt, oder aber, dass eine Suchtmittelabhängigkeit besteht und unabhängig davon gleichzeitig eine Neigung zu kriminellen Handlungen. Im Strafverfahren ist ein Beschuldigter (oder sein Anwalt) natürlich gut beraten, die Suchtmittelabhängigkeit als zentrales Problem darzustellen, aus der sich die kriminellen Handlungen ableiten lassen. Nur dann greift das Betäubungsmittel-Gesetz und der Grundsatz „Therapie vor Strafe".

» Die insbesondere im Hilfesystem weitverbreitete Ansicht, dass mit der Behandlung der Drogenabhängigkeit bzw. der Beseitigung des Drogenmissbrauches quasi automatisch auch die Kriminalität der Konsumenten allmählich verschwindet, ist in dieser Form nicht haltbar. (Bundesministerium für Gesundheit 1998, S. 8)

Es gibt Anhaltspunkte dafür, dass Heroinkonsum, ähnlich der Jugendkriminalität, passager als jugendtypisches Verhalten auftritt. Mit zunehmendem Alter wächst die Wahrscheinlichkeit, sich spontan aus der Heroinsucht zu lösen. Studien deuten darauf hin, dass Lebenskrisen oder Veränderungen der sozialen Situation, die sich mit einer Sucht nicht mehr vereinbaren lassen, für den Ausstieg ausschlaggebend sind. Der Ausstieg wird deutlich erleichtert, wenn auf ein stützendes soziales Umfeld zurückgegriffen werden kann.

Der Hinweis, dass kriminelle Handlungen drogenabhängiger Menschen nicht zwangsläufig auf eine Drogenproblematik zurückzuführen sind und dass es auch ohne Therapie zur Abstinenz kommen kann, bedeutet aber nicht, dass sich im Zweifelsfall eine Therapie erübrigt. Jede Therapie kann sinnvoll sein, alleine schon dadurch, dass sie den Gefangenen aus seinem bisherigen kriminellen Milieu herauslöst.

» Der überwiegende Teil … ist in einem von Drogen und Kriminalität bestimmten subkulturellen Kontext eingebunden. Mit zunehmender Dauer der Abhängigkeit zerfallen noch bestehende Kontakte zu Nichtkonsumenten. Bindungen zur Familie werden unterbrochen oder zumindest stark beeinträchtigt. Die drogenbezogene Weltsicht dominiert auch den sozialen Bereich. Solange die subkulturelle Verstrickung fortbesteht, wird ein Klient nur selten einer therapeutischen Intervention zugänglich sein. Deshalb besteht der Wert einer stationären Therapie zunächst schon darin, dass die destruktiven vortherapeutischen Beziehungen unterbunden werden. (Institut für Entwicklungsplanung und Strukturforschung Hannover 1988, S. 44)

5.4.1 Terminologie

Aus den vorgenannten Gründen sind die häufig benutzten Begriffe „Suchtmittelgebrauch" bzw. „Suchtmittelmissbrauch" sinnvoll, da sie weder eine Ätiologie, geschweige denn eine Diagnose beinhalten und somit neutral benutzt werden können. Entsprechend werde ich im Folgenden auch nicht zwischen suchtkranken und suchtmittelkonsumierenden Gefangenen unterscheiden, sondern schlicht von Drogen- oder Suchtmittelkonsumenten sprechen. Dass der Begriff „Drogenabhängigkeit" doch des Öfteren auftauchen wird, liegt daran, dass einige gesetzliche Regelungen nur dann angewandt werden können, wenn der Konsum als Krankheit verstanden wird. Die Begriffe „schwer suchtkrank“ oder „schwer suchtmittelabhängig“ werde ich ganz meiden, weil sich meistens hinter diesen Begriffen eine psychische Krankheit verbirgt, die von einem Suchtmittelgebrauch begleitet wird.

Die Erfahrung zeigt, dass insbesondere bei Menschen mit einer langjährigen „Drogenkarriere“ neben dem Symptom des Suchtmittelmissbrauchs häufig mehr oder weniger ausgeprägte seelische Störungen anderer Art vorliegen. Aus dem Zwischenbericht einer wissenschaftlich begleiteten medikamentengestützten Rehabilitation bei i. v.-Opiatabhängigen in Nordrhein-Westfalen geht hervor, dass bei 84,2 % (N = 57 bei einer Gesamtstichprobe N = 68) mindestens eine Zusatzdiagnose verschlüsselt wurde.

> Was die Häufigkeitsverteilung aller Zusatzdiagnosen pro Patienten betrifft, so erhielten 48 der 57 Patienten (84,2%) eine Zusatzdiagnose. Zwei Zusatzdiagnosen wurden in 19,2% verschlüsselt. 3 bzw. 4 Zusatzdiagnosen wurden nur in Einzelfällen benannt. (Ministerium für Arbeit, Gesundheit und Soziales des Landes NRW 1989, S. 86 f.)

Dieser beschriebene hohe Anteil an Zusatzdiagnosen deckt sich mit den klinischen Erfahrungen im Suchtbereich. Häufig kann bei einer genaueren Analyse der psychodynamischen Zusammenhänge die Entstehung der Sucht entweder als Teilstörung einer vielfältig gestörten Persönlichkeit oder als vergeblicher Versuch einer „Selbsttherapie“ interpretiert werden. Letzteres zeigt sich besonders deutlich, wenn es im Verlaufe der Entzugsbehandlung zur Demaskierung der zugrunde liegenden Erkrankung kommt.

5.4.2 Suchtmittel im Gefängnis

Einer repräsentativen Studie, die in Gefängnissen Großbritanniens durchgeführt wurde (Liriano und Ramsay 2003), ist zu entnehmen, dass 73 % der Teilnehmer dieser Studie vor ihrer Inhaftierung fast täglich Drogen konsumiert hatten. In einer ergänzenden Nachbefragung zeigte sich, dass die Hälfte der Gefangenen, die vor ihrer Inhaftierung Drogen konsumiert hatten, auch weiterhin Drogen konsumierten, primär Cannabis. Während vor der Inhaftierung ein Viertel der drogenkonsumierenden Gefangenen ihre Drogen intravenös injiziert hatte (primär Heroin), kam intravenöser Drogenkonsum während der Haft aber so gut wie gar nicht vor. Als Grund für die Reduktion des Konsums gaben die Inhaftierten meistens mangelnde Verfügbarkeit an. Bei einigen Gefangenen bestand aber auch der Wunsch abstinent zu leben.

Es ist zwar nicht so, wie häufig behauptet, dass man im Gefängnis problemlos an Drogen gelangen könne – manchmal wird sogar kolportiert, das Angebot sei reichhaltiger als außerhalb der Gefängnisse –, tatsächlich aber gelingt es, Drogen in die Gefängnisse einzuschmuggeln. Das Beschaffungsrisiko und der -aufwand sind allerdings enorm hoch. Deshalb müssen im Gefängnis deutlich höhere Preise gezahlt werden, als außerhalb der Gefängnisse. Da dem Gefangenen kein Bargeld zur Verfügung steht, müssen alternative Zahlungsmittel eingesetzt werden. So können z. B. die beim Einkauf erworbenen Waren gleich vom Lieferanten vereinnahmt werden. Alternativ sind „kleine Gefälligkeiten“ unterschiedlichster Art möglich, z. B. selbst zu dealen oder stellvertretend für den „Lieferanten“ Forderungen bei Mitgefangenen einzutreiben. In einem Gefängnis kann der Schuldner seinen Gläubigern nicht entkommen. Drogen im Justizvollzug bergen somit die Gefahr der Abhängigkeit und Unterdrückung. Gleichzeitig geben sie dem Händler Macht- und Statusgewinn und die Möglichkeit, die Subkultur in einer Anstalt maßgeblich zu prägen. Drogen im Gefängnis können somit das Strafvollzugsziel, nämlich den Gefangenen dazu zu befähigen, künftig sein Leben ohne Straftaten zu führen, konterkarieren.

Die Behauptung, im Gefängnis käme man leicht an Drogen, wird alleine schon dadurch widerlegt, dass Drogenabhängige, die aus Gefängnissen oder Therapieeinrichtungen entlassen werden, bei erneutem Drogenkonsum überproportional häufig an einer Überdosis sterben.

Dies liegt zum einen daran, dass u. U. der Reinheitsgrad der Suchtmittel nicht bekannt ist. Zum anderen liegt es daran, dass die Toleranzgrenze während der Inhaftierung oder einer stationären Therapie reduziert wurde.

Nachdem in den Nachrichten über einen Todesfall berichtet worden war, der sich kurz nach der Entlassung aus dem Gefängnis ereignet hatte, schrieb eine Mitbürgerin an das Justizministerium, dass sie dafür kein Verständnis habe. Nachfolgend soll das Antwortschreiben des Ministeriums wiedergegeben werden, weil daraus die Gesamtproblematik und der Betreuungsansatz deutlich werden.

Antwortschreiben des Justizministeriums

„Sehr geehrte Frau …,

Frau Justizministerin dankt Ihnen für Ihr Interesse an den Problemen des Justizvollzuges. Sie bat mich Ihr Anliegen eingehend zu prüfen und Ihre Anregungen aufzugreifen.

Ich teile Ihre Ansicht, dass das Gefängnis nicht nur ein Ort der Strafe, sondern auch ein Ort der Besinnung und eines Neuanfangs sein sollte… Die Entlassungsvorbereitung hat deshalb ein ganz besonderes Gewicht. Sie kann aber nur dann greifen, wenn von Seiten der Inhaftierten eine entsprechende Bereitschaft zu Veränderungen und damit zu einer neuen Lebensplanung besteht.

Gerade bei Drogenabhängigen versuchen wir eine Therapievermittlung bereits während der Haft in die Wege zu leiten. In der Regel werden die Inhaftierten dann auch in die Therapieeinrichtung begleitet, um die von Ihnen geschilderten bedauerlichen Entwicklungen zu vermeiden. Es gelingt aber nicht immer, drogenabhängige Gefangene in eine Therapie zu vermitteln. Bei diesen Drogenabhängigen besteht dann zumindest die Hoffnung, dass sie nach ihrer Entlassung von den Angeboten des gut ausgebauten Netzwerks an Betreuungseinrichtungen profitieren. Gelingt dies nicht, kann es zu bedauerlichen Ereignissen kommen, wie die von Ihnen zitierte Pressemitteilung dramatisch zeigt.

Das Gefängnis bemüht sich aber nicht nur um Therapievermittlungen, im Zentrum unserer Bemühungen stehen insbesondere auch schulische, berufsfördernde und sozialtherapeutische Maßnahmen, damit die Inhaftierten auf ein Leben in Freiheit wieder vorbereitet werden können. Leider gelingt es uns auch hier nicht alle Gefangene zu erreichen. Gleichwohl werden wir unser Bemühen nicht aufgeben.

Das von Ihnen geschilderte erschütternde Ereignis ist nicht zuletzt darauf zurückzuführen, dass die Drogenabhängigen im Gefängnis eine Entzugsbehandlung durchlaufen und während der Inhaftierung zwangsläufig nicht mehr im gewohnten Umfang Drogen konsumieren können. Verabreichen sie sich dann nach Haftentlassung die früher übliche Heroin-Dosis, so kann dies zu einer Vergiftung führen. Diese bedauerlichen Ereignisse findet man deshalb insbesondere auch nach einer Entlassung aus einer Therapieeinrichtung.

Ich kann Ihre Gefühle gut nachempfinden. Drogenarbeit ist aber grundsätzlich von dem Prinzip ‚Hoffnung' getragen. Auch wiederholte Rückschläge sollten nicht Anlass sein, sich entmutigen zu lassen. Ich hoffe deshalb, dass auch Sie wieder diese Zuversicht zurückgewinnen.

Mit freundlichen Grüßen"

5.4.3 Vermittlung in eine Therapieeinrichtung

In den seltensten Fällen ist der Weg zum suchtmittelfreien Leben gradlinig. Rückfälle während und nach der Therapie sind eher die Regel als die Ausnahme. Dabei ist die Rückfallgefahr bei jüngeren Drogenabhängigen besonders hoch. Am höchsten ist die Rückfallgefährdung, wenn bereits in einem sehr frühen Alter regelmäßig Suchtmittel konsumiert wurden.

Die Therapievermittlung ist eine zentrale Aufgabe der Suchtarbeit im Justizvollzug. Sie ist mit einem relativ hohen Aufwand verbunden. Deshalb stellt sich zwangsläufig die Frage: Welchen Nutzen hat eine solche Therapie?

Nach der Entlassung aus forensischen Suchtkliniken findet man zwar häufig Rückfälle (44 % in einer Untersuchung zur Fachklinik Brauel), bei einem Drittel der untersuchten Probanden aus Brauel war aber die Behandlung erfolgreich und ein weiteres Viertel konnte zumindest als gebessert eingestuft werden. Berücksichtigt man, dass eine Inhaftierung oder gerichtliche Unterbringung bei jugendlichen Drogenabhängigen erst dann erfolgt, wenn diese Jugendlichen schon massiv auffällig geworden sind, so erscheinen diese Ergebnisse durchaus beachtlich.

5.4.4 Rechtsgrundlage für eine Therapievermittlung

Für die Suchtarbeit im Gefängnis sind die beiden nachfolgenden Paragraphen des **Gesetzes über den Verkehr mit Betäubungsmitteln (Betäubungsmittelgesetz – BtMG)** von zentraler Bedeutung. Wie aus diesen gesetzlichen Regelungen erkennbar wird, greift der Grundsatz „Therapie vor Strafe" nur dann, wenn das Gericht eine

Strafe von höchstens 2 Jahren verhängt. Deshalb sollte die Suchtarbeit primär während der Untersuchungshaft erfolgen, da es während der Untersuchungshaft noch möglich ist, therapeutische Überlegungen in das Gerichtsverfahren einzubringen.

§ 35 BtMG – Zurückstellung der Strafvollstreckung:

» (1) Ist jemand wegen einer Straftat zu einer Freiheitsstrafe von nicht mehr als zwei Jahren verurteilt worden und ergibt sich aus den Urteilsgründen oder steht sonst fest, daß er die Tat auf Grund einer Betäubungsmittelabhängigkeit begangen hat, so kann die Vollstreckungsbehörde mit Zustimmung des Gerichts des ersten Rechtszuges die Vollstreckung der Strafe, eines Strafrestes oder der Maßregel der Unterbringung in einer Entziehungsanstalt für längstens zwei Jahre zurückstellen, wenn der Verurteilte sich wegen seiner Abhängigkeit in einer seiner Rehabilitation dienenden Behandlung befindet oder zusagt, sich einer solchen zu unterziehen, und deren Beginn gewährleistet ist. Als Behandlung gilt auch der Aufenthalt in einer staatlich anerkannten Einrichtung, die dazu dient, die Abhängigkeit zu beheben oder einer erneuten Abhängigkeit entgegenzuwirken.

(2) Gegen die Verweigerung der Zustimmung durch das Gericht des ersten Rechtszuges steht der Vollstreckungsbehörde die Beschwerde nach dem Zweiten Abschnitt des Dritten Buches der Strafprozeßordnung zu. Der Verurteilte kann die Verweigerung dieser Zustimmung nur zusammen mit der Ablehnung der Zurückstellung durch die Vollstreckungsbehörde nach den §§ 23 bis 30 des Einführungsgesetzes zum Gerichtsverfassungsgesetz anfechten. Das Oberlandesgericht entscheidet in diesem Falle auch über die Verweigerung der Zustimmung; es kann die Zustimmung selbst erteilen.

(3) Absatz 1 gilt entsprechend, wenn

1. auf eine Gesamtfreiheitsstrafe von nicht mehr als zwei Jahren erkannt worden ist oder

2. auf eine Freiheitsstrafe oder Gesamtfreiheitsstrafe von mehr als zwei Jahren erkannt worden ist und ein zu vollstreckender Rest der Freiheitsstrafe oder der Gesamtfreiheitsstrafe zwei Jahre nicht übersteigt und im Übrigen die Voraussetzungen des Absatzes 1 für den ihrer Bedeutung nach überwiegenden Teil der abgeurteilten Straftaten erfüllt sind.

(4) Der Verurteilte ist verpflichtet, zu Zeitpunkten, die die Vollstreckungsbehörde festsetzt, den Nachweis über die Aufnahme und über die Fortführung der Behandlung zu erbringen; die behandelnden Personen oder Einrichtungen teilen der Vollstreckungsbehörde einen Abbruch der Behandlung mit.

(5) Die Vollstreckungsbehörde widerruft die Zurückstellung der Vollstreckung, wenn die Behandlung nicht begonnen oder nicht fortgeführt wird und nicht zu erwarten ist, daß der Verurteilte eine Behandlung derselben Art alsbald beginnt oder wieder aufnimmt, oder wenn der Verurteilte den nach Absatz 4 geforderten Nachweis nicht erbringt. Von dem Widerruf kann abgesehen werden, wenn der Verurteilte nachträglich nachweist, daß er sich in Behandlung befindet. Ein Widerruf nach Satz 1 steht einer erneuten Zurückstellung der Vollstreckung nicht entgegen.

(6) Die Zurückstellung der Vollstreckung wird auch widerrufen, wenn

1. bei nachträglicher Bildung einer Gesamtstrafe nicht auch deren Vollstreckung nach Absatz 1 in Verbindung mit Absatz 3 zurückgestellt wird oder
2. eine weitere gegen den Verurteilten erkannte Freiheitsstrafe oder freiheitsentziehende Maßregel der Besserung und Sicherung zu vollstrecken ist.
(7) Hat die Vollstreckungsbehörde die Zurückstellung widerrufen, so ist sie befugt, zur Vollstreckung der Freiheitsstrafe oder der Unterbringung in einer Entziehungsanstalt einen Haftbefehl zu erlassen. Gegen den Widerruf kann die Entscheidung des Gerichts des ersten Rechtszuges herbeigeführt werden. Der Fortgang der Vollstreckung wird durch die Anrufung des Gerichts nicht gehemmt. § 462 der Strafprozeßordnung gilt entsprechend.

§ 37 BtMG – Absehen von der Erhebung der öffentlichen Klage:

» (1) Steht ein Beschuldigter in Verdacht, eine Straftat auf Grund einer Betäubungsmittelabhängigkeit begangen zu haben, und ist keine höhere Strafe als eine Freiheitsstrafe bis zu zwei Jahren zu erwarten, so kann die Staatsanwaltschaft mit Zustimmung des für die Eröffnung des Hauptverfahrens zuständigen Gerichts vorläufig von der Erhebung der öffentlichen Klage absehen, wenn der Beschuldigte nachweist, daß er sich wegen seiner Abhängigkeit der in § 35 Abs. 1 bezeichneten Behandlung unterzieht, und seine Resozialisierung zu erwarten ist. Die Staatsanwaltschaft setzt Zeitpunkte fest, zu denen der Beschuldigte die Fortdauer der Behandlung nachzuweisen hat. Das Verfahren wird fortgesetzt, wenn
1. die Behandlung nicht bis zu ihrem vorgesehenen Abschluß fortgeführt wird,
2. der Beschuldigte den nach Satz 2 geforderten Nachweis nicht führt,
3. der Beschuldigte eine Straftat begeht und dadurch zeigt, daß die Erwartung, die dem Absehen von der Erhebung der öffentlichen Klage zugrunde lag, sich nicht erfüllt hat, oder
4. auf Grund neuer Tatsachen oder Beweismittel eine Freiheitsstrafe von mehr als zwei Jahren zu erwarten ist.
In den Fällen des Satzes 3 Nr. 1, 2 kann von der Fortsetzung des Verfahrens abgesehen werden, wenn der Beschuldigte nachträglich nachweist, daß er sich weiter in Behandlung befindet. Die Tat kann nicht mehr verfolgt werden, wenn das Verfahren nicht innerhalb von zwei Jahren fortgesetzt wird.
(2) Ist die Klage bereits erhoben, so kann das Gericht mit Zustimmung der Staatsanwaltschaft das Verfahren bis zum Ende der Hauptverhandlung, in der die tatsächlichen Feststellungen letztmals geprüft werden können, vorläufig einstellen. Die Entscheidung ergeht durch unanfechtbaren Beschluß. Absatz 1 Satz 2 bis 5 gilt entsprechend. Unanfechtbar ist auch eine Feststellung, daß das Verfahren nicht fortgesetzt wird (Abs. 1 Satz 5).
(3) Die in § 172 Abs. 2 Satz 3, § 396 Abs. 3 und § 467 Abs. 5 der Strafprozeßordnung zu § 153a der Strafprozeßordnung getroffenen Regelungen gelten entsprechend.

5.4.5 Arbeitsgrundlagen für die Suchtberatung in niedersächsischen Gefängnissen

Diese Darstellung erfolgt in Anlehnung an eine **niedersächsische Verwaltungsvorschrift** zu § 56 StGB und beschreibt die zentralen Aufgaben des Suchtberatungsdienstes.

§ 56 StGB – Strafaussetzung:

» (1) Bei der Verurteilung zu Freiheitsstrafe von nicht mehr als einem Jahr setzt das Gericht die Vollstreckung der Strafe zur Bewährung aus, wenn zu erwarten ist, daß der Verurteilte sich schon die Verurteilung zur Warnung dienen lassen und künftig auch ohne die Einwirkung des Strafvollzugs keine Straftaten mehr begehen wird. Dabei sind namentlich die Persönlichkeit des Verurteilten, sein Vorleben, die Umstände seiner Tat, sein Verhalten nach der Tat, seine Lebensverhältnisse und die Wirkungen zu berücksichtigen, die von der Aussetzung für ihn zu erwarten sind.
(2) Das Gericht kann unter den Voraussetzungen des Absatzes 1 auch die Vollstreckung einer höheren Freiheitsstrafe, die zwei Jahre nicht übersteigt, zur Bewährung aussetzen, wenn nach der Gesamtwürdigung von Tat und Persönlichkeit des Verurteilten besondere Umstände vorliegen. Bei der Entscheidung ist namentlich auch das Bemühen des Verurteilten, den durch die Tat verursachten Schaden wiedergutzumachen, zu berücksichtigen.
(3) Bei der Verurteilung zu Freiheitsstrafe von mindestens sechs Monaten wird die Vollstreckung nicht ausgesetzt, wenn die Verteidigung der Rechtsordnung sie gebietet.
(4) Die Strafaussetzung kann nicht auf einen Teil der Strafe beschränkt werden. Sie wird durch eine Anrechnung von Untersuchungshaft oder einer anderen Freiheitsentziehung nicht ausgeschlossen.

Grundsätze der Beratung und Betreuung von suchtgefährdeten und suchtkranken Gefangenen in Justizvollzugseinrichtungen
Suchtgefährdete und suchtkranke Gefangene sollen gezielte Informationen über Behandlungsangebote erhalten und sich auf eine Therapie oder andere Hilfen vorbereiten können. Die Suchtberatungsdienste im Justizvollzug arbeiten mit Suchtberatungsstellen, Fachkrankenhäusern, sozialpsychiatrischen Diensten, Therapieeinrichtungen, Selbsthilfegruppen, Abstinenzgruppen und anderen Hilfeinstitutionen für Suchtgefährdete und -kranke sowie mit anderen Justizvollzugseinrichtungen und der Bewährungshilfe des Landes zusammen.
Beratung und Betreuung zielen darauf ab,
(1) suchtgefährdeten und suchtkranken Gefangenen während des Vollzuges Hilfe zur Auseinandersetzung mit ihrem Suchtproblem zu geben und die Bereitschaft zur Abstinenz zu wecken,
(2) Voraussetzungen dafür zu schaffen, dass mit Rücksicht auf therapeutische Maßnahmen

a. der Haftbefehl aufgehoben oder sein Vollzug ausgesetzt oder
b. die Strafvollstreckung ausgesetzt, unterbrochen oder zurückgestellt werden kann.

Aufgaben des Suchtberatungsdienstes
Der Suchtberatungsdienst berät und betreut in Einzel- und Gruppenarbeit, vermittelt Untersuchungs- und Strafgefangene in externe stationäre Therapieeinrichtungen, Fach- und Landeskrankenhäuser sowie in teilstationäre oder ambulante Maßnahmen einschließlich Substitutionsbehandlungen.
Die Vermittlung umfasst:
a. Beratung bei der Auswahl des Therapieplatzes,
b. Hilfe bei der Erstellung eines Lebenslaufes,
c. Erstellung eines Sozialberichts,
d. Hilfe bei der Beantragung von ärztlichen und zahnärztlichen Bescheinigungen,
e. Hilfe bei der Beantragung einer Kostenzusage (Haupt- und Nebenkosten) für eine Entgiftungs- und Entwöhnungsbehandlung,
f. Hilfe bei der Beantragung der Zurückstellung bzw. Aussetzung der Strafvollstreckung,
g. Begleitung in die Therapieeinrichtung, sofern diese nicht durch deren Mitarbeiter geleistet wird,
h. ggf. frühzeitige Kooperation mit zuständigen Dienststellen der Bewährungshilfe.

Er wirkt mit an Stellungnahmen zu Vollzugs- und Vollstreckungsmaßnahmen, bei der Erstellung und Fortschreibung der Vollzugspläne und nimmt auf Anforderung der zuständigen Stellen an Haftprüfungs-, Anhörungs- und Hauptverhandlungsterminen teil.

5.4.6 Drogensubstitution

Befürworter der Drogensubstitution haben nicht ein gemeinsames Ziel vor Augen. Sehr vereinfacht lassen sich die Ansätze in Substitutionen mit sehr niedrig gehaltenen Zugangskriterien und solchen mit hohen Zugangskriterien unterteilen. Bei dem erstgenannten Ansatz stellt die Droge das eigentliche Agens dar. Mit der Drogensubstitution verbindet sich dabei häufig die Hoffnung, dass das soziale Umfeld unter dem „ruhig gestellten" Drogenabhängigen weniger zu leiden hat, dass insbesondere die Delinquenz nachlässt. Versetzt man sich in die Situation eines Drogenabhängigen, der für sich keine deutliche persönliche Perspektive in beruflicher und familiärer Hinsicht erkennen kann, so ist es naheliegend, dass bei der Einnahme der „nüchtern machenden" Substanz Methadon keine unmittelbare Zufriedenheit erwartet werden kann. Zwangsläufig wird dieser Proband dazu neigen, andere Substanzen zu konsumieren, die mit der ärztlichen Vorstellung einer verantwortungsvollen Substitution kollidieren. Deshalb führt ein solcher Ansatz zunehmend von der Ersatzdroge weg zum eigentlich gewünschten Suchtmittel. Entsprechend gibt es Vorstöße, die Vergabe von Originalpräparaten (z. B. Heroin oder Kokain) auf Antrag der obersten Gesundheitsbehörde eines Landes zu ermöglichen (Streichung des § 13 Abs. 1 Satz 3 BtMG).

Der zweite Ansatz nutzt das Hilfsmittel Methadon zur Loslösung des Drogenabhängigen aus seinem bisherigen Drogenmilieu. Das eigentliche Agens ist die psychosoziale Begleitung, die neben praktischen Hilfen (Schuldenregulierung, Wohnungs- und Arbeitsbeschaffung) auch psychotherapeutische Hilfen anbietet. Dem Patienten werden nicht Ziele vorgegeben, er wird auf seinem Weg begleitet. Diesem Ansatz liegt ein bestimmtes Suchtverständnis zugrunde, wonach beim überwiegenden Teil der Drogenabhängigen die Abhängigkeit kein Dauerzustand ist, sondern eine eher zeitlich begrenzte Risikoperiode, bei der jeder in Abhängigkeit Geratene die Chance haben sollte, diese so unbeschadet wie möglich zu überstehen. Dieser zweite Ansatz setzt zwangsläufig eine gewisse Motivation zur Veränderung des Substituierten voraus und ist damit kein „Allheilmittel".

Wie begrenzt auch dieses Angebot zur Substitution greift, zeigt sich anhand der Schilderung einer betroffenen Inhaftierten der Justizvollzugsanstalt für Frauen:

> » Vielleicht sollte ich noch etwas zur Drogenproblematik im Knast sagen: Die Frauen, die drogenabhängig sind, benutzen die Ausgänge, um an ihre Drogen zu kommen. Frauen, die noch keine Ausgänge haben, müssen sich die Drogen halt „leihen" und sie irgendwann zurückgeben. So entsteht eine Hierarchie: Die Frauen, die Drogen haben, sind ganz oben und die Frauen, die keine haben, ganz unten… Als das Methadon im Knast angeboten wurde, waren nur drei Leute bei der Informationsveranstaltung. Ich kann das nur so erklären: Wer sich für Polamidon (Methadon) entscheidet, möchte mit dem Drücken aufhören. So ist keine zu der Lesung gekommen. Leider. (Niedersächsisches Frauenministerium 1993, S. 25 f.)

5.4.7 Substitutionsmittel

Da das Substitut primär die Entzugserscheinungen dämpfen soll, werden Substitutionsmittel nicht intravenös, sondern oral verabreicht. Dadurch vermeidet man den „Flash-Effekt". Substitutionsmittel sind synthetische Opioide, deshalb eignen sie sich grundsätzlich auch als Handelsware im Gefängnis (aber auch in der Szene außerhalb der Gefängnisse). Dieser mögliche Handel muss dringend vermieden werden. Deshalb werden im Gefängnis bevorzugt Substitutionsmittel in flüssiger Form (Methadon und Levomethadon) eingesetzt und nur in Ausnahmefällen in Tablettenform. Ob nämlich eine verabreichte Tablette tatsächlich unter der Zunge behalten wurde, ist schwierig zu überprüfen; weitaus schwieriger als die Einnahme einer Flüssigkeit.

Methadon und Levomethadon (L-Polamidon) Wie alle Opioide wirkt auch Methadon schmerzstillend und beruhigend. Nur die linksdrehende Form des Methadons – das sog. L-Methadon – hat diese Wirkung. In der normalen Methadonsubstanz ist das Verhältnis von psychotroper (linksdrehender) zu neutral wirkender Substanz (rechtsdrehender) annähernd 1 zu 1. Deshalb wirkt Levomethadon (L-Polamidon), das sich nur aus dem linksdrehenden Razemat zusammensetzt, doppelt so intensiv wie Methadon. Wegen der relativ hohen Halbwertszeit kann die Verabreichung beider Substanzen als Tagesdosis erfolgen. Wird Methadon oder L-Polamidon i. v. injiziert, so hat es eine ähnliche „Flash-Wirkung" wie Heroin oder Morphium. Deshalb erfolgt die Verabreichung in einem Gemisch, das nur oral eingenommen werden kann.

Buprenorphin (Subutex) Im Vergleich zu Methadon hat Buprenorphin deutlich weniger Nebenwirkungen. So gesehen ist Buprenorphin das zur Substitution besser geeignete Medikament. Allerdings besitzt Buprenorphin nach oraler Gabe, wegen eines ausgeprägten First-Pass-Effekts (Abbau im Rahmen der Leberpassage), eine schlechte Bioverfügbarkeit. Deshalb erfolgt die Einnahme als Sublingualtablette. Bis sich die Sublingualtablette aufgelöst hat, vergeht einige Zeit. Will man im Gefängnis gewährleisten, dass mit Buprenorphin kein Handel betrieben wird, muss der substituierte Gefangene über einen längeren Zeitraum hinweg eingehend beobachtet werden. In der Regel ist dies kaum leistbar.

Weitere Substitutionsmittel Grundsätzlich kann auch eine Substitution mit anderen Opioiden erfolgen. Für den Einsatz im Justizvollzug spielen diese Substanzen aber lediglich eine untergeordnete Rolle, so dass diese Substitute hier nicht weiter erwähnt werden.

5.4.8 Welche Hoffnung verbindet sich mit einer Substitution?

Wie bereits eingangs erwähnt wurde, besteht die Hoffnung, dass sich der substituierte Drogenkonsument aus der Drogenszene löst, dass durch den Wegfall des Beschaffungsdrucks die Rate der kriminellen Handlungen deutlich sinkt, dass eine Erwerbstätigkeit aufgenommen wird, sich das Freizeitverhalten ändert und dass sich der körperliche und psychische Zustand deutlich bessern.

> Zu den wichtigsten Ergebnissen der vorliegenden Untersuchung zählt die empirische Bestätigung, dass die Anzahl der Heroinerwerbsdelikte und die der indirekten Beschaffungsdelikte nach Substitutionsbeginn zurückgehen, während Kokain für einen nicht geringen Teil der sich im Substitutionsprogramm befindlichen Probanden eine Alternative zum Heroin darstellt. (Legge et al. 2000, S. 116)

Offensichtlich versuchen einige der substituierten Drogenabhängigen den fehlenden „Kick" durch einen zusätzlichen Kokainkonsum zu erzielen. Dies widerspricht der Intension einer Substitution. Der wiederholte Beikonsum von Kokain, aber auch von Alkohol, Beruhigungsmitteln und sonstigen Drogen, ist ein Ausschlusskriterium für eine Substitution.

Ein alarmierendes Zeichen im Gefängnis ist der Wunsch, vor einem Urlaub oder Ausgang, vorübergehend die Methadongabe zu reduzieren. Gelegentlich verbirgt sich dahinter der Gedanke, während dieser Zeit intravenös Heroin konsumieren zu können, ohne dabei ein Gesundheitsrisiko einzugehen.

5.4.9 Regelwerk zur Substitution im Gefängnis

Entschließt man sich im Gefängnis dazu, einen Drogenabhängigen zu substituieren, dann müssen folgende Voraussetzungen erfüllt sein:

- Eine Medikamenten-gestützte Entzugsbehandlung oder eine Dauer-Substitution sind nur statthaft, wenn ein Drogenkonsum nachgewiesen werden kann.
- Die Teilnahme an einer Substitution muss von dem Gefangenen gewünscht sein.
- Es muss gewährleistet sein, dass der Gefangene an einer psychosozialen Begleitung teilnimmt und regelmäßig auf Drogenbeigebrauch überprüft wird.
- Bei einer Verlegung, Überstellung oder nach der Haftentlassung muss die Substitution nahtlos fortgesetzt werden können.

Aus diesen Vorgaben werden auch sogleich die Kontraindikationen erkennbar:

- Ohne Drogennachweis ist eine Substitution nicht statthaft.
- Gegen den erklärten Willen des Gefangenen ist keine Substitution möglich.
- Wird ein unkontrollierter Beigebrauch nicht beendet, kann die Substitution nicht fortgesetzt werden.
- Die Substitution kann in der Regel nur nach den Kassenärztlichen Richtlinien erfolgen, da andernfalls eine nahtlose Fortsetzung der Substitution nach Haftentlassung nicht möglich ist.

Während der Inhaftierung sind Gefangene nicht krankenversichert, bis auf Freigänger in einem freien Beschäftigungsverhältnis. Sie sind es aber nach der Haftentlassung. In Einzelfällen gibt es zwar Gefangene, die vor der Inhaftierung privatversichert waren und es nach der Entlassung höchstwahrscheinlich auch weiterhin sein werden, diese Gefangenen sitzen aber überwiegend wegen sog. „White-Collar-Delikten" ein und sind nicht wegen Drogendelikten inhaftiert worden. Der Hinweis darauf, dass Gefangene nicht in der gesetzlichen Krankenkasse versichert seien und man sich folglich auch nicht an die Krankenkassen-Richtlinien halten müsse, ist deshalb kurzsichtig.

5.4.9.1 Substitutionserlass

Wie sieht nun ein Regelwerk zur Substitution im Justizvollzug aus?

Beispielhaft wird dies anhand des Substitutionserlasses des niedersächsischen Justizvollzugs dargestellt (◘ Abb. 5.1).

Niedersächsisches Justizministerium, Postfach 2 01, 30002 Hannover

Niedersächsisches Justizministerium

siehe vorgehefteten Verteiler

Bearbeitet von

Herrn Dr. Göttinger

Ihr Zeichen, Ihre Nachricht vom	Mein Zeichen (Bei Antwort angeben)	Durchwahl (05 11) 1 20-	Hannover
	4558 – 303.2. 13	5246	1. April 2003

Medizinische und paramedizinische Richt- und Leitlinien im niedersächsischen Justizvollzug;
hier: Medikamentöse Substitution bei heroinabhängigen Gefangenen

Erlasse vom 14.2.2000 und 30.7.2002 – 4558 – 303.2. 13 –

4 Anlagen

Die Bezugserlasse werden wie folgt neu gefasst:

Drogenabhängigkeit ist grundsätzlich mit dem Ziel der völligen Freiheit von jeder Abhängigkeit zu behandeln. Entsprechend haben drogenfreie Hilfsangebote auch weiterhin im niedersächsischen Justizvollzug eindeutig Vorrang. Daneben sind aber in indizierten Einzelfällen Substitutionsbehandlungen bei iv-Heroinabhängigen möglich.

Betäubungsmittelgesetz und Betäubungsmittelverschreibungsverordnung erlauben die Verschreibung und die Vergabe von Betäubungsmitteln nur, wenn deren Anwendung begründet ist und der beabsichtigte Zweck auf andere Weise nicht erreicht werden kann. Wie alle ärztlichen Behandlungsmaßnahmen ist auch die Substitution und die Indikationsstellung zur Substitution ausschließlich der / dem behandelnden Ärztin / Arzt vorbehalten.

Abb. 5.1 Substitutionserlass des niedersächsischen Justizvollzugs

Die Opiat-Substitution im niedersächsischen Justizvollzug orientiert sich an den Richtlinien der Bundesärztekammer und den Richtlinien über die Bewertung ärztlicher Untersuchungs- und Behandlungsmethoden gemäß § 135 Abs. 1 SGB V (BUB-Richtlinien) des Bundesausschusses der Ärzte und Krankenkasse in der jeweils aktuellen Fassung (derzeit 22.3.2002 und 28.10.2002).

1. Indikationen zur Substitution im Justizvollzug

Eine Substitutionsbehandlung setzt stets den entsprechenden Wunsch der / des Gefangenen und eine sorgfältige Diagnostik der Opiatabhängigkeit voraus. Indikationen für die Substitution im Justizvollzug sind demnach:

1.1 Fortsetzung einer außerhalb des Justizvollzuges begonnenen indizierten Substitution gemäß BUB-Richtlinien zur substitutionsgestützten Behandlung Opiatabhängiger,

1.2 überbrückende Weiterbehandlung einer Substitution im Indikationsbereich der Richtlinien der Bundesärztekammer zur Substitutionstherapie Opiatabhängiger, sofern eine Fortführung dieser Behandlung nach Haftentlassung gewährleistet ist,

1.3 Methadon-gestützte Entgiftungsbehandlung,

1.4 Einleitung einer Substitutionsbehandlung (in der Regel zur Entlassungsvorbereitung) gemäß BUB-Richtlinien zur substitutionsgestützten Behandlung Opiatabhängiger in indizierten Einzelfällen.

2. Indikationsprüfung bei Fortsetzung einer Substitution

Bei substituierten Gefangenen ist im Rahmen der Zugangsuntersuchung die Indikation zur Fortführung der Substitution eingehend zu prüfen. Diese Prüfung beinhaltet insbesondere die Abklärung der Grundlage der bisherigen Substitution (Patienten-Verlaufsbogen / Therapiekonzept der / des vorbehandelnden Ärztin / Arztes).

Abb. 5.1 (Fortsetzung)

2.1 Wird im Rahmen dieser Überprüfung erkennbar, dass die Substitutionsvoraussetzungen nicht gegeben sind, ist die Substitution ausschleichend abzusetzen.

2.2 Bei zweifelhafter Indikation ist bis zur endgültigen Abklärung die Substitution fortzuführen.

2.3 Indizierte Substitutionen sind bei kurzer Haftzeit (in der Regel bis zu einem Jahr) fortzuführen. Bei längerer Haftzeit ist über den Suchtberatungsdienst zu prüfen, in welcher Form die Substitution in die Vollzugsplanung integriert werden kann.

3. Durchführung der Substitutionsbehandlung

3.1 Bei der Durchführung der Substitutionsbehandlung sind die Bestimmungen des Betäubungsmittelgesetzes (BTMG) und der Betäubungsmittelverschreibungsverordnung (BTMVV) zu beachten.

3.2 Die Verabreichung und die Einnahme des Substitutes muss grundsätzlich unter Bewachung der / des berechtigten Ärztin / Arztes oder einer / -s von ihr / ihm beauftragten nicht-ärztlichen Mitarbeiter / -in / -s erfolgen.

3.3 Zur Verlaufskontrolle hat sich der / die substituierte Gefangene regelmäßig (mindestens einmal pro Woche) in der Arztsprechstunde vorzustellen.

3.4 In unregelmäßigen Abständen (mindestens zweimal pro Monat) sind Urinkontrollen durchzuführen. Diese ärztlich angeordnete Urinkontrollen sind Bestandteil der Substitutionsbehandlung und unterliegen der ärztlichen Schweigepflicht.

3.5 Die psychosoziale Betreuung ist wesentlicher Bestandteil der Substitutionsbehandlung. Soweit nicht ärztlicherseits geleistet, wird diese Betreuung durch in der Suchtarbeit erfahrene interne Mitarbeiter / -innen oder durch Mitarbeiter / -innen der externen aufsuchenden Sozialarbeit erbracht. Diese psychosoziale Betreuung ist mindestens 14-tägig durchzuführen. Sie kann als Gruppen- oder Einzelbetreuung angeboten werden. Zur Teilnahme sind die substituierten

Abb. 5.1 (Fortsetzung)

Gefangenen verpflichtet. Begleitet werden diese spezifischen Betreuungsmaßnahmen von der bewährten vollzugsinternen Sozialarbeit. Die an der Substitution beteiligten Mitarbeiter / -innen arbeiten in enger Kooperation miteinander.

4. Behandlungsvereinbarung und Behandlungsnachweis

Vor Therapiebeginn ist der / die Gefangene über Ablauf und Ziel der Substitution zu informieren. Zwischen der / dem Anstaltsärztin / -arzt und der / dem Gefangenen wird eine schriftliche Behandlungsvereinbarung geschlossen. Darin verpflichtet sich der / die Gefangene

- kooperativ am gesamten Behandlungsangebot mitzuarbeiten,
- sich regelmäßigen ärztlichen Kontrollen zu unterziehen und die ärztlichen Anordnungen zu beachten,
- das Substitut regelmäßig einzunehmen,
- unangemeldete Kontrollen auf Beikonsum zu ermöglichen,
- an der psycho-sozialen Betreuung teilzunehmen,
- behandelnde Ärzte / -innen und Drogen / -suchtberater / -innen bzw. deren Vertreter bei deren kollegialer Zusammenarbeit von ihrer Schweigepflicht zu entbinden und
- die Bereitschaft zum Verzicht auf Konsum von anderen Suchtmitteln zu erklären.

Mit der / dem Gefangenen ist eine Behandlungsvereinbarung zu treffen. Die / der behandelnde Anstaltsärztin / -arzt stellt der / dem Gefangenen einen Behandlungsnachweis (Ausweis mit Lichtbild) aus (siehe Anlage 1 plus 2). Der Behandlungsverlauf ist zu dokumentieren.

Abb. 5.1 (Fortsetzung)

5. Ausschluss der Substitution

Bei fortgesetztem Nebenkonsum von Drogen, psychotropen Medikamenten, Alkohol oder anderen Suchtmitteln oder bei sonstigen Verstößen gegen die Behandlungsvereinbarungen ist die Indikation zur Weiterbehandlung eingehend zu prüfen. Wird der Nebenkonsum nicht beendet und / oder kommt es zu wiederholten Verstößen gegen die Behandlungsvereinbarung, ist eine Fortführung der Substitutionsbehandlung nicht möglich. In diesem Falle ist eine Entgiftung mit anschließender Prüfung eines drogenfreien Therapieangebotes durchzuführen.

6. Überbrückende und entlassungsvorbereitende Substitutionen

6.1 Eine Überbrückende Fortsetzung der Substitution während der Inhaftierung ist nur möglich, wenn die nahtlose Weiterbehandlung nach Haftentlassung gewährleistet ist.

6.2 Ergeben sich während der Inhaftierung Anhaltspunkte für eine erfolgversprechende Substitutionsbehandlung, so ist die Indikation zur entlassungsvorbereitenden Substitution in Anlehnung an die BUB-Richtlinien zur substitutionsgestützten Behandlung Opiatabhängiger von der / dem Anstaltsärztin / -arzt zu prüfen. Der Beginn der Substitutionsbehandlung ist unverzüglich dem Bundesinstitut für Arzneimittel und Medizinprodukte – Bundesopiumstelle – (BfArM) mitzuteilen (siehe Anlage 3). Voraussetzung für die entlassungsvorbereitende Substitution ist die Sicherstellung der Übernahme der / des substituierten Gefangenen nach der Haftentlassung. Die in Niedersachsen regional sehr unterschiedlichen Möglichkeiten der Behandlung von substituierten Patienten im Rahmen der kassenärztlichen Versorgung sind dabei zu berücksichtigen.

Die Substitutionsbehandlung erfordert eine enge, zeitgerechte Kooperation zwischen anstaltsärztlichem Dienst, Sozialdienst, externer Suchtberatung und den niedergelassenen Ärzten vor Ort bzw. am späteren Wohnort der / des Gefangenen. Bei der Entlassungsvorbereitung sind diese Gegebenheiten zu berücksichtigen.

Abb. 5.1 (Fortsetzung)

7. Verlegung und Urlaub

7.1 Verlegungen substituierter Patienten in eine andere Justizvollzugsanstalt sind dem Sanitätsdienst der aufnehmenden Justizvollzugsanstalt zeitgerecht mitzuteilen. Zur angemessenen Fortführung der Substitution ist sicherzustellen, dass die behandlungsrelevante Information rechtzeitig dem weiterbehandelnden Arzt vorliegt.

7.2 Soll während einer Beurlaubung die Substitution in Amtshilfe durch eine andere Anstalt geleistet werden, so ist diese Anstalt rechtzeitig über die geplante Beurlaubung zu informieren. Es ist darauf zu achten, dass die / der substituierte Gefangene einen Substitutionsnachweis (Ausweis mit Lichtbild) mit sich führt. Dieser ist der Anstalt vorzuzeigen.

8. Qualifikation der Anstaltsärztinnen / -ärzte

Zum Zwecke der Substitution dürfen Betäubungsmittel nur von Ärzten / -innen verschrieben werden, die über die Anerkennung der Fachkunde "suchtmedizinische Grundversorgung" verfügen. Verfügt die / der Anstaltsärztin /-arzt nicht über diese Qualifikation, so ist die Substitution nur bei konsiliarärztlicher Begleitung möglich.

Die Behandlungsindikation ist mit dem Konsiliarius abzustimmen. Die Patienten sind zu Beginn der Behandlung im weiteren Verlauf mindestens einmal im Quartal dem Konsiliarius vorzustellen. Zudem dürfen unter diesen Bedingungen höchstens drei Patienten gleichzeitig substituiert werden.

Abweichend von dieser gesetzlichen Regelungen dürfen Betäubungsmittel zur Substitution auch diejenigen Ärzte / -innen verschreiben, die bis zum 31.12.1995 im Besitz einer Approbation waren und innerhalb des letzten Jahres vor dem 10.11.2001 Substitutionsbehandlungen in ausreichendem Umfang durchgeführt haben. Da diese Ärzte / -innen von der Ärztekammer an das Bundesinstitut für Arzneimittel und Medizinprodukte

Abb. 5.1 (Fortsetzung)

(BFARM) gemeldet werden müssen, ist ein entsprechender Antrag bei der niedersächsischen Ärztekammer erforderlich. Gleichwohl haben sich auch diese Ärzte / -innen möglichst bald um eine Nachqualifizierung in der suchtmedizinischen Grundversorgung zu bemühen. Die Teilnahme an dem Fortbildungsangebot der Akademie für ärztliche Fortbildung Niedersachsen ist Dienst und entsprechend zu genehmigen.

Im Auftrag
Dr. Göttinger

Beglaubigt

Angestellte

Abb. 5.1 (Fortsetzung)

Literatur

Legge I, Bathsteen M et al (2000) Einfluss des Methadonprogramms auf die Delinquenzentwicklung Polizeibekannter Drogenkonsument/-Innen. Hamburg, S 116

Liriano S, Ramsay M (2003) Prisoners drug use before and the links with crime. In: Ramsay M (Hrsg) Prisoners' drug use and treatment: Seven research studies. Home Office, London

Niedersächsisches Frauenministerium (Hrsg) (1993) Drogenabhängige Frauen: Welche Hilfe brauchen sie innerhalb und außerhalb des Strafvollzuges? Dokumentation einer Fachtagung. Hannover

Weiterführende Literatur

Amendt G (1984) Sucht-Profit-Sucht. Zweitausendeins, Frankfurt a. M.

Hurrelmann K, Rosewitz B, Wolf HK (1985) Lebensphase Jugend. Beltz, Weinheim

Institut für Entwicklungsplanung und Strukturforschung Hannover (1988) Untersuchung zur Evaluation der Rehabilitationsbehandlung. S 44

Ministerium für Arbeit, Gesundheit und Soziales des Landes NRW (Hrsg) (1989) Jahresbericht. S 86 f.

Rautenberg M (1998) Zusammenhänge zwischen Devianzbereitschaft, kriminellem Verhalten und Drogenmissbrauch. Schriftenreihe des Bundesgesundheitsministeriums, Bd 103. Baden-Baden

Schattauer G (2016) Focus Magazin Nr. 42. S 126

Scheerer S (1980) Therapie als Strafe. Therapie als Kontrolle; Sozialmagazin 7/8. S 22–32

Thamm BG (1988) Drogenreport. Lübbe, Bergisch-Gladbach

Ufer S, Schattauer G (2016) Nicht schuldig; Gerechtigkeit ist keine Verhandlungssache. Ein Plädoyer des legendären Strafverteidigers. Heyne, Frankfurt

Wecker K (1992) Uferlos. Kiepenheuer & Witsch, Köln

Aufgaben der Medizinischen Fachaufsicht

Georg Göttinger

G. Göttinger, M. Lütkehölter, *Medizinische Versorgung in Justizvollzugsanstalten*,
https://doi.org/10.1007/978-3-662-57432-4_6

Zu den zentralen Aufgaben einer Fachaufsicht gehören die Überprüfung des Qualitätsstandards in den Anstalten und die Bearbeitung von Beschwerden und Eingaben, soweit diese die medizinische Versorgung betreffen. Darüber hinaus sollte die Fachaufsicht auch darauf achten, dass die finanziellen und personellen Ressourcen ökonomisch eingesetzt werden. Zudem steht sie – wie alle Mitarbeiterinnen und Mitarbeiter des Ministeriums – in fachlichen Angelegenheiten beratend zur Verfügung. Nachfolgend wird dargestellt, wie sich Budgets und Kennzahlen berechnen und nach welchen Modalitäten in Niedersachsen Inspektionen – zumindest bis 2010 – durchgeführt wurden. In diesem Kapitel wird auch die Thematik „Organisationsverschulden" erläutert, obwohl das ein Aufgabenbereich der Dienstaufsicht und nicht der Fachaufsicht ist. Organisationsverschulden hat aber einen Einfluss auf die Qualität der Versorgung. Insofern ist auch die Fachaufsicht tangiert, wenn auch nur in beratender Funktion. Da die Bearbeitung von Beschwerden und Eingaben bereits in ▶ Kap. 3 abgehandelt wird, soll im Folgenden auf eine erneute Darstellung verzichtet werden.

6.1 Budgets in der öffentlichen Verwaltung

In der Vergangenheit wurden die Haushaltsmittel aller Gebietskörperschaften im Rahmen der **Kameralistik** zugeteilt. In der modernen Terminologie handelt es sich dabei um eine „**inputorientierte Steuerung**", was nichts anderes bedeutet, als dass den einzelnen Behörden eine bestimmte Summe zur Verfügung gestellt wurde, mit der diese dann zurechtkommen mussten. Gelang es einem Ministerium oder einer Behörde sparsam mit diesen Geldern umzugehen, so wurde dies nicht wohlwollend zur Kenntnis genommen. Im Gegenteil: die Ersparnisse wurden einbehalten und für das Folgejahr bekam dieser Verwaltungsbereich nur noch einen um diesen Einsparungsbetrag reduzierten Ansatz. Die Folge war, dass zum Ende des Jahres möglichst alle Mittel ausgegeben wurden; nicht selten für Überflüssiges, manchmal sogar für Unsinniges. Hauptsache, es blieb kein Geld übrig. Dieses Phänomen war als „November- oder Dezember-Fieber" bekannt. Durch dieses Wirtschaften war man davor geschützt, nicht nachträglich mit geringeren Haushaltsansätzen im Folgejahr bestraft zu werden.

Die Kameralistik war ein komplexes Instrument mit „Kapiteln", „Titeln" und „Titelgruppen". Es war genau definiert, welche Mittel für die einzelnen Titel zur Verfügung standen und was genau mit diesen Geldern gemacht werden durfte und was nicht. Das „Herbst-Fieber" musste also gut geplant werden. Man durfte dabei keinen Titel übersehen.

Mit der Zeit erkannte man schließlich, dass die Kameralistik zwar ein einfach handhabbares Instrument ist, aber leider kein besonders effizientes. Man wollte eine moderne Verwaltung, mit modernen Steuerungsinstrumenten. Damit war der Gedanke geboren, die Kameralistik aufzugeben und eine **Leistungsorientierte Haushaltswirtschaft** einzuführen.

Hinter der Idee einer Leistungsorientierten Haushaltswirtschaft verbirgt sich der Gedanke, dass durch eine flexiblere Haushaltsmittelbewirtschaftung und der Einführung einer Kosten- und Leistungsrechnung, ein einheitliches Steuerungs- und Controllingsystem geschaffen werden kann, das einen Leistungsvergleich zulässt.

Bei der Budgetierung werden mit jeder einzelnen Behörde Ziele vereinbart, nämlich Leistungen, die die Behörde erbringen muss. Dazu wird ein Budget zugewiesen, über das die Behörde relativ autonom verfügen kann. Idealerweise sollte dieses Budget tatsächlich auch leistungsorientiert bemessen sein und nicht aus der „hohlen Hand" zugewiesen werden. Die leistungsorientierte Budgetzuweisung setzt somit voraus, dass eine sinnvolle Zielvereinbarung getroffen wurde, mit einer Festlegung der Prioritäten und einer Erstellung von Messinstrumenten, mit denen die erzielten Ergebnisse erfasst und überprüft werden können. Durch die Budgetierung erhält die Leistungserbringung, der „**Output**", somit einen größeren Stellenwert. Die Quantität und Qualität der erbrachten Leistungen werden dadurch zum Kriterium der Steuerung.

6.1.1 Rechtliche Grundlagen

Grundlage für die Budgetierung in Niedersachsen ist § 17a der niedersächsischen Haushaltsordnung (LHO):

§ 17a LHO – Leistungsbezogene Haushaltsplanaufstellung und -bewirtschaftung:

» (1) 1 Die Einnahmen, Ausgaben und Verpflichtungsermächtigungen können im Rahmen eines Systems der dezentralen Verantwortung einer Organisationseinheit veranschlagt und bewirtschaftet werden.
2 Dabei wird die Finanzverantwortung im Rahmen der haushaltsmäßigen Ermächtigung auf die Organisationseinheiten übertragen, die die Fach- und Sachverantwortung haben.
3 Voraussetzung sind geeignete Informations- und Steuerungsinstrumente, mit denen insbesondere sichergestellt wird, dass das jeweils verfügbare Ausgabevolumen nicht überschritten wird.
4 Art und Umfang der zu erbringenden Leistungen sind durch Gesetz oder den Haushaltsplan festzulegen.
(2) In den Fällen des Absatzes 1 ist durch Gesetz oder Haushaltsplan für die jeweilige Organisationseinheit zu bestimmen,
1. welche Einnahmen für bestimmte Zwecke verwendet werden sollen,
2. welche Ausgaben übertragbar sind und
3. welche Ausgaben und Verpflichtungsermächtigungen jeweils gegenseitig oder einseitig deckungsfähig sind.

Die Vorteile der Budgetierung liegen auf der Hand. Sparsames Wirtschaften wird nicht mehr mit Kürzungen in der Mittelzuweisung bestraft. Die erwirtschafteten Mittel können sogar zum Teil in das Folgejahr übertragen werden.

Damit Kostenreduktionen nicht durch eine Minderung des Qualitätsstandards erzielt werden, bedingen Produkthaushalte nach § 17a LHO neben der Definition, Quantifizierung und Messung von Finanzzielen, zwingend auch die Definition und Messung von Fachzielen. Wirtschaftliche Steuerung setzt deshalb eine Definition des angestrebten Qualitätsniveaus voraus.

Im Gegensatz zur Kameralistik ist es bei einer Budgetzuweisung zudem möglich, bei Engpässen in einem Bereich ersparte Mittel aus einem anderen Bereich zu nutzen, die sog. **Deckungsfähigkeit**[1], wobei natürlich auch die Budgetzuweisung Ausnahmen vorsieht.

6.2 Leistungsorientierte Haushaltswirtschaft im niedersächsischen Justizvollzug

Beispielhaft wird nachfolgend die Einführung der Leistungsorientierten Haushaltswirtschaft anhand der Vorgehensweise im niedersächsischen Justizvollzug dargestellt. Dabei soll nur auf den Personal- und Sachhaushalt eingegangen werden. Investitionen und Projekte bleiben unberücksichtigt.

Da die dezentrale Verwaltung der Haushaltsmittel ein Kernziel der Budgetierung war, sollten die Haushaltsmittel der Anstalten auch nicht mehr im Ministerium verwaltet werden. Dieses Vorgehen erschien sinnvoll, weil die üblichen Vollzugsabläufe annähernd standardisiert und somit gut kalkulierbar sind. Dies gilt aber nicht für die medizinische Versorgung. Im Gegensatz zu allen anderen Versorgungsbereichen im Justizvollzug, unterliegen die medizinischen Behandlungskosten einer extremen Variationsbreite. Die Einflussnahme auf die medizinischen Behandlungskosten, und damit ihre Kalkulierbarkeit, ist somit deutlich reduziert.

Zur Vorbereitung der Budgetierung hatte man im Justizministerium eine Projektgruppe eingerichtet. Diese Projektgruppe hatte Kennzahlen für alle Bereiche des Justizvollzugs erarbeitet, ohne dabei die Besonderheiten der medizinischen Versorgung zu berücksichtigen. Zur Leistungserfassung im ärztlichen Dienst hatte man lediglich eine Zeiterfassung vorgesehen. Der ärztliche Arbeitseinsatz sollte nach den Tätigkeiten „Allgemeinmedizin" und „Suchtarbeit" getrennt erhoben werden. Ein zentral verwaltetes Reservebudget war nicht mehr vorgesehen. Aus den vorgenannten Gründen war dieser Verzicht auf ein Reservebudget besonders problematisch. Zur Vermeidung späterer Schwierigkeiten musste deshalb dringend interveniert werden.

6.3 Kennzahlen

Nachfolgend soll anhand des Schreibens der Medizinischen Fachaufsicht an die Projektgruppe und das Haushaltsreferat des Ministeriums dargelegt werden, welche Anregungen zur Leistungserfassung gegeben wurden.

1 Zu Zeiten der Kameralistik war die Deckungsfähigkeit nur bei wenigen Titeln gegeben. So z. B. beim „medizinischen Titel", der bei einer Überschreitung einen Zugriff auf andere Titel zuließ. Man darf schließlich keinen schwer erkrankten oder vital bedrohten Gefangenen wegen fehlender Gelder unbehandelt lassen.

Anregung zur Leistungserfassung im ärztlichen Dienst
„Diese Erfassung (gemeint sind die Kennzahlen der Arbeitsgruppe; Anm. d. Autors) ist nicht nur mit großen Fehlern behaftet, sie trennt zudem Tätigkeiten (Allgemeinmedizin und Suchtarbeit), die als ärztliche Tätigkeiten nicht zu trennen sind. Die resultierenden Kennzahlen erlauben eindeutig keine Beurteilung der Arbeitsleistungen und sind somit zur Steuerung der Effektivität und Effizienz nicht geeignet.

Empfehlung:
...Wünschenswert wäre eine Erfassung der Tätigkeiten in Anlehnung an die GOÄ. Eine solche Erfassung setzt aber eine entsprechende EDV voraus, die bisher in keiner Anstalt vorhanden ist. Alternativ kann deshalb derzeit nur mit der Berechnung von Durchschnitts-Leistungen gearbeitet werden (kurativer Ansatz), die sich aus dem Krankheitsprofil, dem medizinischen Standard, der Aufnahmefrequenz und der Sprechstundenkonsultation ergeben. Der kurative Ansatz ist seit Jahren Berechnungsgrundlage für die Medizinische Fachaufsicht...“

Bezüglich des Sachhaushalts erfolgte eine weitere Anregung:

Leistungsbemessung im Sachhaushalt
„Kluge und insbesondere pfiffige Anstaltsleiter erzielen derzeit Einsparungen nicht durch eine Optimierung der Arbeitsabläufe oder eine Anhebung des Qualitätsstandards, sie verlagern die behandlungsintensiven Fälle in andere Versorgungsbereiche und halten sich damit von den entstehenden Kosten frei. Von welchen Kosten man sich dabei freihalten kann, soll beispielhaft an einem HIV-infizierten Gefangenen dargestellt werden. Während durchschnittlich im Justizvollzug pro Gefangenen und Tag ca. 50 Cent für Medikamente aufzubringen sind, beträgt die Versorgung im JVK bereits ca. das 10fache, d. h. ca. 5 Euro. Muss eine Anstalt einen HIV-infizierten Gefangenen mit antiretroviralen Medikamenten behandeln, so entstehen für diesen Gefangenen Tagesbehandlungskosten von ca. 80 Euro. Zusätzlich sind bei diesem Gefangenen natürlich auch konsiliarärztliche Leistungen zu erbringen, die zusätzliche Mittel binden. Allein für die Medikamente entstehen der Anstalt damit fast 200fach höhere Kosten als für einen Regelgefangenen. Diese sind selbst bei intensivster Einsparung im Medikamententitel nicht aufzufangen. Noch extremer werden die Belastungen, wenn intensivmedizinische Maßnahmen erforderlich werden. Wie bereits in mehreren Vermerken der medizinischen Fachaufsicht festgehalten, sind hier zwingend angemessene Regelungen zu treffen.

Empfehlung:
...Für das medizinische Budget ist eine Berücksichtigung und Regelung von Härtefällen erforderlich. Dazu wurde in der Vergangenheit ein Zentralbudget eingerichtet. Dieses greift bei den zuvor dargelegten Fällen (intensivmedizinische- und sonstige kostenintensive Behandlungen). Ein solches Zentralbudget wird auch zukünftig erforderlich sein.“

Da von Seiten der Projektgruppe keine Unterbudgets vorgesehen waren, resultierte bezüglich des Justizvollzugskrankenhauses und der psychiatrischen Abteilungen folgende Empfehlung:

Anstaltsübergreifende Versorgungsbereiche
„Wie bereits bei den Medikamenten dargelegt (Durchschnittsmedikamentenkosten des JVK), entstehen in zentralen Versorgungsbereichen zwangsläufig höhere Kosten, da hier intensivere Aufgaben zu erfüllen sind. Solch zentrale Versorgungsbereiche sind das Justizvollzugskrankenhaus und die psychiatrischen Abteilungen. Primär werden die höheren Kosten in diesen Bereichen durch den erforderlichen Personalschlüssel verursacht. Missachtet die Anstalt ihren Versorgungsauftrag, so gewinnt sie dadurch zusätzliche Ressourcen, die sie intern nutzen kann. Hier ist eine Trennung der Mittelzuweisungen erforderlich, um der Reduktion des Behandlungsauftrags mit einer Reduktion der zugewiesenen Mittel begegnen zu können.

Empfehlung:
Bei den Anstalten x, y und z sind die Budgets für das Justizvollzugskrankenhaus und die psychiatrischen Abteilungen gesondert auszuweisen… Wozu eine undifferenzierte Budgetzuweisung in diesen Bereichen führt, lässt sich aus den Inspektionsberichten des Justizvollzugskrankenhauses und der psychiatrischen Abteilung… entnehmen."

▪ Ergebnis der Anregungen

Entgegen der ursprünglichen Planung wurde erneut ein Zentralbudget im Ministerium eingerichtet. Zwar wurde der Sachhaushalt den Anstalten als Gesamtbudget zugewiesen, es erfolgte aber eine gesonderte Erfassung der Unterbudgets der medizinischen Abteilungen.

In Anlehnung an die ursprünglichen Titel der medizinischen Versorgung

- 42761 nebenamtliche Kräfte
- 52261 Verbrauchsmaterial
- 53861 Dienstleistungen Außenstehender

wurden bezüglich der Bewirtschaftungsgrundsätze die Leistungsvergütungen dem Leistungserbringen angepasst. Für die Kollektive

- Männlicher U-Haft- und Strafvollzug
- Weiblicher U-Haft- und Strafvollzug
- Jugendlichen- und Jungtätervollzug

wurden Vergütungsansätze berechnet, die sich aus den Mittelwerten der Ausgaben ergaben. Erfasst wurden folgende Ausgaben:

- Arztkosten für die Basisversorgung
- Stationäre Behandlungskosten in externen Kliniken
- Psychiatrische und psychotherapeutische Behandlungskosten
- Konsiliarärztliche Leistungen
- Medikamente und Verbrauchsmaterial
- Zahnmedizinische Behandlungen

Aus den errechneten Vergütungssätzen und der Durchschnittsbelegung ergab sich der Budgetansatz für das Unterbudget „medizinische Versorgung“.

6.4 Bewirtschaftungsgrundsätze für das Zentralbudget

Wie bereits dargelegt, hatte man zunächst von Seiten der Projektgruppe kein Reservebudget vorgesehen. Nachdem man die Notwendigkeit eines solchen zentral verwalteten Budgets festgestellt hatte, waren die Zugriffsmodalitäten zu klären. Nachfolgend sollen diese Zugriffsmodalitäten (Härtefallregelung) anhand eines Schreibens der Fachaufsicht an das Haushaltsreferat erläutert werden. Die errechneten Jahreskosten beziehen sich auf die niedersächsischen Ansätze für das Jahr 2007. Sie sollen dem Leser einen Eindruck der medizinischen Versorgungskosten in einem Gefängnis vermitteln.

Schreiben der Fachaufsicht an das Haushaltsreferat

„Arztkosten für die Basisversorgung:
In der regulären Budgetzuweisung sind die Arztkosten für die Basisversorgung enthalten. Das Budget für die Arztkosten richtet sich nach den Kennzahlen für die Leistungserfassung im ärztlichen Dienst. Eine Härtefallregelung greift nur bei Versorgungsengpässen, wenn auf kostenaufwändige Alternativen zurückgegriffen werden muss (z. B. längere Erkrankung hauptamtlicher Ärzte, Leistungsausgleich wegen Einbindung in Arbeitsgruppen pp.).

Zahnmedizinische Behandlungen:
Im Rahmen der regulären Budgetzuweisung sind die zahnmedizinischen Behandlungskosten enthalten. Für diesen Bereich sind keine Härtefallregelungen vorgesehen.

Stationäre Behandlungskosten in Akutkliniken:
Die Berechnung nach DRG ermöglicht es nicht mehr, intensivmedizinische Behandlungskosten zu erfassen. Die Regelung für den Bereich der stationären Behandlungen ist deshalb neu zu fassen. Demnach ist wie folgt zu verfahren: Anhand der Durchschnittsbelegung wird das Basisbudget errechnet. Dabei gelten folgende Behandlungskosten-Ansätze:

- Männliche Untersuchungs- und Strafhaft: 105,00 Euro
- Weibliche Untersuchungs- und Strafhaft: 160,00 Euro
- Jugendlichen- und Jungtätervollzug: 33,00 Euro

Erst wenn die daraus errechneten jeweiligen Ansätze für die Anstalt überschritten werden, ist eine Mittelzuweisung über das Reservebudget möglich. Voraussetzung dabei ist aber, dass eine Verlegung in das Justizvollzugskrankenhaus versucht wurde.

Psychiatrische und psychotherapeutische Behandlungskosten:
Hier bleibt es bei der bisherigen Regelung bezüglich der stationären Behandlungen. Im Rahmen der regulären Budgetzuweisung sind folgende Ansätze pro Gefangenen bereits berücksichtigt:
- Männliche Untersuchungs- und Strafhaft: 38,00 Euro
- Weibliche Untersuchungs- und Strafhaft: 38,00 Euro
- Jugendlichen- und Jungtätervollzug: 38,00 Euro

Ambulante Behandlungskosten:
Für konsiliarärztliche Leistungen sind im Rahmen des zugewiesenen Budgets bereits folgende Kosten berücksichtigt:
- Männliche Untersuchungs- und Strafhaft: 110,00 Euro
- Weibliche Untersuchungs- und Strafhaft: 170,00 Euro
- Jugendlichen- und Jungtätervollzug: 68,00 Euro

Bei einer Überschreitung dieser Ansätze ist eine Erstattung über das Zentralbudget nur bei nachgewiesenen Härtefällen möglich (z. B. Dialyse pp.). Erstattet werden nur die spezifischen diagnosebezogenen Behandlungskosten und nicht alle Fallkosten (z. B. Labor, normale Behandlung von Begleiterkrankungen pp.).

Medikamente und Verbrauchsmaterial:
Für diesen Bereich sind im Rahmen des zugewiesenen Budgets bereits folgende Kosten berücksichtigt:
- Männliche Untersuchungs- und Strafhaft: 255,00 Euro
- Weibliche Untersuchungs- und Strafhaft: 335,00 Euro
- Jugendlichen- und Jungtätervollzug: 165,00 Euro

Bei einer Überschreitung dieser Ansätze ist eine Erstattung über das Zentralbudget nur bei den Indikationsgruppen Antibiotika und Impfseren möglich, sofern der jeweilige Kostenanteil dieser Indikationsgruppen 20% des gesamten Medikamentenvolumens überschreitet.
Überschreitet der Kostenanteil für Antiretrovirale Substanzen 20 % der Gesamtkosten, so ist auch bei ausgeglichenem Budget eine Kostenerstattung des Differenzbetrages für diese Antiretroviralen Substanzen möglich."

6.5 Personalhaushalt und Kennzahlen

Mit ca. 80 % der anfallenden Gesamtkosten ist der Personalhaushalt von deutlich größerem Gewicht als der Sachhaushalt. Einsparungen sind deshalb am effektivsten im Personalhaushalt zu erzielen.

Ein probates Mittel zur Optimierung des Budgets ist es, die Personalressourcen möglichst hoch anzusetzen. Durch ökonomischere Arbeitsabläufe kann man dann sehr einfach Kosten im Personalbereich einsparen und die gewonnenen Mittel im Sachhaushalt einsetzen. Dadurch entsteht zudem der Eindruck, man praktiziere ein besonders gutes Management in der Anstalt.

Nachdem bekannt wurde, dass auch im Justizvollzug die Leistungsorientierte Haushaltswirtschaft eingeführt werden sollte, versuchten einige Anstalten mit Forderungen im Personalbereich eine gute Ausgangslage zu erzielen. Im Rahmen der Inspektionen zeigten sich gelegentlich Mängel in den Organisationsabläufen, mit geringer Tendenz, diese zu beheben. Zum Teil gewann man den Eindruck, mit den Ressourcen werde bewusst großzügig umgegangen, um sich später einen entsprechenden Vorteil im Budget zu verschaffen. Der Personaleinsatz war deshalb besonders kritisch zu überprüfen.

6.6 Leistungserfassung im ärztlichen Dienst

Nachfolgend wird dargestellt, wie in Niedersachsen die Kennzahlen zur Leistungserfassung im ärztlichen Dienst berechnet wurden. Zur Übersichtlichkeit ist dieses Kapitel in zwei Teilbereiche untergliedert: Zunächst erfolgen Vorbemerkungen zur Leistungserhebung. Die Modalitäten zur Leistungsbemessung ergeben sich dann aus dem Erlass.

Im Jahre 2004 fand eine länderübergreifende Tagung zum Kostenmanagement in der medizinischen Versorgung statt. Die Tagung diente insbesondere dazu, das Strafvollzugsgesetz an die neuen Änderungen im Sozialgesetzbuch V (SGB V) anzupassen. Unter dem Schlagwort „innovatives Kostenmanagement" sollte geprüft werden, ob im Rahmen einer gesetzlichen Adaption – durch entsprechende Änderungen im Strafvollzugsgesetz – Kosten eingespart werden könnten.

Während dieser Tagung wurde deutlich, dass bis auf wenige Ausnahmen, kaum aussagefähige Kennzahlen zur medizinischen Versorgung im Justizvollzug erhoben wurden. Dies galt insbesondere für den Personalbereich. Dort blieben bei den Kostenanalysen der beamteten Mitarbeiter die Pensionsrücklagen und die Beiträge für die Beihilfe in der Regel unberücksichtigt. Dies führte zu einer Verzerrung der Berechnungsgrundlagen.

Insgesamt zeigte die Tagung, dass man von innovativen Ansätzen noch weit entfernt war. Es wurde aber auch deutlich, wie wichtig es war, aussagefähige Kennzahlen zu entwickeln.

Kennzahlen sind in den Bereichen besonders sinnvoll, in denen eine Steuerung möglich ist und in denen zudem ein relevantes Einsparpotenzial erwartet werden kann. In der Vollzugsmedizin sind dies die

- Personalkosten
- Kosten für stationäre Behandlungen
- Kosten für Medikamente und Kleinmaterial
- Kosten für konsiliarärztliche Leistungen

Dies sind auch die kostenintensivsten Bereiche der medizinischen Versorgung im Justizvollzug.

6.6.1 Personalkosten

Zur Berechnung der ärztlichen Leistungszahlen in Niedersachsen wurde zunächst eine Arbeitsgruppe gebildet, die sich aus Ärztinnen und Ärzten des Frauenvollzugs, Jugendvollzugs, Regelvollzugs und der Untersuchungshaft zusammensetzte. Die Teilnehmer dieser Arbeitsgruppe erhielten zur Vorbereitung eine Basisinformation zur Leistungserfassung und folgendes Schreiben der Fachaufsicht:

„Sehr geehrte Kolleginnen und Kollegen,
das Vollzugsmotto (zitiert aus dem Einheitlichen Vollzugskonzept) „nichts ist so gut, dass es nicht besser werden könnte", hat uns dazu bewogen, die Kennzahlen zur Leistungserfassung im medizinischen Versorgungsbereich zu überprüfen. Dazu konnte ich Sie zur Mitarbeit in einer Arbeitsgruppe gewinnen, wofür ich mich recht herzlich bedanken möchte.
Zur Vorbereitung unserer ersten Arbeitssitzung habe ich eine Zusammenfassung der relevanten Basisinformation erstellt. Wie Sie sehen, sind die bisherigen Budgetberechnungen etwas umfangreich. Man könnte es grundsätzlich auch einfacher machen. Aber bitte nicht anhand der reinen Belegungszahlen, denn das wäre dann zu „simple and stupid".
In Fachkliniken dient als ärztlicher Leistungsparameter die Aufnahmefrequenz. Da die Aufnahmemodalitäten im Justizvollzug relativ einheitlich sind, könnte auch im Justizvollzug die Aufnahmefrequenz als alleiniger Parameter für die ärztlichen Leistungen genutzt werden.
Die Krankheitsstruktur müsste dann modifiziert mit einfließen.
Sofern Ihnen diese Lösung vorschwebt, bitte ich um Vorschläge zur Zeitbemessung pro Aufnahme. Dabei wären Quartalswerte zu erheben, da die Behandlungszeiten mit in diesen Wert einfließen müssten.
Soviel vorab und nun die Basisinformation zur Lektüre.
Mit freundlichen kollegialen Grüßen"

Die etwas umfangreiche „Basisinformation", die dem Schreiben beigefügt war, soll hier nur zitiert werden, soweit diese Information zum besseren Verständnis beiträgt. Bezüglich der Personalbemessung im ärztlichen Dienst sollen die Ergebnisse der Arbeitsgruppe wiedergegeben werden. Diese Ergebnisse wurden als Erlass an die Anstalten weitergeleitet.

■ Vorbemerkungen aus der Basisinformation

Im Entwurf des Personalreferates zum Controlling waren Untersuchungshaft und Abschiebehaft als gleichwertige Einrichtungen eingestuft worden. Tatsächlich markieren diese beiden Bereiche Endpunkte in der **medizinischen Versorgungsskala**. Die Untersuchungshaft ist der personal- und kostenintensivste Bereich in der anstaltsärztlichen Versorgung; die Abschiebehaft ist der Bereich mit der geringsten Ressourcen-Belastung. Eine Gleichsetzung beider Bereiche bewirkt eine extreme Verzerrung.

Für die Zahnmedizin wiederum ergibt sich ein etwas anderes Bild. Auch hier fällt in der Abschiebehaft die weitaus geringste Belastung an, die höchsten Ausgaben sind aber nicht in der Untersuchungshaft, sondern in der Strafhaft zu erwarten.

Bezüglich der Qualitätsvorgaben wurde in dem Schreiben zur „Basisinformation" auf Folgendes hingewiesen:

Anschreiben zur Basisinformation

„Ziele der medizinischen Versorgung und zwingende Vorgaben:
Valide Kennzahlen setzen eine Definition des Leistungsspektrums und des Qualitätsstandards voraus. Durch das im Justizvollzug praktizierte Primärarztsystem entscheiden die Anstaltsärzte/Innen… darüber, ob andere Leistungserbringer hinzugezogen werden müssen… Dadurch lässt sich eine von den Patienten ausgehende unangemessene Nachfrage nach Versorgungsleistungen sowie die Doppelung von Leistungen vermeiden… Voraussetzung für dieses funktionsfähige Primärarztsystem ist eine solide fachliche Qualifikation der Anstaltsärzte/Innen und eine angemessene Personalführung. Der Personalführung und fachlichen Qualifikation (nicht nur der Anstaltsärzte, sondern aller Mitarbeiter) kommt deshalb eine zentrale Bedeutung zu."
Die Arbeitsgruppe wurde mit der Leistungserfassung vertraut gemacht. Dazu und zur Budgetverantwortung erfolgte folgender Hinweis:

„Budgetverantwortung
Die Integration der Fach- und Ressourcenverantwortung ist ein wesentliches Ziel der Haushaltswirtschaft gem. § 17a LHO. Wer für die Fachziele verantwortlich ist, soll auch über die erforderlichen Ressourcen weitestgehend selbst entscheiden können. Dazu sind eindeutige Strukturen der Budgetverantwortung zu erarbeiten. Bei der Budgetdelegation an die Anstaltsärzte/Innen sollten die Aufgaben und Verantwortlichkeiten eindeutig festgelegt werden. Die Ärzte/Innen wären damit nicht nur für das ihnen übertragene Budget, sondern auch für die Ergebnisse und Qualitätsstandards der Arbeitsleistungen verantwortlich. Voraussetzung für solch eine Delegation ist ein adäquates Controlling und eine kontinuierliche Erfassung der Ausgaben…"

6.6.2 Kennzahlen für den ärztlichen Dienst

Der Erlass zur Leistungserfassung im anstaltsärztlichen Dienst Niedersachsens wird nachfolgend in der Originalform vorgestellt. Die Arbeitsgruppe hatte sich für diese aufwändige Zeiterfassung entschieden. Einfacher wäre es gewesen, die Zahl der Zugänge als Bemessungsgrundlage zu wählen und dazu ein Zeitkontingent vorzusehen.

Leistungserfassung in der Medizinischen Versorgung

Kennzahlen ärztlicher Dienst im niedersächsischen Justizvollzug

Vorbemerkungen Kennzahlen können keine individuelle Leistungserfassung ersetzen. Als Orientierungswert ermöglichen aber die vorliegenden Kennzahlen eine ausreichend zuverlässige Bemessung der Zeitkontingente im ärztlichen Dienst der Justizvollzugsanstalten Niedersachsens. Die definierten Zeitkontingente beziehen sich auf Jahres-Stunden. Die Ansätze zur kurativen Medizin resultieren aus dem medizinischen Standard und der Analyse zum Krankheitsprofil der Gesamtklientel. Da Kennzahlen möglichst praktikabel und breit einsetzbar sein müssen, können sie nur begrenzt spezifische Sachverhalte erfassen. Aus diesem Grund finden folgende Besonderheiten keine Berücksichtigung in der Kennzahlen-Leistungserfassung (*1: Erfassung bei einer individuellen Leistungserfassung und im Rahmen der Inspektionen,*2: Berücksichtigung im Rahmen der Budgetzuweisung für konsiliarärztliche Leistungen):

- Methadonsubstitutionen (*1)
- Erweitertes apparatives Leistungsspektrum (*2)
- Konsiliarärztliche Leistungen (*2)
- Vertretungsregelungen für externe Einrichtungen (*1)
- Mitversorgung von externen Abteilungen mit entsprechenden Wegezeiten (*1)
- Zusatzleistungen (insbesondere Zugangsuntersuchungen) für externe Einrichtungen (*1)
- Reduzierung der Leistungsparameter im Jugend- und Jungtätervollzug

Leistungserfassung Grundparameter für die Leistungserfassung ist der Arbeitsaufwand für eine Basisversorgung. Für diese Basisversorgung auf den medizinischen Abteilungen ist ein Betreuungsschlüssel von 1 Arztstelle auf 600 Gefangene vorzusehen. Dabei wird ein Jahresstundenkontingent von 1.700 Std. pro Vollzeitstelle zugrunde gelegt. Ärztliche Leistungsbereiche mit besonderen Funktionen (Justizvollzugskrankenhaus, Psychiatrische Abteilungen, Arbeitsmedizin) werden durch diese Kennzahlen nicht erfasst. Diese Leistungsbereiche werden gesondert berechnet. Wegen ihrer linearen Struktur sind die Kennzahlen für den ärztlichen Dienst für Einrichtungen mit einer Durchschnittsbelegung unter 60 Gefangenen nicht geeignet. Die Kennzahlen setzen zudem eine angemessene Ablauforganisation und einen ausreichenden Personalschlüssel im Sanitätsdienst – mit entsprechend qualifiziertem Fachpersonal – voraus.

Basisversorgung und Zeit-Zuschläge Berechnungsgrundlage für das Leistungskontingent in einer Anstalt ist zunächst das Zeitkontingent der Basisversorgung (Basisstandard) mit einem Betreuungsverhältnis von 1 zu 600. Zu diesem Basisstandard erfolgen Zuschläge, die sich aus der besonderen Gefangenenpopulation, aus einer besonderen Qualität der medizinischen Versorgung (Medizinischer Standard) oder dem Versorgungsprofil der Anstalt ergeben.

1. Medizinischer Standard:
Das Profil der ärztlichen Tätigkeiten wird anhand von 3 Leistungsstufen erfasst. Voraussetzung für eine angemessene medizinische Versorgung in den Anstalten ist dabei die Einhaltung eines Mindeststandards ärztlicher Leistungen, der als Basisstandard definiert ist.

1.1 Basisstandard:
Dem Basisstandard sind folgende Leistungen zuzuordnen:
- Allgemeinmedizinische Versorgung mit der Möglichkeit für jeden Gefangenen mindestens einmal pro Woche Zugang in die reguläre allgemeinmedizinische Sprechstunde zu erhalten.
- Geregelte Akutversorgung
- Medizinische Standards entsprechend dem SGB V und den Empfehlungen des CPT (Europäisches Komitee zur Verhütung von Folter und unmenschlicher oder erniedrigender Behandlung oder Strafe).

Für die **Basisversorgung** auf den medizinischen Abteilungen ist ein **Betreuungsschlüssel** von **1 Arztstelle auf 600 Gefangene** vorzusehen.

1.2 Leistungsstufen:
Die Leistungsstufen berücksichtigen die Facharzt- und Zusatzqualifikationen der/des Anstaltsärztin/-arztes und die apparative Ausrüstung der jeweiligen medizinischen Abteilung. Die Leistungsbemessung setzt eine regelmäßige Durchführung der entsprechenden ärztlichen Tätigkeiten voraus.

Basisversorgung	Stufe 2	Stufe 3
EKG Sehtest Hörtest Impfungen Vorsorgeuntersuchungen entsprechend Sozialgesetzbuch 5 Basisstandard der physikalischen Therapie wie Kurzwellen und Wärmebestrahlung	Zusätzlich zu Stufe 1 erweiterte Maßnahmen wie: - Lungenfunktionsprüfung - Chirotherapie - Sonographie - Doppleruntersuchungen	Zusätzlich zu Stufe 2 erweiterte Maßnahmen wie: - Kleine Chirurgie - Gastroskopie - Röntgen - Ergometrie - Echokardiographie - Spezielle Schmerztherapie - Psychotherapie

Den **drei Qualitätsstufen** werden **drei Qualitätsränge** zugeordnet:

Qualitätsrang	Kriterien
A	Basisversorgung
B	Mindestens drei Kriterien der Stufe 2 oder mindestens je ein Kriterium der Qualitätsstufe Stufe 2 und 3 erfüllt
C	Mindestens zwei Qualitätskriterien der Stufe 3 erfüllt

Die Qualitätsränge werden mit folgenden Zuschlägen bewertet:

Qualitätsrang A	0 %
Qualitätsrang B	5 %
Qualitätsrang C	15 %

1.3 Gefangenenpopulation:
Zuschläge für die besondere Gefangenenpopulation sind bei folgenden Gefangenengruppen anzusetzen:
1. Weibliche Inhaftierte
2. Untersuchungsgefangene und Gefangene mit sehr kurzen Haftzeiten
3. Ältere (über 50 Jahre) und chronisch kranke Gefangene; Sicherungsverwahrte

Frauenvollzug	30 % der tatsächlichen Zahl weiblicher Gefangener
U-Haft-Bereiche und Bereiche mit hoher Neuzugangsfrequenz	60 % der tatsächlichen Zahl der U-Haft-Gefangenen und Kurzstrafigen
Langstrafen/chronisch Kranke/ Sicherungsverwahrung	30 % auf die Gesamtgefangenenzahl, sofern mehr als 20 % der Gefangenen älter als 50 Jahre sind

1.4 Versorgungsprofil der Anstalt (stationäre Einrichtungen):
Für Versorgungsbereiche mit stationären Einheiten sind zusätzlich folgende globale Zeitkontingente zu berücksichtigen:

Medizinische Krankenstation:	100 Stunden pro Jahr Pauschal
Vorhandene Sicherheitsstation:	100 Stunden pro Jahr Pauschal

2. Berechnungsmodus:
Berechnungsgrundlage ist jeweils der Basiswert, der sich anhand der Durchschnittsbelegung errechnet. In einem zweiten Schritt sind ggf. die prozentualen Zuschläge für die spezifische Gefangenenpopulation hinzuzurechnen. Der prozentuale Aufschlag für die jeweilige Leistungsstufe bezieht sich auf diesen errechneten anstaltsspezifischen

Populations-Basiswert. Er ist diesem hinzuzurechnen. Verfügt die Anstalt über eine Krankenstation und/oder eine Sicherheitsstation so sind zusätzlich jeweils 100 Jahresstunden zu berücksichtigen.

Beispiel: Anstalt mit 400 männlichen Strafgefangenen, 100 männlichen U-Häftlingen, 50 weiblichen Strafgefangenen und 50 weiblichen U-Häftlingen. Qualitätsrang C; Sicherheitsstation, Gesamtpopulation Basisversorgung = 1.700 Std. (entspricht 1/1 Arztstelle)

Zuschläge	
U-Haft männlich: 100 × 60 %	= 169 Std.
Weibl. Gefangene 50 × 30 %	= 42 Std.
U-Haft weibl. 50 × 90 % (30 + 60 %)	= 127 Std.
Summe Zuschläge:	= 338 Std.
Gesamtsumme:	2.038 Std.
Leistungszuschlag Stufe C: (15 % von 2.038)	= 306 Std.
Zuschlag Sicherheitsstation:	= 100 Std.
Kennzahl der Leistungsbemessung:	**2.444 Std.** (= 1,43 Arztstellen, entspricht 1,5 Arztstellen)

Eine Anstalt mit dieser Struktur hat demnach Anspruch auf 1,5 Arztstellen für die allgemeinärztliche Versorgung."

6.6.3 Reaktionen aus der Praxis

Eingangs wurde darauf hingewiesen, dass es ein probates Mittel zur Optimierung des Budgets ist, die Personalressourcen möglichst hoch anzusetzen. Durch eine bessere Organisation der Arbeitsabläufe, kann man dann recht einfach Kosten im Personalbereich einsparen und die gewonnenen Mittel im Sachhaushalt einsetzen.

Nachdem bekannt wurde, dass auch im Justizvollzug die Leistungsorientierte Haushaltswirtschaft eingeführt werden sollte, versuchten einige Anstalten mit Forderungen im Personalbereich eine gute Ausgangslage zu erzielen. So wurde u. a. ein einheitlicher Betreuungsschlüssel von einer Arztstelle pro 300 Gefangene gefordert, unabhängig von der Gefangenenpopulation und Vollzugsform. Aus zwei Anstalten kam diese Forderung vehement. Der Erlass zur Leistungserfassung im ärztlichen Dienst war in diesen beiden Anstalten verständlicherweise nicht sehr willkommen. Als Beispiel für eine Auseinandersetzung zwischen Anstalt und Fachaufsicht soll der nachfolgende Originalvorgang dienen.

Fallbeispiel: Schreiben der Fachaufsicht an die Anstalt

„Leistungserfassung im ärztlichen Dienst der JA …
Bericht vom ……
Anlage: Teilauszug aus den Standards des CPT[2]
Sehr geehrte Frau ….,
wie bereits in den Vorbemerkungen zu den Kennzahlen für den Ärztlichen Dienst dargelegt, können Kennzahlen keine individuelle Leistungserfassung ersetzen. Tatsächlich erbrachte die Leistungserfassung der ärztlichen Tätigkeiten in der JA … im Rahmen der Querschnittsanalyse ein Zeitkontingent, das grundsätzlich über eine Vollzeitstelle abzudecken wäre. Die Längsschnittanalyse über einen Zeitraum von 5 Monaten ergab ein höheres Arbeitspensum, so dass insgesamt für die ärztliche und betriebsmedizinische Versorgung der Anstalt 1,5 Arztstellen angemessen und insbesondere auch ausreichend erscheinen…
Erwähnen möchte ich zudem, dass seit der Leistungserfassung die Belegung im geschlossenen Jugendvollzug um 4,9 % und im offenen Jugendvollzug um 8,3 % abgenommen hat. Ich gehe davon aus, dass sich dies auch in der Arbeitsbelastung im ärztlichen Dienst entlastend auswirkt.
Obwohl der allgemeinmedizinische Betreuungsschlüssel im Jugendvollzug grundsätzlich niedriger anzusetzen wäre als im Erwachsenenvollzug, hat die Arbeitsgruppe „Kennzahlen" keine Reduktion für die Jugendanstalt… vorgesehen. Diese wohlwollende Bewertung erfolgte bewusst, um Freiräume für begleitende Pädagogische Maßnahmen zu schaffen…
Wegen des Hinweises auf das CPT, habe ich als Anlage Kopien der wesentlichen Seiten der Aufgaben und des Standards des CPT beigefügt. Die Gesamtfassung findet sich im Internet. Wie Sie diesen Seiten entnehmen können, gehören Leistungserfassungen und Leistungsbemessungen nicht zu den Aufgaben des CPT. Die Arbeitsgruppe „Kennzahlen" hat die Standards des CPT bewusst aufgenommen, um möglichen Ansätzen zur Qualitätsreduktion entgegenzuwirken. Der Hinweis auf das SGB V erfolgte in Hinblick auf das Äquivalenzprinzip in der medizinischen Versorgung.
Anhand der Erhebung und unter Berücksichtigung der Kennzahlen, ergeben sich keine Anhaltspunkte, die für eine Anhebung des Arbeitskontingents im Ärztlichen Dienst der JA … sprächen. Gleichwohl werde ich – sofern von der Anstalt gewünscht – die nächste Inspektion so gestalten, dass sie in Form einer Vertretungstätigkeit[3] erfolgen kann. Dazu bitte ich mir die Urlaubszeiten von Dr. … und Dr. … mitzuteilen, um eine entsprechende Terminierung vornehmen zu können. Die Inspektion würde dann in Abwesenheit beider Ärzte erfolgen. Dafür habe ich einen Zeitraum von 1 Woche vorgesehen.
Mit freundlichen Grüßen"

6

2 CPT (European Committee for the prevention of torture and inhuman or degrading treatment or punishment) ist eine Einrichtung des Europarates zur Überprüfung der Unterbringung und Betreuung in Gefängnissen, Polizeigewahrsam und psychiatrischen Kliniken.

3 Bei komplexen Fragestellungen und bei schwer durchschaubaren Abläufen kann es ein probates Mittel sein, eine Inspektion im Rahmen einer Vertretung durchzuführen. Eine mehrtägige Vertretung gewährt Einblicke, die man während einer üblichen Inspektion nicht erhalten würde. Dieses zeitaufwändige Verfahren ist natürlich nur besonderen Fällen vorbehalten.

6.7 Inspektionen

Inspektionen gehören zu den zentralen Aufgaben einer Fachaufsicht. Im Rahmen der Inspektion wird die Struktur- und Prozessqualität erfasst und beurteilt. Die Überprüfung der medizinischen Versorgung erfolgt dabei anhand einer Soll- und Ist-Analyse.

Es ist Aufgabe der Anstaltsleitungen, dafür zu sorgen, dass die medizinischen Abteilungen funktionsfähig sind. Die Anstaltsleitungen stoßen dabei aber an Grenzen, da sie die Arbeitsabläufe nicht fachlich-inhaltlich überprüfen und beurteilen können; dies kann nur die Fachaufsicht. Die Fachaufsicht wiederum hat keinen direkten Einfluss auf das Personal und besitzt auch keine personalrechtlichen Befugnisse. Voraussetzung für eine optimale Fachaufsicht ist deshalb eine gute Kooperation mit den Anstaltsleitungen. Gleiches gilt auch für die Anstaltsleitungen. Auch sie sind zur angemessenen Aufgabenerfüllung auf eine gute Kooperation angewiesen.

6.7.1 Ziele der medizinischen Versorgung und zwingende Vorgaben

In der medizinischen Fachliteratur sind folgende Ziele definiert:
- Sicherung des Behandlungserfolgs
- Patientenzufriedenheit
- Mitarbeiterzufriedenheit

Zur Sicherung des Behandlungserfolges sind die Vorgaben, die sich aus dem SGB V ergeben, einzuhalten. Das Äquivalenzprinzip verpflichtet den Justizvollzug zur Einhaltung dieser Vorgaben. Die Überprüfung der Einhaltung dieser Vorgaben obliegt der medizinischen Fachaufsicht.

Die Sicherung des Behandlungserfolgs steht nicht unbedingt im Einklang mit der Patientenzufriedenheit. Gerade im Vollzug ist der ärztliche Dienst häufig mit Anliegen von Seiten der Gefangenen konfrontiert, die sich mit dem Maß des Notwendigen nicht vereinbaren lassen und dadurch nicht selten zu einer Unzufriedenheit führen. Es ist die Aufgabe der Fachaufsicht, die Einhaltung des medizinischen Standards zu überprüfen. Gleichzeitig ist auf einen ökonomischen Umgang mit den Ressourcen zu achten. „Luxus-Verordnungen", wie etwa zur Erzielung einer vordergründigen Patientenzufriedenheit und damit zur Vermeidung von Eingaben, Beschwerden und Strafanzeigen, ist entgegenzuwirken.

Die Mitarbeiterzufriedenheit hat einen wesentlichen Einfluss auf die Arbeitsabläufe. Da eine gestörte Arbeitsatmosphäre Auswirkungen auf den Behandlungsstandard und die Behandlungskosten hat, sind sowohl die Anstaltsleitung als auch die Fachaufsicht gut beraten, die Ablauf-, Organisation- und Geschäftsverteilung so zu gestalten, dass eine Arbeitszufriedenheit gewährleistet ist. Angemessene Ergebnisse sind nur dann zu erzielen, wenn alle Mitarbeiter „an einem Strang ziehen". Inhaltliche und formale Aspekte müssen aufeinander abgestimmt sein.

6.7.2 Das grobe Prinzip

In Niedersachsen wurden – zumindest bis 2010 – die Inspektionen unter Berücksichtigung des Soll- und Ist-Werte-Vergleichs durchgeführt. Erhoben wurde die Struktur- und Prozessqualität. Die Einhaltung des medizinischen Standards war ein Schwerpunkt der Inspektionen, der Umgang mit den Ressourcen ein weiterer. Als Leitlinie für die Erhebungen diente ein **Erhebungsbogen** für medizinische Abteilungen. Für Inspektionen des Justizvollzugskrankenhauses und der psychiatrischen Abteilungen wurde dieser Erhebungsbogen modifiziert genutzt, da in diesen Fällen Besonderheiten zu berücksichtigen sind, die sich nur unzureichend mit dem Erhebungsbogen abbilden lassen. Nachfolgend wird ein Inspektionsprotokoll wiedergegeben, das anhand des Erhebungsbogens erstellt wurde.

6.7.2.1 Fallbeispiel: Inspektion der medizinischen Abteilung des Regelvollzugs

Am 28.01.2009 hat der Unterzeichner die medizinische Versorgung der Gefangenen in der JVA … überprüft.

▪ 1. Personaleinsatz und Organisation

	Hauptanstalt	Nebenanstalt	Gesamt
Durchschnittsbelegung	280	73	353

▪▪ Stellenzuordnung im ärztlichen Bereich (Gesamtanstalt)

- Anstaltsarzt: Dr. …
- Facharzt/Zusatz-Qualifikationen: Facharzt für Allgemeinmedizin; Fachkunde suchtmedizinische Grundversorgung; Teilqualifikation „Betriebsmedizin“ (4 Theoriebausteine)
- Arbeitskontingent: 1,0

Kurative Medizin	Betriebsmedizin	Spezifika	Reduktionswert*	Arbeitskontingent
1.350				1.350
*Kein Reduktionswert				

Besonderheiten:

- Offener Jugendvollzug; geschlossener Vollzug Sicherheitsstufe II; Sicherheitsstation
- Zahnarzt: Dr. …
- Arbeitskontingent/Vergütung: Vergütung nach Leistungsvereinbarung

▪▪ Stellenzuordnung im Sanitätsdienst

Vorbemerkungen: Gemäß Dienstpostenbewertung für den mittleren allgemeinen Justizvollzugsdienst (Erlass vom 24.06.2008 – 2104 (V) – 301.249), ist der medizinische Dienst mit BesGr. A 8 bis A 9 mit Amtszulage bewertet (Bandbreitenbewertung). Der Einsatz im medizinischen Dienst setzt eine entsprechende fachliche Qualifikation voraus.

Ist- Zustand:				
Planstellen	A7	A8	A9	A9 + Z
davon besetzt	5 – (1)	1 + (1)		1
Fachliche Qualifikation:				
Krankenschwester/-pfleger:			3	
Krankenpflegehelfer:			1	
Arzthelferin:			1	
Zahnarzthelferin:				
Rettungsassistent:			1	
Rettungssanitäter:			1	

■■ **Zusatzqualifikationen**
– 5 Mitarbeiter verfügen über die Fachkunde Strahlenschutz
– 2 Mitarbeiter Fachkunde Sterilgut
– 1 Mitarbeiter ist ausgebildeter Desinfektor

■■ **Organisationsablauf**
– **Personaleinsatz Sanitätsdienst:** Sanitätsdienstleiter: Überlappender Tagesdienst

Frühdienst	06.00 Uhr bis 13.15 Uhr	2 Bedienstete
Spätdienst	13.00 Uhr bis 21.30 Uhr	2 Bedienstete
Nachdienst		
Wochenenddienst	07.00 Uhr bis 16.00 Uhr	1 Bediensteter

– **Arztsprechstunde:** (siehe Wochenplan Arztsprechstunden)

Hauptanstalt:				
Montag	Dienstag	Mittwoch	Donnerstag	Freitag
ab 08.00 Uhr	ab 08.00 Uhr	ab 08.00 Uhr	ab 08.00 Uhr	ab 08.00 Uhr
Jugendanstalt:				
Montag	Dienstag	Mittwoch	Donnerstag	Freitag
	ab 12.30 Uhr		ab 12.30 Uhr	

- **Zahnarztsprechstunde:** (siehe Wochenplan Arztsprechstunde)

Montag	Dienstag	Mittwoch	Donnerstag	Freitag
	ab 07.00/08.00		ab 07.00/08.00	

- **Sanitätssprechstunde:** Keine feste Sprechstunde; Methadonausgabe auf den Häusern ab 06.30 Uhr
- **Physikalische Therapie:** Individuell nach Einbestellung durch den Sanitätsdienst. Krankengymnastik bei Einzelindikation durch externe Kraft.

▪▪ Beurteilung und Empfehlungen

Der Anstalt steht ein fachlich gut qualifiziertes Team zur Verfügung. Die Abläufe sind gut geregelt. Sinnvoll wäre ein intramuraler psychiatrischer Konsiliardienst. Alternativ wäre auch eine Einbeziehung einer/eines approbierten Psychotherapeutin/en möglich. Voraussetzung für den psychotherapeutischen Konsiliardienst wäre eine Ausbildung nach der neuen Approbationsordnung, (die einer Facharztqualifikation entspricht und u. a. ein 1-jähriges Psychiatriejahr vorsieht). Da die Anstalt über eine Psychologin verfügt, die bereits eine Psychotherapie-Ausbildung begonnen hat, sollte dieser Psychologin die Fortsetzung dieser Ausbildung ermöglicht werden. Typischerweise wird den Ausbildungskandidaten eine Reduktion der Arbeitszeit auf eine Dreiviertelstelle gewährt. Das Psychiatriejahr erfolgt im Rotationssystem… Zur besseren Vernetzung zwischen medizinischem und Vollzugsdienst, sollte dem Anstaltsarzt eine Teilnahme am Konferenzsystem ermöglicht werden. Auch wäre eine Teilnahme an der Supervision oder einer Balint-Gruppe sinnvoll.

▪ 2. Medizinscher Standard: (Erhebungszeitraum 01.01. bis 31.12.2008)

Patientenkontakte Gesamtzahl:	7.557
Arztvorstellungen:	5.738
Zugangsuntersuchungen:	762

▪▪ Leistungsumfang

Es wird eine solide allgemeinmedizinische Versorgung mit ganzheitsmedizinischem Ansatz gewährleistet. Das erweiterte intramurale Behandlungsangebot (Qualitätsrang C) führt zu einer deutlichen Reduktion der konsiliarärztlichen Ausführungen (siehe dazu Ziff. 5, Konsile). Das Behandlungsangebot beinhaltet die psychosomatische Grundversorgung.

Besonderheiten:

- Überdurchschnittlich hohe Aufnahmefrequenz und hohe Anzahl an Arztkontakten.
- Angenehme therapeutische Atmosphäre auf der medizinischen Abteilung.

Räumlichkeiten und Geräteausstattung

Ambulanter Bereich

Alle Räume werden funktionsgerecht genutzt. Zur Umsetzung des Medizinprodukte-Gesetzes erfolgte eine räumliche Unterteilung in rein/unrein (primär wegen der Aufbereitung der Zahnarzt-Utensilien). Der gesamte Ambulanzbereich ist funktionsgerecht aufgebaut. Die hygienischen Vorgaben werden eingehalten.

Stationärer Bereich

10 Betten (derzeit nicht genutzt)

Medizinische Geräte

- EKG, Sonographie, Röntgen (Thorax, Gesamtkörper, Panoramaaufnahmen in der Zahnheilkunde, Einzelzahnröntgen)
- Optikerausrüstung (extern zur Verfügung gestellt)
- Physikalische Therapie: Basisausrüstung Elektrotherapie (Reizstrom); Bäder

EDV

Die JVA … ist Pilotanstalt von BASIS-Web ÄD. Tatsächlich erfolgt bisher nur die Aufnahme gem. BASIS-Web ÄD. Die Verlaufsdokumentation erfolgt weiterhin in der Papierakte, die Ablauforganisation wird durch eigene und gut erprobte EDV-Programme unterstützt. BASIS-Web ÄD bleibt somit weitgehend ungenutzt. Nach Einschätzung des medizinischen Dienstes ist bei der Anwendung von BASIS-Web ÄD ein Vielfaches an Arbeitszeit erforderlich. Mit dem jetzigen Personalschlüssel sei dies nicht zu leisten. Tatsächlich sind die Ausdrucke zu BASIS-Web ÄD sehr unübersichtlich. Welche Vorteile durch die Ablauforganisation zu erzielen sind, lässt sich derzeit nicht abschätzen. Grundsätzlich kann zunächst noch auf die EDV-Gesamtumsetzung verzichtet werden. Sollte sich die Einführung von BASIS-Web ÄD in den Anstalten Vechta und Uelzen als problemlos erweisen, müsste in … eine erneute Einführung des Programms erfolgen. Derzeit sind die Erfahrungen in Vechta abzuwarten. Der Aufnahmebefund sollte aber in … weiterhin nach BASIS-Web ÄD erfolgen, da dabei wesentliche Kennzahlen erhoben werden.

4. Medikamentöse Verordnungspraxis

- Bestellpraxis und Überprüfung: Durch fest zugeordneten Sanitätsdienst.
- Lagerung: Alphabetisch
- Ausgabe: Über Tagescontainer auf den Stationen. Die Container werden vom Spätdienst ausgetauscht.

Arzneimittelverordnung: (Gesamtkosten im Quartalsvergleich)		
Arzneimittelkosten III. Quartal 2008 (vs. III. Quartal 2007)		
Arzneikosten aller JVAen:		
Gesamtumsatz 3. Quartal 2008:	289.615 €	Diff.: 46.169 €
Gesamtumsatz 3. Quartal 2007:	243.446 €	

6

Indikation	**Quartal III/2008**	**Quartal III/2007**	**Diff.:**
Antiretrovirale Präparate	6.953 €	974 €	5.979 €
Psychopharmaka	1.308 €	2.392 €	−1.084 €
Hepatitis C-Behandlung	3.456 €	–	3.456 €
Analgetika	861 €	497 €	364 €
Dermatika	439 €	673 €	−234 €
Antibiotika	525 €	134 €	391 €
Magen-Darm-Mittel	282 €	367 €	−85 €
Opiatsubstitution	366 €	186 €	180 €
Bronchospasmolytika	240 €	137 €	103 €
Beta-Blocker/Ca-Antagonisten	78 €	240 €	−162 €
Hypophysenhormon u. Hemmst.	187 €	96 €	91 €
Migränemittel	282 €	–	282 €
Antimykotika	189 €	91 €	98 €
Ophthalmika	141 €	135 €	6 €
Antihypertonika	97 €	130 €	−33 €
Antiepileptika	18 €	186 €	−168 €
Antidiabetika	158 €	33 €	125 €
Aus Gründen der Übersichtlichkeit wurden einige Indikationsgruppen weggelassen. Deshalb ergibt sich eine größere Gesamtsumme.			
Gesamtergebnis		16.210 €	7.373 €

▪▪ Beurteilung

Berücksichtigt man, dass die Durchschnittsbelegung in 2007 bei 200 Gefangenen lag (2008 bei 280 Gefangenen) so sind ca. ein Drittel der Kosten belegungsbedingt. Die Analyse der Medikamentenkosten zeigt, dass fast zwei Drittel der Kosten auf antiretrovirale Substanzen und Interferone zurückzuführen sind. Auf diese Ausgaben hat der ärztliche Dienst keinen Einfluss. Bei gleichbleibender Entwicklung wäre demnach die Hälfte dieser Kosten (ca. 5.000 Euro) über das Zentralbudget zu tragen.

8725085	Combivir Filmtabletten	TAB	60	ST	5	420,56 €	2102,80 €
3844514	Invirase 500 MG	TAB	120	ST	3	436,32 €	1308,96 €
9097426	Norvir	KA	84	ST	2	117,36 €	234,72 €
2236586	Pegasys 180UG	SP	1	ST	8	195,12 €	1560,96 €
4126755	Pegintron 80 MCG	IN	1	ST	13	113,53 €	1475,89 €

Insgesamt zeigt die Überprüfung der Indikationsgruppen ein angemessenes Verordnungsverhalten.

Substitution

- BtMG, BtMVV: Fachkunde suchtmed. Grundvers./Übergangsregelung: Dr. … verfügt über die Fachkunde „suchtmedizinische Grundversorgung".
- Substitutionssprechstunde: Im Rahmen der regulären Sprechstunde
- Ausgabe: Morgens über den Sanitätsdienst auf den Häusern.

Dauersubstitution (Stichtag 28.01.2009):	10
Entzugsbehandlung (Stichtag 28.01.2009):	4

- Substitut: Methadon (12); Suboxone (2); Methylphenidat (1); Sevredol (1)
- Arztkontakte: Regelmäßig
- Urin-Analysen: Im Abstand von ca. 4 bis 6 Wochen (unregelmäßig) über Sanitätsdienst.
- Psychosoziale Begleitung: Suchtberatungsdienst /Anstaltsarzt

5. Konsiliarärztliche Überweisungspraxis

Vorbemerkungen

Wegen einer überproportionalen Häufung von MRT-Überweisungen, erfolgte eine Analyse aller aktuellen MRT-Konsile. Die Analyse ergab folgendes Ergebnis:

- Fall 1: MRT HNO-ärztlich dringend empfohlen zum Ausschluss eines Carcinom-Verdachts (atypische Zellen im Sputum).
- Fall 2: MRT – Indikation durch Chirurgen nach therapieresistentem Schmerzzustand.
- Fall 3: Metastasen-Kontrolle nach Carcinom-Behandlung.
- Fall 4: MRT zum Ausschluss einer MS (Überprüfung der Therapieindikation mit Cortison).
- Fall 5: MRT auf Anregung des Gerichtsgutachters
- Fall 6: MRT zum Ausschluss einer Begleiterkrankung bei Patella-Luxation (Indikation durch Chirurgen).
- Fall 7: MRT von JVK Lingen erbeten (zur Abklärung rezidivierender Rückenschmerzen).
- Fall 8: MRT-Indikation durch Augenarzt, bei wechselndem Strabismus konvergenz/divergenz

Überweisungsfrequenz: 0,27	Landesdurchschnitt: 0,34

Beurteilung

Bei 7 der 8 MRT-Untersuchungen wurde die Indikation durch einen externen Facharzt/Gutachter gestellt. Lediglich der Fall 5 (Gerichtsgutachten) könnte als fragliche Indikation gewertet werden. Alle anderen Untersuchungen waren ärztlich indiziert.

Wie sich anhand der Überweisungsfrequenz zeigt, liegt die Überweisungsfrequenz deutlich unter dem Landesdurchschnitt. Vergleicht man die Überweisungen in der JVA … mit einer Anstalt gleicher Sicherheits- und Versorgungsstruktur, so ergibt sich ein noch eindrucksvolleres Bild. Bei solch einem Vergleich liegt … unter 50 % des Erwartungswertes. Dieses positive Bild ist primär auf das fachlich solide intramurale Behandlungsangebot der medizinischen Abteilung zurückzuführen.

▪ 6. Zahnärztliche Versorgung

Es erfolgte lediglich eine Begehung der Funktionsräume. Dabei waren keine Beanstandungen zu erheben.

▪ 7. Dokumentation

Die JVA … ist Pilotanstalt von BASIS-Web ÄD. Tatsächlich erfolgt bisher nur die Aufnahme gem. BASIS-Web ÄD. Die Verlaufsdokumentation erfolgt weiterhin in der Papierakte, die Ablauforganisation wird durch eigene und gut erprobte EDV-Programme unterstützt. BASIS-Web ÄD bleibt somit weitgehend ungenutzt…

- Aufnahmebefund: Gewissenhafte und eingehende Untersuchung und Dokumentation.
- Verlaufsdokumentation: Angemessen
- Aktenführung: Derzeit werden noch die alten Akten genutzt. Eine Umstellung auf das neue Aktensystem ist vorgesehen. Eine Einführung dazu soll vor Ort erfolgen (siehe auch Protokoll zum Qualitätszirkel).

▪ 8. Überprüfung von Einzelfällen

Bei der Beurteilung zur Arrestfähigkeit eines Gefangenen war es zu Unstimmigkeiten gekommen. Im Rahmen der Inspektion erfolgte deshalb diesbezüglich eine Einzelfallüberprüfung. Der Gefangene wurde dabei im Beisein des Anstaltsarztes auf der Station exploriert.

▪▪ Vorgeschichte

Nach eigenen Angaben verbüßt Herr G. derzeit eine Haftstrafe wegen eines Bewährungswiderrufs. Das Haftende sei auf den 11.02. notiert. Herr G. wird substituiert. Durch diese Substitution konnte eine deutliche Stabilisierung erzielt werden. Belastend wird aber derzeit die unklare Situation nach der Haftentlassung empfunden. Herr G. hatte kurz vor seiner Inhaftierung seine Wohnung aufgegeben. Er hoffte nach Haftentlassung bei seiner Lebensgefährtin wohnen zu können. Tatsächlich kam es aber bereits vor der Inhaftierung zu Spannungen in der Beziehung. Bisher scheiterte die Kontaktaufnahme zur Freundin. Herr G. befürchtet deshalb nach seiner Entlassung keine Bleibe zu haben und zwangsläufig auf eine Übergangseinrichtung angewiesen zu sein. Dort wiederum befürchtet er auf Bekannte aus dem Drogenmilieu zu stoßen und dann wieder dem Suchtdruck ausgeliefert zu sein. Durch diese ungeklärte Situation hat sein Erregungszustand deutlich zugenommen, die Frustrationstoleranz ist sehr gering.

▪▪ Aktuelles Geschehen

Man habe ihn bei der Essensausgabe „vergessen". Nachdem er sich durch lautes Klopfen bemerkbar gemacht habe, habe man ihm das kalte Essen mit einer ironischen Bemerkung überreicht. Er sei darüber so wütend gewesen, dass er kurze Zeit später den Bediensteten im Vorbeigehen angerempelt habe. Man habe ihn daraufhin auf einen gesonderten Raum verbracht. In diesem Raum habe ihn das Licht am schlafen gehindert. Er käme ohnehin kaum noch zum schlafen. Die Medikation helfe nur sehr begrenzt. Seiner Bitte, das Licht auszuschalten, sei nicht entsprochen worden. Er habe daraufhin versucht, die Lampe durch eine Decke abzudunkeln. Man habe ihn daraufhin in die Absonderung verbracht.

■■ Aktueller psychischer Befund

Leichte Antriebssteigerung, ansonsten keine gravierenden psychopathologischen Auffälligkeiten. Insbesondere kein Anhalt für inhaltliche oder formale Denkstörungen. Rapport geordnet, Sozialkontakt herstellbar. Situationsangemessene Affekte. Subdepressive Stimmungslage bei ungeklärter Zukunftsperspektive. Trotz einer angemessenen Bedarfsmedikation werden weiterhin Schlafstörungen geklagt. Gleichzeitig hat sich Herr G. sozial zurückgezogen und geht nicht in die Freistunde. Retrospektiv kann anhand des aktuellen Befundes und der Vorgeschichte eine psychotische Dekompensation sicher ausgeschlossen werden. Mit großer Wahrscheinlichkeit lag aber ein recht extremer Erregungszustand vor, der nur sehr begrenzt medikamentös aufgefangen werden konnte. Mit großer Wahrscheinlichkeit hat das Mitempfinden des Anstaltsarztes (psychosomatische Grundversorgung) einen deeskalierenden und damit stabilisierenden Einfluss gehabt. Hilfreich wäre ein therapeutischer Austausch gewesen (konsiliarärztlicher Rat durch eine/n Psychiater/in oder Psychotherapeutin/en). Die Bitte des Anstaltsarztes, der Anstaltsleiter möge mit ihm den Gefangenen aufsuchen, war in dieser Situation sinnvoll und angemessen. Eine externe Vorstellung hätte hingegen kaum zusätzliche Erkenntnisse gebracht.

■■ Aktuelle Intervention

Ich habe dem Gefangenen empfohlen, sich mit seinen Sorgen an den zuständigen Abteilungsleiter oder Abteilungshelfer zu wenden und möglichst auch Kontakt mit dem Suchtberatungsdienst aufzunehmen. Eine weitere Steigerung der Bedarfsmedikation erscheint derzeit nicht sinnvoll.

■■ Zusammenfassende Beurteilung

In der JVA … wird eine fachlich solide und qualitativ hochwertige medizinische Versorgung gewährleistet. Durch den ganzheitsmedizinischen Ansatz finden die Behandlungen in einer angemessenen therapeutischen Atmosphäre statt. Ein ganzheitsmedizinischer Ansatz erfordert aber eine Behandlungssicherheit, auch und gerade in psychischer Hinsicht. Wichtig wäre deshalb ein möglichst intramuraler Austausch mit einer/m Psychiaterin/en oder Psychotherapeutin/en. Eine Teilnahme an einer Supervisions- oder Balintgruppe wäre wünschenswert. In einem geschlossenen Vollzugssystem ist ein ganzheitsmedizinischer Ansatz auf eine Kooperation mit dem Vollzug angewiesen, sonst besteht grundsätzlich die Gefahr, dass therapeutische Maßnahmen konterkariert werden. Primärer Ansprechpartner sind dabei die Abteilungsleiter/Innen. Zwischen ärztlichem Dienst und Vollzug sollte möglichst ein regelmäßiger Austausch (Konferenzsystem) stattfinden. Dabei muss zwangsläufig berücksichtigt und respektiert werden, dass auch Anstaltsärzte an die ärztliche Schweigepflicht gebunden sind. Die qualitativ hochwertige medizinische Betreuung in der JVA ... führt zu einer deutlichen Entlastung des Justizvollzuges. Im Vergleich zum Landesdurchschnitt, weist die Anstalt eine niedrige Überweisungsfrequenz auf... Die Ressourcen werden ökonomisch eingesetzt.

6.8 Organisationsverschulden

In diesem Abschnitt wird der Begriff des Organisationsverschuldens im Deliktsrecht erläutert. Die sich daraus ergebenden Konsequenzen für eine Organisation mit hierarchischer Struktur werden kurz dargestellt. Demnach trägt nicht nur der einzelne Mitarbeiter die Verantwortung für ein Verschulden, die Organisation, zu der der Mitarbeiter gehört, trägt eine Mitschuld.

Ein gängiger Spruch in der Bundeswehr und im Justizvollzug lautet: „**Melden macht frei!**“ Was ist damit gemeint?

Erkennt ein Mitarbeiter Mängel in seinem Arbeitsbereich, so hat er diese Mängel seinem Vorgesetzten mitzuteilen, damit dieser für Abhilfe sorgen kann. Tut der Mitarbeiter dies nicht und entsteht dadurch ein Schaden, so kann ihm im Zweifelsfall grobe Fahrlässigkeit oder gar Vorsatz vorgeworfen werden. Was das für die Amtshaftung bedeutet, kann ► Abschn. 2.3 nachgelesen werden. Ein Mitarbeiter ist deshalb verpflichtet, seine Organisation auf Mängel und auf die sich möglicherweise daraus ergebenden Schäden hinzuweisen.

6.8.1 Rechtliche Vorgaben

Da der Leiter einer Organisation nicht alle Aufgaben selbstständig wahrnehmen kann, muss er eine Vielzahl dieser Aufgaben zwangsläufig delegieren oder mandatieren. Dabei muss er dafür sorgen, dass diese Aufgaben auch wirklich angemessen wahrgenommen werden. Als Leiter der Organisation entscheidet er somit über den Einsatz seiner Mitarbeiter. Er muss also gewährleisten, dass seine Mitarbeiter tatsächlich in der Lage sind, die übertragenen Aufgaben angemessen zu erledigen. Die Organisationsstruktur muss zudem so beschaffen sein, dass auch bei Engpässen ein reibungsloser Ablauf gewährleistet ist. Geschieht all dies nicht und kommt es dadurch zu einem Schaden, besteht der Vorwurf eines Organisationsverschuldens.

Die Verantwortung der Anstaltsleitung ergibt sich aus

§ 156 StVollzG:

» (2) Der Anstaltsleiter vertritt die Anstalt nach außen. Er trägt die Verantwortung für den gesamten Vollzug, soweit nicht bestimmte Aufgabenbereiche der Verantwortung anderer Vollzugsbediensteter oder ihrer gemeinsamen Verantwortung übertragen sind.

Ähnlich ist der Sachverhalt im niedersächsischen Justizvollzugsgesetz geregelt.

§ 176 NJVollzG:

» (1) 1 Die Anstaltsleiterin oder der Anstaltsleiter trägt die Verantwortung für den gesamten Vollzug in der Anstalt, vertritt die Anstalt in den ihr als Vollzugsbehörde obliegenden Angelegenheiten nach außen und regelt die Geschäftsverteilung innerhalb der Anstalt.
2 Die Befugnis, eine mit einer Entkleidung verbundene körperliche Durchsuchung, besondere Sicherungsmaßnahmen und Disziplinarmaßnahmen anzuordnen, darf sie oder er nur mit Zustimmung des Fachministeriums anderen Justizvollzugsbediensteten übertragen.

Die Schadensersatzpflicht ergibt sich aus dem Bürgerlichen Gesetzbuch (BGB).

§ 823 BGB – Schadensersatzpflicht:

» (1) Wer vorsätzlich oder fahrlässig das Leben, den Körper, die Gesundheit, die Freiheit, das Eigentum oder ein sonstiges Recht eines anderen widerrechtlich verletzt, ist dem anderen zum Ersatz des daraus entstehenden Schadens verpflichtet.
(2) Die gleiche Verpflichtung trifft denjenigen, welcher gegen ein den Schutz eines anderen bezweckendes Gesetz verstößt. Ist nach dem Inhalt des Gesetzes ein Verstoß gegen dieses auch ohne Verschulden möglich, so tritt die Ersatzpflicht nur im Falle des Verschuldens ein.

6.8.2 Das grobe Prinzip

In Organisationen mit hierarchischer Struktur – und dazu zählen insbesondere Krankenhäuser und Justizvollzugsanstalten – ist im Schadensfall die Organisation in die Haftung mit eingebunden. Deshalb muss sich ein Chefarzt persönlich davon überzeugen, dass seine Assistenzärzte tatsächlich in der Lage sind, die ihnen übertragenen Aufgaben angemessen zu erledigen. Behandlungsfehler, die auf eine unzureichende Kompetenz der Stationsärzte zurückzuführen sind, hat der Chefarzt mit zu verantworten. Die Chefarztvisiten und Fallsupervisionen dienen der Anleitung und Kontrolle der Assistenzärzte durch den Chefarzt.

Die Klinik haftet aber auch dann, wenn z. B. durch eine unzureichende Organisation eine rechtzeitige Hilfe nicht möglich ist. Wenn also ein Notfall auf der Station nicht rechtzeitig versorgt werden kann, weil der Stationsarzt zur gleichen Zeit in der Ambulanz tätig ist.

Der wesentliche Unterschied zwischen deliktischer Haftung und Haftung aufgrund eines Organisationsverschuldens liegt also darin, dass der Haftende, in diesem Fall die Klinik mit ihrem Chefarzt als Repräsentant der Klinik, bei mangelhafter Organisation in der Regel auch dann haftet, wenn dem handelnden Assistenzarzt keine Schuld trifft. Er kann ja nicht gleichzeitig auf der Station und in der Ambulanz sein.

Häufig besteht die Vorstellung, dass in hierarchischen Organisationen, insbesondere der Verwaltungen, aber auch in Kliniken und Gefängnissen, nur der einzelne Mitarbeiter die Verantwortung für ein Verschulden trägt. Tatsächlich aber trägt die

Organisation, zu der der Mitarbeiter gehört, eine Mitschuld. Konkret bedeutet dies, dass z. B. eine Justizvollzugsanstalt, die in sächlicher und/oder personeller Hinsicht nicht so ausgestattet ist, wie dies zur Erfüllung ihrer Pflichten gegenüber den Gefangenen erforderlich wäre, z. B. durch eine Überforderung des Sanitätsdienstes, wegen Krankheit oder Urlaub von Mitarbeitern, dringend dafür sorgen muss, dass die erforderlichen Aufgaben angemessen erledigt werden können. Das bedeutet diesem Fall also, dass der Sanitätsdienst umgehend entlastet wird. Geschieht dies nicht, wird im Haftungsfall der Organisationsmangel der Justizvollzugsanstalt angelastet.

6.8.3 Aus der Praxis

Fallbeispiel: Personalengpass durch Krankenstand

Durch einen hohen Krankenstand auf der medizinischen Abteilung ist es zu einer erheblichen Störung in den organisatorischen Abläufen gekommen. Die Anstaltsärztin wendet sich deshalb mit der Bitte um Unterstützung an die Personalstelle. Da die Personaldecke in der gesamten Anstalt recht dünn ist, kann ihr keine Unterstützung zugesagt werden. Wiederholt weist sie auf die prekäre Situation hin und unterbreitet Vorschläge zur Verbesserung der Situation. Leider werden diese Vorschläge von der Anstalt nicht aufgegriffen. Daraufhin wendet sie sich an die Fachaufsicht und schildert folgende Situation:

Typischerweise wären im Spätdienst zwei Sanitätsbedienstete eingesetzt. Einer der beiden Bediensteten müsse die Medikamente für alle Gefangenen der Anstalt stellen, der zweite Bedienstete stünde für telefonische Rücksprachen, für die Nachbereitung der Gesundheitsakten und für Notfalleinsätze zur Verfügung. Sie habe Verständnis, dass in schwierigen Zeiten nur ein reduzierter Personaleinsatz möglich wäre. Es müsste aber zumindest gewährleistet sein, dass der Sanitätsdienst während der Zeit der Medikamentenzuteilung vom Telefondienst befreit ist. Während dieser Zeit könnte ein Mitarbeiter der Anstalt den Telefondienst übernehmen. Es wäre verhängnisvoll, wenn bei der Medikamentenzuteilung Fehler passierten. Sie habe erfahren, dass es möglich wäre, Arzthelferinnen stundenweise für die Anstalt zu gewinnen. Damit wäre der medizinischen Abteilung sehr geholfen. Es bestünden aber Schwierigkeiten bei der Umsetzung.

Von Seiten der medizinischen Fachaufsicht wird der Ärztin mitgeteilt, dass für den Einsatz von Arzthelferinnen auf den Sachhaushalt zurückgegriffen werden könnte. Sei das Budget der Anstalt erschöpft, so könnte auf das Härtefall-Budget des Ministeriums zurückgegriffen werden. Dazu wäre ein Antrag zu stellen. Die derzeitige Regelung bei der Medikamentenzuteilung mit nur einem Sanitätsbediensteten sei inakzeptabel. Käme es zu Zwischenfällen, wegen falsch gestellter Medikamente, wäre dies als Organisationsverschulden zu werten. Als Anstaltsärztin müsse sie deshalb die Anstaltsleitung informieren; dazu sei sie verpflichtet. Andernfalls hätte der ärztliche Dienst das Organisationsverschulden zu verantworten.

Unmittelbar nach diesem Gespräch erreichte folgende E-Mail die medizinische Abteilung:
„Guten Tag,
für den heutigen Tag sind noch keine Medikamente in die Vollzugsabteilung gebracht worden – z. B. der Gef. B. wartet dringend auf seine Herzmedikamente. Im Normalfall

werden die Medikamente morgens gebracht, da oft Dosierungen für den Morgen und auch mittags erforderlich sind. Wir bitten um die Medikamente … Vielen Dank …"

Daraufhin reagierte die Anstaltsärztin mit folgender Mitteilung an die Anstaltsleitung und an die zuständigen Mitarbeiter der Anstalt. Nachrichtlich wurde auch die medizinische Fachaufsicht informiert:
„Sehr geehrte Damen und Herren,
die unten angefügte Mail nehme ich zum Anlass, Sie alle – z. T. zum wiederholten Male – auf die jetzt nicht mehr nur angespannte, sondern desolate und aus medizinisch ärztlicher Sicht nicht mehr zu verantwortende Personalsituation aufmerksam zu machen und meine dringende Bitte nach Fachpersonal für diesen Bereich zu erneuern.
Seit ungefähr 6 Wochen sind weitere auch längerfristige Krankmeldungen dazugekommen. Die verbliebenen Sanitäter sind durch die anhaltende Dauerbelastung so angegriffen und erschöpft, dass Anlass zu großer Sorge um deren Gesundheit und Psyche gegeben und mit weiteren Ausfällen zu rechnen ist.
Bitte veranlassen Sie, dass wir Hilfe erhalten (Abordnung, Arzthelferin als Aushilfe, …).
Die Personalsituation macht es mir unmöglich, einen geordneten Ablauf der medizinischen Versorgung zu gewährleisten. Die Tatsache, dass die Medikamente nicht mehr zeitgerecht von Sanitätern gestellt werden können, ist für einzelne Gefangene vital gefährdend und kann nicht geduldet werden.
Wenn keine Abhilfe geschaffen wird, müssen die betroffenen Gefangenen in andere Anstalten verlegt werden, um die Versorgung zu gewährleisten. Alternativ wäre eine Versorgung im JVK oder den umliegenden Krankenhäusern möglich.
Mit freundlichen Grüßen"

Ein solcher Hilferuf erfordert eine unmittelbare Reaktion. Man würde ein Gespräch zwischen Anstaltsleitung und ärztlichem Dienst erwarten. Tatsächlich fand aber ein solches Gespräch auch weiterhin nicht statt. Nachdem also von Seiten der Anstalt keine unmittelbare Reaktion erfolgte, musste die Fachaufsicht intervenieren. Am Folgetag erfolgte deshalb folgende Anregung:
„Sehr geehrte Frau Dr. …,
Ihre E-Mail verstehe ich so, dass Sie nachdrücklich auf die bestehende Gefahr eines Organisationsverschuldens hinweisen… Ich gehe davon aus, dass die Anstaltsleitung adäquate Regelungen treffen wird,…
Soweit Sie unter den derzeitigen Bedingungen die Vorgaben des SGB V und der ärztlichen Berufsordnung nicht mehr einhalten können (auch nicht im Rahmen von Überweisungen und Verlegungen), bitte ich mich erneut anzusprechen… Sollte die Anstalt im Rahmen ihrer derzeitigen Möglichkeiten und im Rahmen ihres derzeitigen Budgets keine angemessene Lösung finden, müsste ein Bericht zur Zuweisung zusätzlicher Mittel an das Ministerium erfolgen.
Damit alle Beteiligten angemessen informiert sind, habe ich Ihren Verteiler für meine Antwort benutzt und zusätzlich das Personalreferat (des Ministeriums) informiert.
Mit freundlichen Grüßen"

Wer nun glaubt, dass die Anstaltsleitung die Anregungen der Ärztin aufgegriffen und in einem Bericht an das Ministerium zusätzliche Mittel aus dem Härtefall-Budget beantragt hätte, der irrt. Stattdessen erfolgte von Seiten der Anstaltsleitung folgende Reaktion:

„Sehr geehrte Frau Dr. …,
Ihre Mail möchte ich hinsichtlich Ihrer Rolle als Führungskraft und der Vorgehensweise nicht unkommentiert lassen: … Ich interpretiere diesen Weg allenfalls als „Hilferuf", wobei Sie sich als Fachbereichsleiterin und Verantwortliche für den Personaleinsatz und für die Personalmotivation m. E. keinen Gefallen getan haben. Unterstützung für einen ausgeglichenen Personaleinsatz erhalten Sie nach wie vor durch Herrn …, der Ihnen zuarbeitet und alles Erdenkliche tut, um die prekäre Personallage „unterstützend" in den Griff zu kriegen. Unabhängig von dem Problem, dass es im (medizinischen) Fachbereich im Vergleich zu den übrigen Bereichen so viele „kranke Bedienstete" gibt.
Als Fachbereichsleiterin sind und bleiben Sie verantwortlich für eine auftragsbezogene Lösung. Diese Verantwortung können Sie nicht „ablegen" oder delegieren. Dies gehört zu Ihrer Rolle und Aufgabe, genauso wie die Sicherstellung und Organisation der ärztlichen Versorgung aller Gefangenen…"

▪ **Problemerörterung**

Der Beweggrund der Anstaltsleitung, auf die geklagte Notsituation so zu reagieren, bleibt spekulativ. Möglicherweise war es die Angst davor, wegen eines Organisationsverschuldens zur Verantwortung gezogen zu werden. Dafür spräche auch das Bemühen der Anstaltsleitung, diese Verantwortung an die Anstaltsärztin zu delegieren, was rechtlich natürlich nicht geht, da die Ärztin nicht autark den Personaleinsatz regeln kann. Zwar erkannte die Anstaltsleitung, dass es sich um einen „Hilferuf" handelte, sah aber keine Veranlassung, wirklich zu helfen oder zumindest die ärztlichen Anregungen zu reflektieren. Es mag ja sein, dass aus der Geschäftsverteilung hervorgeht, dass der besagte Mitarbeiter der Personalstelle dem medizinischen Dienst „zuarbeitet". Wahrscheinlich versuchte er auch „alles Erdenkliche" zu tun, „um die prekäre Personallage „unterstützend" in den Griff zu kriegen". Da er sich aber selbst in einer prekären Situation befand, war kaum Hilfe zu erwarten.

Offensichtlich hatte die Anstaltsleitung ihre gesamte Aufmerksamkeit auf das mögliche Organisationsverschulden gerichtet und die angebotene Hilfe übersehen. Grundsätzlich muss nämlich eine Anstalt mit dem ihr zugewiesenen Budget zurechtkommen. Nur für den medizinischen Bereich ist eine Unterstützung über das Reservebudget (▶ Abschn. 6.1) möglich.

Was die Anstaltsleitung auch übersehen hatte, ist, dass es für die medizinische Versorgung verbindliche Qualitätsstandards gibt, die nicht unterschritten werden dürfen. Natürlich gibt es Situationen, bei denen der medizinische Standard nicht eingehalten werden kann, z. B. nach einem Verkehrsunfall auf einer weit entlegenen Landstraße ohne Aussicht auf schnelle professionelle Hilfe oder in Kriegszeiten an der Front; wer aber über Reaktionsmöglichkeiten verfügt und diese nicht nutzt, macht sich strafbar. Er setzt sich nicht nur einem Organisationsverschulden aus, ihm kann auch eine unterlassene Hilfeleistung oder eine unzureichende oder falsche Behandlung angelastet werden. Scharf formulierte Sätze an den ärztlichen Dienst schützen nicht vor dieser Verantwortung.

Als Fallbeispiel für ein Organisationsverschulden könnte grundsätzlich auch ein Todesfall im Justizvollzugskrankenhaus dienen (Mehr dazu unter: ▶ Abschn. 4.3)

Weiterführende Literatur

Bürgerliches Gesetzbuch (BGB), in der Fassung der Bekanntmachung vom 2. Januar 2002. BGBl. I, S 42, 2909 (2003) I, S 738
Gesetz über den Vollzug der Freiheitsstrafe und der freiheitsentziehenden Maßregeln der Besserung und Sicherung (Strafvollzugsgesetz – StVollzG) vom 16. März 1976. BGBl. I, S. 581, 2088 (1977) I, S 436
Niedersächsisches Justizvollzugsgesetz (NJVollzG) in der Fassung vom 8. April 2014; Nds. GVBl. (2014), S 106
Niedersächsische Landeshaushaltsordnung (LHO) in der Fassung vom 30. April 2001, Nds. GVBl. (2001), S 276

Serviceteil

G. Göttinger, M. Lütkehölter, *Medizinische Versorgung in Justizvollzugsanstalten*,
https://doi.org/10.1007/978-3-662-57432-4

Anhang

A1 Eine provokative Schlussbetrachtung

- **Betr.: Vergütung der angestellten Anstaltsärztinnen und Anstaltsärzte**

1. Vermerk:

Man stelle sich folgendes Inserat vor:

Masochisten gesucht!

Der niedersächsische Justizvollzug sucht Ärztinnen und Ärzte, die bereit sind, bei schlechter Bezahlung schlecht behandelt zu werden.

Wir erwarten:

- Dass Sie eigenverantwortlich als Fachärzte/Innen tätig sind,
- die rechtlich vorgegebene Fortbildung auf eigene Kosten und in Ihrer Freizeit absolvieren,
- Ihre Kammerbeiträge leisten,
- sich auf eigene Kosten gegen grobe Behandlungsfehler versichern (wozu Sie ja ohnehin rechtlich verpflichtet sind)
- und das Risiko eingehen, die Approbation zu verlieren, weil Sie fachliche Weisungen von Nichtärzten entgegennehmen.

Wir bieten:

- Untertarifliche Vergütung,
- unflexible Arbeitszeit,
- undankbare Patienten,
- Belästigungen durch Eingaben, Beschwerden und Anzeigen und
- Geringschätzung der fachlichen Arbeit.

Diese bewusst überzogene Anzeige soll auf eine bedrohliche Entwicklung aufmerksam machen. Tatsächlich wird es uns unter den jetzigen Bedingungen nur noch schwer gelingen, fachlich qualifizierte Ärzte zu gewinnen. Deshalb sollten wir jede Option nutzen.

2. Aktuelle Situation:

Derzeit müssen wir nicht nur gegen Arbeitgeber mit einer deutlich besseren Vergütungsstruktur in Konkurrenz treten, wir unterliegen auch in den zusätzlichen Angeboten, die von den Kliniken vorgehalten werden. So werben Kliniken in der Regel mit einer sog. Pool-Beteiligung (Beteiligung an Wahl-Leistungen der leitenden Ärzte) und vorzüglichen Weiterbildungsangeboten:

» Nutzen Sie das Wissen des Konzerns. Jede/r Ärztin/Arzt hat Zugang zu unserer Online-Bibliothek und dem Wissensportal. Wissenschaftliche Arbeit wird auch finanziell durch unser Research Center gefördert und belohnt. Die … -Akademie organisiert kostenlose Kurse und Seminare. Wir strukturieren die Facharztausbildung, bieten Hospitationen und Rotationen an, damit Sie die Voraussetzungen zum Facharzt in Mindestzeit erfüllen können. (Inserat aus dem Ärzteblatt vom 20.02.2009)

Demgegenüber musste die Fachaufsicht Vermerke schreiben, damit die Anstaltsärztin der JVA …. auf eigene Kosten schließlich doch noch an einem Kongress teilnehmen durfte (Fallbeispiel unter Abschn. 2.4 „Ärztliche Fortbildung“).

Nachdem interessierte Ärzte die zu erwartenden Bezüge im Justizvollzug erfuhren, waren sie nicht mehr an einer Tätigkeit im Justizvollzug interessiert. Es ist uns in den letzten beiden Jahren nur in einem Fall gelungen, einen Facharzt zu gewinnen (Psychiater für die Gutachtenstation). Von drei Nicht-Fachärzten konnten wir bisher nur einen Arzt mit der Option der Verbeamtung halten, die beiden anderen Ärztinnen haben wieder gekündigt…

Mehrere Stellen sind derzeit unbesetzt. Die dadurch erforderlichen nebenamtlichen Vertragsverhältnisse kosten uns deutlich mehr und erschweren die Organisationsabläufe.

3. Frau AL … und Herren RL … mit der Bitte um ein gemeinsames Gespräch zugeleitet:
303.2: Göttinger (25.02.2009).

Sachverzeichnis

A

B

C

D

E

F

G

H

I

J

K

L

M

N

O

P

Q

R

S

T

Printed by Printforce, the Netherlands